Langzeit-EKG-Kompendium

Langzeit-EKG-Kompendium

Thomas Eggeling
Hans-H. Osterhues
Matthias Kochs

Geleitwort von Vinzenz Hombach
86 Abbildungen, 35 Tabellen

1992
Georg Thieme Verlag Stuttgart · New York

Priv.-Doz. Dr. med. Thomas Eggeling
Dr. med. Hans-Heinrich Osterhues
Priv.-Doz. Dr. med. Matthias Kochs

Abteilung Innere Medizin IV
Medizinische Klinik und Poliklinik
Universität Ulm
Robert-Koch-Str. 8
7900 Ulm/Donau

Die Deutsche Bibliothek – CIP-Einheitsaufnahme

Eggeling, Thomas:
Langzeit-EKG-Kompendium : 35 Tabellen / Thomas Eggeling ; Hans-Heinrich Osterhues ; Matthias Kochs. – Stuttgart ; New York : Thieme, 1992
NE: Osterhues, Hans-Heinrich:; Kochs, Matthias:

Geschützte Warennamen (Warenzeichen) werden nicht besonders kenntlich gemacht. Aus dem Fehlen eines solchen Hinweises kann also nicht geschlossen werden, daß es sich um einen freien Warennamen handele.

Das Werk, einschließlich aller seiner Teile, ist urheberrechtlich geschützt. Jede Verwertung außerhalb der engen Grenzen des Urheberrechtsgesetzes ist ohne Zustimmung des Verlages unzulässig und strafbar. Das gilt insbesondere für Vervielfältigungen, Übersetzungen, Mikroverfilmungen und die Einspeicherung und Verarbeitung in elektronischen Systemen.

© 1992 Georg Thieme Verlag
Rüdigerstraße 14, D-7000 Stuttgart 30
Printed in Germany

Satz und Druck: Gulde-Druck GmbH,
D-7400 Tübingen
gesetzt auf Linotronic 300

Wichtiger Hinweis:
Wie jede Wissenschaft ist die Medizin ständigen Entwicklungen unterworfen. Forschung und klinische Erfahrung erweitern unsere Erkenntnisse, insbesondere was Behandlung und medikamentöse Therapie anbelangt. Soweit in diesem Werk eine Dosierung oder eine Applikation erwähnt wird, darf der Leser zwar darauf vertrauen, daß Autoren, Herausgeber und Verlag große Sorgfalt darauf verwandt haben, daß diese Angabe dem Wissensstand bei Fertigstellung des Werkes entspricht.
Für Angaben über Dosierungsanweisungen und Applikationsformen kann vom Verlag jedoch keine Gewähr übernommen werden. Jeder Benutzer ist angehalten, durch sorgfältige Prüfung der Beipackzettel der verwendeten Präparate und gegebenenfalls nach Konsultation eines Spezialisten festzustellen, ob die dort gegebene Empfehlung für Dosierungen oder die Beachtung von Kontraindikationen gegenüber der Angabe in diesem Buch abweicht. Eine solche Prüfung ist besonders wichtig bei selten verwendeten Präparaten oder solchen, die neu auf den Markt gebracht worden sind. Jede Dosierung oder Applikation erfolgt auf eigene Gefahr des Benutzers. Autoren und Verlag appellieren an jeden Benutzer, ihm etwa auffallende Ungenauigkeiten dem Verlag mitzuteilen.

ISBN 3-13-775901-3   1 2 3 4 5 6

Geleitwort

Technische Untersuchungsmethoden nehmen bei der Diagnostik, Behandlungsplanung und Therapiekontrolle einen immer größeren Raum ein. Die weite Verbreitung aufwendiger diagnostischer Methoden hat der Medizin einerseits große Fortschritte beschert, birgt aber andererseits auch Gefahren in sich. So setzt der richtige diagnostische Einsatz und die adäquate Befundinterpretation ein hohes Maß an theoretischen und praktischen Kenntnissen voraus. Dies gilt uneingeschränkt auch für die Langzeitelektrokardiographie. Um diese Untersuchungsmethode mit Erfolg einsetzen zu können, sollten einige wesentliche Überlegungen angestellt und kritische Fragen beantwortet werden. Diese betreffen das technische Funktionsprinzip, die Möglichkeiten und Grenzen der Methode, die präzise Indikationsstellung zur Durchführung der Untersuchung, die Klärung subjektiver Symptome und der Prognoseabschätzung bestimmter Patientengruppen, die Wertung der Befunde im Hinblick auf eine weitergehende Diagnostik bzw. die Einleitung einer spezifischen Therapie und deren Überwachung mit dem Langzeit-EKG und schießlich der Einsatz der Methode für wissenschaftliche Fragestellungen.

Das Langzeit-EKG-Kompendium meiner langjährigen Mitarbeiter T. Eggeling, H.-H. Osterhues und M. Kochs gibt den Lesern Antworten auf diese Fragen. Letztere basieren einerseits auf einer umfassenden wissenschaftlichen Auseinandersetzung mit der Methode der Langzeitelektrokardiographie, andererseits auf dem großen Erfahrungsschatz bei der täglichen praktischen Anwendung. In diesem Zusammenhang werden in diesem Kompendium alle wesentlichen theoretischen und praktischen Aspekte und Anwendungsmöglichkeiten des Langzeit-EKGs eingehend besprochen und kritisch gewürdigt. Den Autoren ist es dabei hervorragend gelungen, die neuesten wissenschaftlichen Erkenntnisse praxisrelevant darzustellen.

Die große Zahl von exzellent ausgewählten Originalbeispielen ermöglicht es den Lesern, einen fundierten Einblick in die praktische Anwendung der Langzeitelektrokardiographie zu erhalten. Die übersichtlichen Tabellen sind für die Interpretation der Befunde eine große Hilfe.

Ich hoffe sehr, daß das Langzeit-EKG-Kompendium mit seinen vielen praktischen Anregungen dem geneigten Leser bei der täglichen Arbeit ein verläßlicher Leitfaden sein wird. So wünsche ich diesem von intensivem ärztlichem Engagement seiner Autoren geprägten Buch eine weite Verbreitung und gute Resonanz.

Ulm, im Frühjahr 1992   Vinzenz Hombach

Vorwort

Die Langzeit-Elektrokardiographie hat sich in den letzten Jahren zu einer weitverbreiteten Untersuchungsmethode in der kardiologischen Diagnostik entwickelt. Zu Beginn der praktischen Anwendung des Langzeit-EKGs in Klinik und Praxis lag der Schwerpunkt in der Diagnostik von Herzrhythmusstörungen. In jüngster Zeit hat sich das Spektrum der Fragestellungen, die zur Langzeit-EKG-Untersuchung führen, erheblich erweitert. Ein wesentlicher neuer diagnostischer Gesichtspunkt ist die Registrierung transienter myokardialer Ischämien mit Hilfe des Langzeit-EKGs. Letzteres wurde durch technische Verbesserungen der Langzeit-EKG-Systeme möglich, die heute eine valide Analyse der ST-Strecke erlauben. Darüber hinaus werden Langzeit-EKG-Registrierungen heute u. a. zur Überprüfung spezieller Herzschrittmacherfunktionen, zur Analyse der Herzfrequenzvariabilität und zur Registrierung ventrikulärer Spätpotentiale angewandt.

Das vorliegende Langzeit-EKG-Kompendium soll einen praxisorientierten Überblick über die Methode und deren Anwendung in Praxis und Klinik geben. Einleitend wird auf die technischen Anforderungen, die an ein Langzeit-EKG-System gestellt werden müssen, eingegangen. Im klinischen Teil haben wir die Indikationen für eine Langzeit-EKG-Aufzeichnung und die diagnostische sowie therapeutische Wertigkeit der Langzeit-EKG-Befunde kritisch gewürdigt. Dabei war es uns besonders wichtig herauszustellen, daß ein Langzeit-EKG-Befund nie isoliert gesehen werden darf. Weitergehende diagnostische oder therapeutische Maßnahmen müssen sich vielmehr auf das klinische Gesamtbild gründen. Der Langzeit-EKG-Befund kann hier nur ein Mosaikstein sein.

In den Text haben wir zahlreiche Originalbefunde aus dem Alltag der Langzeit-EKG-Befundung eingearbeitet. Die Originalbefunde dienen einerseits dazu, typische Langzeit-EKG-Befunde darzustellen. Andererseits haben wir Beispiele gewählt, die mögliche Fehlerquellen bei der Interpretation der Befunde aufzeigen.

Die Idee für dieses Kompendium wurde aus seit Jahren durchgeführten Langzeit-EKG-Kursen entwickelt. Viele Anregungen, die wir aus dem Kreis der Teilnehmer unserer Kurse bekommen haben, sind in das Buch eingeflossen. Besonderer Dank gilt unserem wissenschaftlichen und klinischen Lehrer, Herrn Prof. Dr. V. Hombach, für die Unterstützung bei der Realisierung dieses Buches. Herrn Dr. J. Lüthje vom Thieme Verlag danken wir für die hervorragende Zusammenarbeit, der Produktionsabteilung für die exzellente Reproduktion der Langzeit-EKG-Beispiele.

Ulm, im Frühjahr 1992　　Thomas Eggeling
　　　　　　　　　　　　Hans-H. Osterhues
　　　　　　　　　　　　Matthias Kochs

Inhaltsverzeichnis

1. Grundlagen des Langzeit-EKGs von H.-H. Osterhues 1

Entwicklung der Langzeitelektrokardiographie	1	Praktische Durchführung der Langzeitelektrokardiographie	14
Technische und apparative Grundlagen der Langzeitelektrokardiographie	2	Indikationsstellung zur Langzeit-EKG-Untersuchung und Patienteninformation	14
Langzeit-EKG-Rekordertypen	4	Anlegen des Aufnahmerekorders ...	14
Computerisierte und nichtcomputerisierte Analyse des Langzeit-EKGs	7	Ableitekombination	17
Validierung von Langzeit-EKG-Systemen	13	Auswertung der Langzeit-EKG-Aufzeichnung	19

2. Indikationen von T. Eggeling 21

Diagnostik	22	Angina pectoris	34
Arrhythmien	22	Herzschrittmacher	35
Angina pectoris	30	Wissenschaftliche Fragestellungen	35
Prognose	31	Herzfrequenzvariabilität	35
Therapiekontrolle	33	Schlafapnoesyndrom	36
Arrhythmien	33	Signalgemitteltes Langzeit-EKG	39

3. Herzrhythmusstörungen von M. Kochs 41

Tachykarde Herzrhythmusstörungen ..	41		
Hämodynamische Auswirkungen tachykarder Arrhythmien	41	Klinische und prognostische Bedeutung ventrikulärer Herzrhythmusstörungen	65
Prognostische Bedeutung tachykarder Arrhythmien	44	Prognostische Bedeutung ventrikulärer Arrhythmien bei koronarer Herzkrankheit in der Frühphase nach Myokardinfarkt ..	67
Supraventrikuläre Herzrhythmusstörungen	44		
Sinustachykardie und Sinusarrhythmie	44	Prognostische Bedeutung ventrikulärer Arrhythmien bei chronischer koronarer Herzkrankheit	70
Supraventrikuläre Tachyarrhythmien: Vorhofflimmern und Vorhofflattern	48		
Supraventrikuläre Tachykardien mit konstantem Zyklusintervall ...	54	Die Bedeutung der linksventrikulären Funktion für die Arrhythmiegefährdung	71
Ventrikuläre Arrhythmien	58		
Singuläre und komplexe ventrikuläre Extrasystolen	58	Prognostische Bedeutung ventrikulärer Arrhythmien bei nichtischämischen Herzerkrankungen und bei Fehlen einer strukturellen Herzkrankheit .	72
Ventrikuläre Tachykardie, Torsade de pointes, Kammerflattern und Kammerflimmern	64		

Weitere Parameter der chronischen
Arrhythmiegefährdung 77
Therapeutische Konsequenzen bei
ventrikulären Arrhythmien 81
   Untersuchungen mit
   Antiarrhythmika der Klasse I 83
   Untersuchungen mit
   Antiarrhythmika der Klasse III ... 85
   Proarrhythmische Effekte von
   Antiarrhythmika 85
   Indikationen zur Therapie
   ventrikulärer Arrhythmien 86
Bradykarde Herzrhythmusstörungen .. 88
   Sinusknotenfunktionsstörung 90
      Sinusbradykardie 90

      Sinuatriale Blockierungen und
      Sinusknotenarrest 90
      Sinusknotensyndrom 92
   AV-Leitungsstörungen 94
      AV-Block I. Grades 94
      AV-Block II. Grades 95
      AV-Block III. Grades 98
   Faszikuläre Blockierungen 100
   Bradykarde Form der absoluten
   Arrhythmie 101
   AV-Dissoziation 102
   Bedeutung des Langzeit-EKGs für
   die Indikationsstellung zur
   permanenten
   Herzschrittmachertherapie 104

4. Langzeit-EKG bei Herzschrittmacherträgern von T. Eggeling 106

Technische Voraussetzungen des
Langzeit-EKG-Systems 106
Indikationen zum Langzeit-EKG mit
Schrittmacheranalyse 108
Diagnostische Möglichkeiten 110
   Störungen der P-Wellen- bzw. QRS-
   Zacken-Erkennung 110
   Störungen der Impulsabgabe 110
   Störungen der Impulsübertragung ... 111

   Störungen der AV-Überleitung 111
   Schrittmacherinduzierte
   Herzrhythmusstörungen 111
   Frequenzvariable Herzschrittmacher . 112
   Antitachykarde Herzschrittmacher .. 112
   Diagnostik von
   Herzrhythmusstörungen 112
Therapeutische Konsequenzen 113

5. ST-Strecken-Analyse im Langzeit-EKG von H.-H. Osterhues 116

Einflußgrößen auf die ST-Strecke 116
   Klinische Faktoren 116
   Technische Einflußgrößen 116
   Wahl der Ableitungen 119
Definition einer ST-Strecken-Alteration
im Langzeit-EKG 123
Wertigkeit der Befunde 125
Prognostische Bedeutung der
asymptomatischen ST-Strecken-
Senkung im Langzeit-EKG 126
   Patienten mit stabiler Angina pectoris 127
   Patienten mit instabiler Angina
   pectoris 128

   Patienten nach Myokardinfarkt 129
   Patienten nach koronarer Bypass-
   Operation 130
   Prognostische Relevanz und
   therapeutische Konsequenz 131
Therapiekontrolle mit dem Langzeit-
EKG? 133

Anhang 135
Literatur 137
Sachverzeichnis 146

1. Grundlagen des Langzeit-EKGs

Entwicklung der Langzeitelektrokardiographie

Seit der Einführung der Langzeitelektrokardiographie vor mehr als 30 Jahren hat die Methode eine umfassende Weiterentwicklung durchgemacht. Norman Holter, der die Biotelemetrie entwickelte, konnte nach erfolgreicher Aufzeichnung des menschlichen Enzephalogramms das technische Prinzip auch auf die Aufzeichnung des EKGs übertragen (Holter 1949). Die ersten Registrierungen erfolgten in Form einer drahtlosen EKG-Übertragung in 1-Kanal-Technik, der sogenannten Telemetrie. Die verwendete Ausrüstung war mehr als 40 kg schwer und wurde wie ein Rucksack vom Patienten getragen. Qualitativ verbesserte Aufzeichnungen gelangen dann mit der direkten Speicherung der Signale auf Magnetband. Die Anerkennung der großen Verdienste Holters bei der Entwicklung der Langzeitelektrokardiographie zeigte sich unter anderem darin, daß im angloamerikanischen Bereich die Methode auch als Holter-Monitoring bezeichnet wird.

Initial mußte die mehrstündige Bandaufzeichnung in Echtzeit (1:1) analysiert werden, so daß rasch die Notwendigkeit einer zeitgerafften Analyse entstand. Holter entwickelte ein Verfahren, das bei zeitgeraffter Bandwiedergabe (60:1) ein stehendes Bild auf dem Bildschirm ermöglichte. Das Prinzip war die QRS-getriggerte Übereinanderprojektion der Kammerkomplexe: Audiovisual superimposed electrocardiographic presentation = AVSEP. Normal konfigurierte QRS-Komplexe erscheinen bei diesem Verfahren wie ein einheitliches Bild. In Form und Vorzeitigkeit abweichende Komplexe werden so vom Untersucher erkannt. Zusätzlich zur visuellen Kontrolle trug in den sechziger Jahren noch eine akustische Kennzeichnung der QRS-Komplexe zur Analyseerleichterung bei. In gleicher Weise können Veränderungen im ST-Abschnitt des EKGs bei schneller Wiedergabe erkennbar werden (Abb. 1). Die Analyseform erlaubt dem Untersucher, das Band an entsprechenden Stellen anzuhalten und die vorliegende Rhythmusstörung zu überprüfen bzw. ausschreiben zu lassen. Die diagnostische Ausbeute hängt jedoch in hohem Maß von der Aufmerksamkeit des Auswerters ab. Hierzu durchgeführte Untersuchungen konnten zeigen, daß durch das Nachlassen der Konzentration des Untersuchers und deren Schwankungen 33–66% der

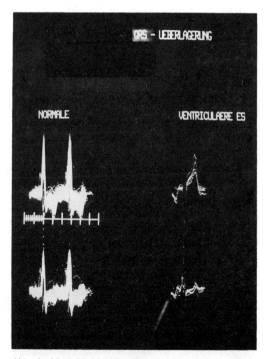

Abb. 1 Visuelle Hochfrequenzanalyse des Langzeit-EKGs mit Darstellung auf dem Monitor. Links die übereinanderprojizierten Normalschläge, die durch ihre gleichartige Konfiguration wie ein Schlag wirken. Rechts kommen die abweichenden QRS-Morphologien (VES) zur Darstellung

Tabelle 1 Historische Entwicklung der Langzeitelektrokardiographie

1867	erste Ruhe-EKG-Registrierung
1903	Standardisierung des Ruhe-EKGs (Einthoven)
1947	Radiotransmission des Elektroenzephalogrammes (Holter)
1949	Radiotransmission des EKGs (Holter)
50er Jahre	erste klinische Anwendung des Langzeit-EKGs
60er Jahre	Entwicklung der audiovisuellen Hochfrequenzanalyse (AVSEP)
70er Jahre	Einführung computergestützter Analysetechniken, erste kontinuierliche ST-Streckenanalysen
80er Jahre	Echtzeit-EKG-Analyseverfahren, komplett digitalisierte Aufnahmesysteme

ventrikulären und supraventrikulären Rhythmusstörungen übersehen werden (Stein u. Mitarb. 1980). Bei größeren Bandgeschwindigkeiten (120:1, 240:1, 320:1) steigt die Zahl der übersehenen Ereignisse weiter an. Es wird deutlich, daß diese Auswertemethodik für wissenschaftliche Fragestellungen unbefriedigend war. Dies führte zur Entwicklung der computerisierten Langzeitelektrokardiographie. Erste Arrhythmiecomputer konnten in den siebziger Jahren eingesetzt werden. Unabhängig von der Aufmerksamkeit des Untersuchers kann so durch festgelegte Arrhythmiekriterien eine zeitgeraffte Analyse des Bandes vorgenommen werden (30–320:1). Daneben setzten erste Versuche einer kontinuierlichen ST-Segment-Analyse ein. Initial konnte diese mit frequenzmodulierten Systemen erreicht werden. Die amplitudenmodulierten Systeme lieferten systembedingt noch nicht die technischen Voraussetzungen, die minimalen Schwankungen im Grundlinienbereich valide zu dokumentieren. In den achtziger Jahren schließlich gelang es, beide Systeme gleichwertig für die Rhythmus- und ST-Segment-Analyse zu etablieren.

Neben den kontinuierlichen Aufzeichnungsverfahren mit nachgeschalteter Analyse, wurden Ende der siebziger Jahre diskontinuierlich arbeitende Systeme als weitere Form entwickelt. Charakteristikum dieser Systeme ist eine Echtzeitcomputeranalyse mit Speicherung von Beispielen und Ergebnissen.

Schwerpunkte der weiteren Entwicklungen sind die Minimierung der Störeinflüsse auf die Signale und Optimierung der Systemgenauigkeit der Auswertecomputer. Ziel ist eine fehlerfreie computervorbereitete Auswertung der Registrierung, die dem Untersucher eine zeitsparende, sichere Beurteilung des Langzeit-EKGs ermöglicht. Tab. 1 gibt einen Überblick über die historische Entwicklung der Langzeitelektrokardiographie.

Auf den folgenden Seiten wird ein Überblick über die verschiedenen Systeme und deren unterschiedliche Arbeitsweisen vermittelt.

Technische und apparative Grundlagen der Langzeitelektrokardiographie

Grundsätzlich besteht neben der Speicherelektrokardiographie, wie sie bei uns fast ausschließlich durchgeführt wird, die Möglichkeit, ambulante EKG-Untersuchungen als telefonübermitteltes EKG oder in Form der Telemetrie vorzunehmen.

Die Telemetrie ist im Prinzip das zuerst von Holter entwickelte ambulante Monitoring-Verfahren. Komponenten dieser weiterentwickelten Radiotransmissionstechnik sind der transportable Sendeteil und das stationäre Empfangssystem. Die EKG-Signale des Patienten werden frequenzmoduliert im UHF-Bereich an die Empfängerstelle gesendet, wo sie demoduliert, z.B. auf einem Oszilloskop, dargestellt und durch den Untersucher bewertet werden können. Die zeitgleiche Analyse durch den Untersucher erfordert einen hohen personellen Aufwand und schränkt den Einsatz dieses Verfahrens ein. Vorgenommen wird die Telemetrie bei Patienten zur Akutüberwachung bei Ischämie- und Arrhythmiegefährdung, z.B. im Rahmen von Rehabilitationsmaßnahmen.

Die telefonische Übertragung des EKGs ermöglicht die Übertragung des EKG-Signals über ein Modem an eine Empfangsstation, wo eine Speicherung oder Direktanalyse mittels Bildschirmdarstellung vorgenommen werden kann. Während bei der Telemetrie die Übertragungsreichweite durch den Sender vorgegeben ist, läßt sich die telefonische Übertragung auch bei großen Entfernungen einsetzen. Prinzipiell kann der Patient bei Auftreten von spezifischen Symptomen eine Übertragung zur Auswertestelle vornehmen, so daß eine Korrelation mit möglichen Herzrhythmusstörungen vorgenommen werden kann. Nachteil ist sicher, daß nur anhaltende Rhythmusstörungen erfaßt werden können, die während des Anlegevorganges der Elektroden und während des Telefonkontakts persistieren. Wir wissen jedoch heute, daß der überwiegende Teil der Herzrhythmusstörungen subjektiv nicht wahrgenommen wird und nur einige Sekunden anhält. Der Einsatzbereich dieser Methodik bleibt so eingeschränkt und ist heute bei möglichen Speicheraufzeichnungen auch über Zeiträume von 48 und mehr Stunden in den Hintergrund getreten.

Die übliche Form der Langzeit-EKG-Untersuchung ist die Speicherelektrokardiographie. Dies bezeichnet ein Verfahren, bei dem in einem ersten Schritt die Aufzeichnung und/oder Analyse des EKG-Signales erfolgt und die Bewertung durch den Untersucher unabhängig von der Registrierung zu einem späteren Zeitpunkt vorgenommen werden kann. Die dazu notwendigen Systeme setzen sich aus 3 Komponenten zusammen:

- Datenerfassung: Aufnahmerekorder,
- Datenverarbeitung: Arrhythmiecomputer/ST-Analysecomputer,
- Datenausgabe: Drucker.

Abhängig von der Art des Systems unterscheiden sich die einzelnen Komponenten. Im allgemeinen werden 4 verschiedene Systemarten angeboten:

1. konventionelle, kontinuierlich registrierende Langzeit-EKG-Systeme mit visueller Auswertung anhand eines komplett miniaturisiert dargestellten Langzeit-EKG-Ausdrucks;
2. konventionelle, kontinuierlich registrierende Systeme mit audiovisueller und/oder computerassistierter Auswertung;
3. diskontinuierlich registrierende Systeme, verbunden mit einer Echtzeit-Computer-Analyse im Aufnahmerekorder;
4. digitalisiert speichernde Systeme mit diskontinuierlicher oder kontinuierlicher Registrierung, visueller und/oder computerassistierter Auswertung.

Die konventionelle Technik bezeichnet hier die Datenregistrierung auf Magnetbandkassetten als Träger. Die Übergänge zwischen den verschiedenen Systemen sind fließend. Trotz der angebotenen Computeranalyse besteht oft bei den Computersystemen noch die Möglichkeit eines miniaturisierten Totalausschriebes.

Während die Auswertekomponente zunehmend in Gestalt eines Personal Computers angeboten wird, was große Vorteile hinsichtlich der variablen Verwendung auch für andere Zwecke oder nachträgliche Systemveränderung durch Austausch der Programme ermöglicht, kommt dem Aufnahmerekorder eine Schlüsselstellung im Systemverband zu. Gerade an dieser Komponente der Systeme zeigen sich Veränderungen und Weiterentwicklungen der Methode. Die primäre Signalverarbeitung auf Rekorderebene erfolgt als Amplituden- oder Frequenzmodulation des bioelektrischen Signals vor der Weitergabe an die Speichereinheit. Beide technische Verfahren sind heute gleichermaßen ausgereift, um eine zuverlässige Rhythmus- und ST-Segment-Analyse vorzu-

Tabelle 2 Komponenten der Langzeit-EKG-Systeme

Datenerfassung	Datenverarbeitung	Datenausgabe
Rekorder	Arrhythmie-/ST-Analyse-Computer	Drucker
Magnetband	audiovisuelle Analyse	miniaturisierter Totalausschrieb
Festspeicher	sekundäre Digitalisierung und computerassistierte Analyse	EKG-Beispiele
– diskontinuierliche – kontinuierliche Registrierung	Computeranalyse bereits digitalisierter Daten	Trends
Echtzeitanalyse	Kontrolle durch den Untersucher	quantitativer Report
– diskontinuierliche Registrierung	– visuell – interaktiv	

nehmen. Von Bedeutung ist dies im Hinblick auf die Bewertung des ST-Segments, da sich der Verlauf der ST-Strecke im niedrigen Frequenzbereich bewegt. Eine zuverlässige Beurteilung ist nur dann möglich, wenn die Frequenztreue für die gesamte Darstellung bis zu einer unteren Grenzfrequenz von 0,05 Hz gewährleistet ist. Die älteren Systeme erreichten nur eine untere Grenzfrequenz von 0,5 Hz, was für die Arrhythmiediagnostik, die in einem deutlich höheren Frequenzbereich stattfindet, ausreichte. Die hohen technischen Anforderungen bei der ST-Segment-Analyse müssen natürlich über den Rekorder hinaus, von der Aufzeichnung bis zur Wiedergabe, auf alle Komponenten des Systems übertragen werden. Andere typische Probleme der Systeme, wie z. B. die Phasenverschiebung bei amplitudenmodulierten Systemen, die zur Verfälschung der ST-Strecke führt, sind, wie vergleichende Untersuchungen zeigen, bewältigt worden. (Brüggemann u. Mitarb. 1989). Auf die Möglichkeiten der Qualitätskontrolle der einzelnen Systeme wird später noch eingegangen (Tab. 2).

Langzeit-EKG-Rekordertypen

Die Schlüsselstellung, die der Aufnahmerekorder innerhalb des Langzeit-EKG-Systems innehat, macht es erforderlich, vor Betrachtung der verschiedenen Formen die gebräuchlichen Typen zu besprechen.

Die älteste Form des Langzeit-EKG-Rekorders ist der Magnetbandrekorder, der sich als Speichermedium handelsüblicher Kassetten bedient. Die Aufzeichnungsgeschwindigkeit liegt in der Regel bei 2 mm pro Sekunde, so daß eine 60-Minuten-Kassette für eine kontinuierliche Aufzeichnung von 24 Stunden ausreicht. Sollen längere Zeiträume dokumentiert werden, kann auf eine 120-Minuten-Kassette gewechselt werden. Die Speicherkapazität der Bänder ist ausreichend, um über die genannten Zeitspannen bis zu 3 Kanäle kontinuierlich, also „Schlag für Schlag" abzuspeichern. Im Falle der Schrittmacheranalyse kann der 3. Kanal zur Dokumentation der Schrittmacherspikes genutzt werden, was unter anderem für eine automatische Computeranalyse notwendig ist.

Die mechanischen Anforderungen, die an die Laufwerke gestellt werden, insbesondere im Hinblick auf einen Bandtransport ohne Gleichlaufschwankungen, stellen keine Probleme mehr dar. Der fehlerfreie Bandtransport garantiert, daß keine mechanisch bedingten Fehler auftreten, die sich in typischer Verzerrung des QRS-Komplexes manifestieren: ein plötzlicher, minimal schnellerer Bandlauf hat eine Verschmälerung der QRS-Komplexe zur Folge, was wie eine auftretende Tachykardie fehlinterpretiert werden kann (vgl. Abb. 32). Zusätzlich bedienen sich die Rekorder daher einer Zeitspur, die bei der späteren Analyse begleitend zum Band mitgelesen wird. Ein weiterer wichtiger Faktor der Magnetbandrekorder mit Kassetten als Speicherträger ist die Möglichkeit der Archivierung. Eine spätere Kontrolle oder ein Vergleich mit Untersuchungen im Intervall bleibt so erhalten. Ein Aspekt, der gerade bei wissenschaftlichen Untersuchungen mit Verlaufskontrolle von großer Bedeutung ist.

Größe, Gewicht und Robustheit der Magnetbandrekorder haben heute ein Maß erreicht, das dem Patienten ohne Beeinträchtigung alle täglichen Aktivitäten – inklusive sportlicher Betätigung – während der Aufzeichnung ermöglicht. Preislich bieten diese Systeme zum jetzigen Zeitpunkt noch deutliche Vorteile gegenüber den technisch neueren, digitalisierten Systemen. Die Grenzen dieser Technik sind jedoch unbestritten. Die Auswertung der gespeicherten Daten ist mit einem zeitaufwendigen Zugriff auf die Kassette verbunden. Verschiedene Systeme arbeiten in direkter Interaktion mit der Kassette. Zum Aufsuchen bestimmter Abschitte bedarf es des Spulvorganges an die betreffende Stelle, was verständlicherweise viel Zeit in Anspruch nimmt. Unter Umgehung dieser Problematik digitalisieren andere Systeme die Daten der Kassetten nachträglich. Die Daten des Bandes werden über ein Einlesegerät digitalisiert, so daß der Computer einen schnellen Zugriff hat. Diese Form der Datenaufbereitung bedeutet jedoch einen zusätzlichen apparativen Aufwand in Form der Einlesekomponente. Magnetbandrekorder und die Einleseeinheit verarbeiten die Daten, so daß die Gefahr der Übermittlungsfehler durch die mehrfache Umwandlung gegeben ist. Die direkte digitalisierte Datenspeicherung umgeht diese Probleme. Trotz aller technischer Ausgereiftheit unterliegen die Magnetbandrekorder als mechanische Systemeinheit einem Verschleiß, der auch die nachfolgenden Systemteile mit mechanischen Komponenten betrifft.

Der nächste Schritt der Rekorderentwicklung führte zu den Rekordern mit digitalen Datenspeichern. Vorteil ist, wie oben schon ausgeführt, die Speicherung der EKG-Signale in computergerechter Form. Zugriff und Weiterverarbeitung durch die Auswerteeinheit sind so optimal. Im Gegensatz zu den Magnetbändern verfügen die einsetzbaren Speicherchips jedoch noch nicht über den ausreichenden Umfang, um eine 24-Stunden-Registrierung kontinuierlich in 2-Kanal-Technik zu speichern. Dies führte zur Entwicklung der digitalen Rekorder, die eine kontinuierliche Analyse durchführen bei jedoch diskontinuierlicher Speicherung. Das bioelektrische Signal wird direkt im Rekorder durch einen eingebauten Computer in Echtzeit (1:1) analysiert. Die Speicherung richtet sich dann nach der Klassifizierung des QRS-Komplexes. Liegt eine Rhythmusstörung vor, wird diese gespeichert. Normalkomplexe werden jedoch nur beispielhaft abgelegt. Auf diesem Wege kann eine erhebliche Datenreduktion erreicht werden, so daß die vorhandenen Megabyte-Chips ausreichende Speicherkapazität bieten. Die ursprünglich auch angebotenen Stichprobenrekorder, die stichprobenartig Abschnitte des Langzeit-EKGs speicherten, haben aufgrund der unzulänglichen Sicherheit keine Bedeutung mehr, wie auch die Ereignisrekorder, die nach Aktivierung durch den Patienten bei Beschwerden EKG-Sequenzen aufzeichnen. Vorteil der diskontinuierlichen Systeme ist, daß durch die Datenanalyse auf Rekorderebene der Arrhythmiecomputer entfällt: die Daten können vom Rekorder direkt zur Datenausgabe gesendet werden.

Der Nachteil der Echtzeitanalyse mit diskontinuierlicher Speicherung besteht im Datenverlust, den der Rekorder durch die diskontinuierliche Speicherung vornimmt. Der Auswerter ist vollständig auf die gelieferten Daten angewiesen und hat keine Kontrolle über die nicht erfaßten Ereignisse. Fehler des Auswertealgorithmus können weder festgestellt noch korrigiert werden. Darüber hinaus bieten nicht alle Systeme eine Quantifizierung der Rhythmusereignisse und beschränken sich zum Teil auf eine 1-Kanal-Analyse. Größe, Gewicht und Kosten dieser computerisierten Rekorder übersteigen noch deutlich die Kosten der Magnetbandrekorder.

An Bedeutung gewinnen Rekorder, die über die Möglichkeit einer kontinuierlichen Registrierung auf digitaler Ebene verfügen. Da zum jetzigen Zeitpunkt noch keine Chips mit ausreichender Speicherkapazität für eine 24-Stunden-Registrierung bei 2-Kanal-Analyse gefertigt werden können, bedienen sich die Systeme verschiedener Kunstgriffe. Zum einen werden mehrere Einzelchips zu einer Speichervergrößerung verbunden. Grenzen dieser Technik liegen auf Seiten der Wettbewerbsfähigkeit durch die hohen Chipkosten, die die Bestückungszahl begrenzen. Daher wird zusätzlich eine Kompression der Daten vorgenommen, was ein übliches Verfahren bei Datenspeicherung ist. Ein Beispiel einer solchen Datenkompression ist das Verfahren, nicht jeden QRS-Komplex komplett zu speichern, sondern nur die Abweichungen vom vorhergehenden Komplex. Nur bei Abweichungen ab einem gewissen Maß kommt es zur kompletten Neuabspeicherung. Auf diese Weise ist es möglich, die ungefilterten Daten um ein solches Maß zu reduzieren, daß eine kontinuierliche 2-Kanal-Analyse vorgenommen werden kann. Sensibler Faktor bei dieser Technik sind natürlich die Programme, deren Zuverlässigkeit über die Güte der Speicherung entscheiden. Die Auswertung der Registrierung durch die Arrhythmieeinheit bzw. ST-Segment-Analyse kann sich hier direkt der digitalisierten Daten bedienen, was mit erheblicher Zeitersparnis verbunden ist. Dennoch stellen die hohen Softwareanforderungen und Bauteilkosten der Rekorder zum jetzigen Zeitpunkt die Grenze dieser Technik dar. Zudem besteht bei den Digitalrekordern nicht die Möglichkeit der Archivierung der Daten. Die Speicherlöschung erfolgt beim nächsten Einsatz des Rekorders.

Es läßt sich festhalten, daß der Magnetbandspeicher als etablierte Technik die kostengünstigste Form der verfügbaren Langzeit-EKG-Systeme darstellt. Langfristig kann jedoch mit einer Ablösung dieser Systeme durch

6   1. Grundlagen des Langzeit-EKGs

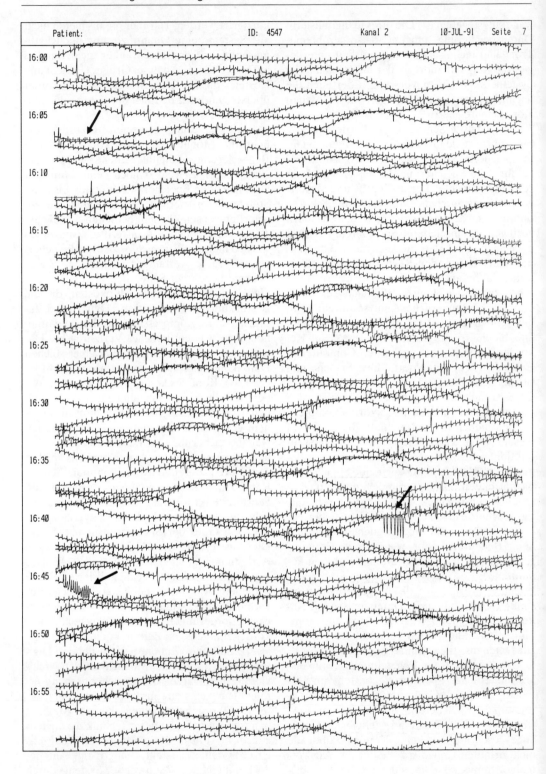

Digitalrekorder gerechnet werden. Voraussetzung ist, daß die Kosten für Bauteile entsprechend angeglichen werden bei erweiterter Speicherkapazität. Eine 3. Alternative zu den 2 Systemarten könnten Digitalrekorder werden, die eine Speicherung der Daten auf Diskette ermöglichen. Abgesehen davon, daß dadurch das Kapazitätsproblem der Speicherchips zu lösen wäre, kann zugleich eine Archivierung der Daten vorgenommen werden.

Computerisierte und nichtcomputerisierte Analyse des Langzeit-EKGs

Die Auswertung der Langzeit-EKG-Registrierung anhand des miniaturisierten Komplettausschriebes gerät heute zunehmend in den Hintergrund. Dabei muß der Untersucher die vollständige Überprüfung der aufgezeichneten Registrierung vornehmen. Wie auch bei der oben bereits erläuterten audiovisuellen Hochfrequenzanalyse (AVSEP) erfordert dieses Verfahren vom Untersucher ein hohes Maß an Konzentration und einen erheblichen Zeitaufwand. Die Präsentation der Daten, die einkanalig oder zweikanalig erfolgt, ist in der miniaturisierten Form nicht dazu geeignet, genauere Differenzierungen atrialer oder ventrikulärer Ektopien vorzunehmen. Dies zwingt dazu, unklare Passagen nachträglich mit einem höheren Papiervorschub ausdrucken zu lassen. Der zusätzliche Zeitaufwand verdeutlicht weiter die Begrenzung der Methode. Darüber hinaus ist bei diesem Verfahren eine Quantifizierung der Rhythmusereignisse nicht möglich (Abb. 2). Insofern stellen der miniaturisierte Totalausschrieb, wie auch die audiovisuelle Hochfrequenzanalyse keine dem heutigen Stand der Technik entsprechende Verfahren mehr dar.

Wesentlicher Bestandteil heutiger Langzeit-EKG-Systeme sind die Auswertecomputer. Wie oben bereits ausgeführt, kann dies bereits auf der Rekorderebene erfolgen. Der größte Teil der Systeme arbeitet jedoch mit einem Arrhythmiecomputer bzw. mit einer ST-Segment-Analyse, die nachträglich anhand der gespeicherten Daten vorgenommen wird.

In der Regel laufen die rhythmologische und die ST-Segment-Analyse getrennt voneinander ab. Grund dafür sind die Algorithmen der beiden Analysen, die nach verschiedenen Kriterien vorgehen.

Die computerisierte Arrhythmieanalyse basiert auf der Unterscheidung zwischen normal und anormal konfigurierten QRS-Komplexen. Entscheidend ist in diesem Zusammenhang, ein möglichst störfreies Signal zur Verfügung zu haben. Neben der Filtercharakteristik der Aufnahmesysteme ist hier die optimale Signalableitung vom Patienten maßgeblich. Nach Umwandlung analoger Signale, wie sie von Magnetbandrekordern geliefert werden, in digitalisierte Signale kann der Arrhythmiecomputer die Verarbeitung vornehmen. Zur Klassifikation des QRS-Komplexes bedient sich der Computer verschiedener Einzelmerkmale: QRS-Breite, QRS-Amplitude, Anstiegssteilheit der R-Zacke, QRS-Vektor, QRS-Fläche, QRS-Intevall, Frequenzgehalt des Kammerkomplexes. Die Erkennung des QRS-Komplexes erfolgt durch Verknüpfung mehrerer Kriterien. Die Definition des Normalschlages erfolgt über einen internen Algorithmus oder wird durch den Untersucher festgelegt. Im weiteren erfolgt der ständige Vergleich der QRS-Komplexe mit den Kriterien, so daß in bestimmtem Maße abweichende Konfigurationen als anormal identifiziert werden. Erfolgt zusätzlich eine Kombination mit simultan vermessenen Zeitintervallen, wie das RR-Intervall, Vorzeitigkeits- und Pausenkriterien, kann durch die Auswerteeinheit eine Differenzierung verschiedener Herzrhythmusstörungen durchgeführt werden. Abb. 3 zeigt die Meßpunkte zur Durchführung einer Computeranalyse. Trotz der technischen Möglichkeiten der Rechner ist eine 100%ige Genauigkeit bei ausschließlich vollautomati-

---

Abb. 2 Ausschnitt aus einem miniaturisierten Totalausschrieb. Dargestellt ist der Zeitraum von einer Stunde. Die Grundlinienschwankungen der einkanaligen Darstellung ermöglichen keine exakte Verlaufskontrolle der Ableitung. Auffällige Ereignisse wie z.B. die fragliche Pause (Pfeil oben links) können nicht ausreichend differenziert werden. Wichtige Rhythmusereignisse (Pfeile unten) können leicht übersehen werden. Die Quantifizierung der singulären Extrasystolen ist unmöglich

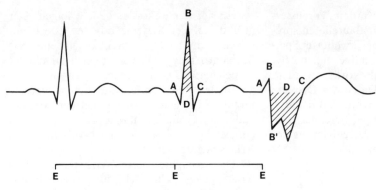

Abb. 3 Computermeßpunkte der Rhythmusanalyse
A–B: Anstiegssteilheit der R-Zacke, Amplitude und Vektor
A–C: QRS-Breite
D: QRS-Fläche
A–B': Vektor
A–B–C: QRS-Symmetrie/-Morphologie
E–E: QRS-Intervall, Vorzeitigkeit

scher Analyse nicht möglich. Ereignisse wie intermittierende Schenkelblockierungen, Fusionsschläge etc. können nicht sicher als solche klassifiziert werden. Im weiteren sind die heute verfügbaren Computer nicht in der Lage, P-Wellen, PQ-Strecken und T-Wellen zu erkennen und zu analysieren.

Die Einzelmerkmale innerhalb der Computeralgorithmen verschiedener Systeme sind unterschiedlich gewichtet, woraus eine unterschiedliche Leistungsfähigkeit der Systeme resultiert. Vergleichende Untersuchungen haben belegt, daß die Effizienz verschiedener Systeme bei der Kammerkomplexerkennung recht unterschiedlich und die Spanne zwischen Sensitivität und Spezifität der Analyse weit ist (Kühn u. Mitarb. 1976). Eine 100%ige Zuverlässigkeit bietet also keines der angebotenen Analysesysteme. Dies stellt die Unverzichtbarkeit einer Validierung des benutzten Systems heraus. In der Regel wird vor der Vermarktung eines Auswertesystems die Tauglichkeit durch solche Validisierungsstudien überprüft. Liegt ein entsprechender Nachweis nicht vor, bzw. konnten in den Überprüfungen entsprechende Mindestwerte der Zuverlässigkeit nicht erreicht werden, ist von dem Einsatz des Systems abzuraten. Sowohl falsch negative Computerentscheidungen mit Übersehen hämodynamisch und prognostisch relevanter Rhythmusereignisse als auch falsch positive Befunde mit der Gefahr einer unangemessenen therapeutischen Konsequenz können die Folge sein. Ein Beispiel dafür ist die Schrittmacherimplantation aufgrund falsch positiv interpretierter Pausen (vgl. Abb. 57).

Neben diesen Eingangskriterien zur Benutzung einer computerisierten Auswerteeinheit bleibt die visuelle Überprüfung des Befundes durch den erfahrenen Untersucher unverzichtbar. Hier erst kann die sichere Differenzierung der verzeichneten Rhythmusereignisse vorgenommen werden.

Zusätzlich zur Rhythmusanalyse bieten einige Systeme eine automatische Schrittmacheranalyse an. Auch in diesem Fall ist ein spezieller Algorithmus notwendig, der in der Lage ist, die Schrittmacherimpulse separat und unabhängig vom QRS-Komplex zu erkennen. Die zusätzliche Aufzeichnung und Darstellung der Schrittmacherspikes auf einem 3. Kanal dient dabei der Analyse und visuellen Kontrolle des Untersuchers.

Die Analyse des ST-Segmentes wird zunehmend fester Bestandteil der Langzeit-EKG-Auswertecomputer. Die zugrundeliegenden Auswertekriterien unterscheiden sich von der Rhythmusanalyse, so daß ein eigener Algorithmus vorhanden sein muß. Definiert werden 3 Meßpunkte. Der isoelektrische Punkt vor dem QRS-Komplex, der sogenannte J-Punkt als Wiederanstiegspunkt der S-Zacke zur isoelektrischen Linie und der eigentliche Meßpunkt in der ST-Strecke 60 oder 80 ms hinter dem J-Punkt. Aufgrund der speziellen Problematik der ST-Strecken-Analyse wird dies näher im Kapitel 5 beschrieben.

Wesentlicher Bestandteil der Computeranalyse ist die Quantifizierung der Ereignisse. Dies erfolgt sowohl für ventrikuläre und supraventrikuläre Rhythmusereignisse (VES, SVES, Couplets, Salven, Tachykardien), als auch in Form der Berechnung minimaler, maximaler und mittlerer Herzfrequenz, Dauer von

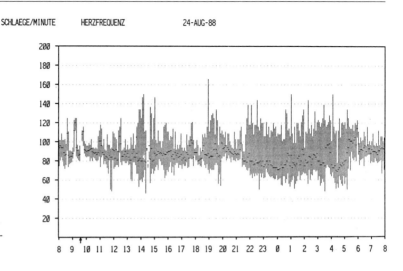

Abb. 4 Herzfrequenztrend eines 45jährigen Patienten mit einer dilatativen Kardiomyopathie. Auffällig hohe Grundfrequenz ohne nächtlichen Abfall. Die starken Frequenzoszillationen bei zwischenzeitlich ruhigem Verlauf deuten auf eine intermittierende absolute Arrhythmie hin

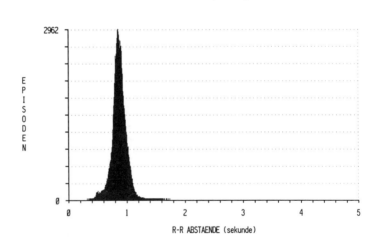

Abb. 5 Unauffälliges RR-Histogramm eines 64jährigen Patienten zur Abklärung von Rhythmusbeschwerden. Gleichförmige Abstände der QRS-Komplexe im Zeitintervall von etwa 1 Sekunde. Sinusrhythmus, keine auffällige supraventrikuläre Extrasystolie (s. auch Abb. 36 a u. b)

Pausen usw. Zusätzlich kann die Erstellung von Trenddarstellungen erfolgen. Zeitkorrelierte Trends geben einen Überblick über Herzfrequenzverlauf, Arrhythmiehäufigkeit supraventrikulärer oder ventrikulärer Rhythmusstörungen, Pausen, RR-Intervalle, ST-Strecken-Verlauf etc. Verbunden damit ist die Möglichkeit, unmittelbar an auffälligen Sequenzen die Originaldarstellung des EKGs zu überprüfen und als Beispiel zu dokumentieren (Abb. **4, 5, 6, 36 a u. b, 81 a u. b**).

Die enorme Arbeitserleichterung, die durch die Computeranalyse des Langzeit-EKGs besteht, darf, wie bereits erwähnt, nicht dazu führen, das System ohne Überprüfung zu akzeptieren. Eine vollautomatische Analyse durch einen Arrhythmiecomputer ohne die Möglichkeit der Korrektur durch den Untersucher ist diagnostisch unzureichend. Besteht nicht die Möglichkeit, die Computeranalyse anhand von Beispielen zu überprüfen, bis hin zum Einblick in die Gesamtaufzeichnung, kann eine sichere Diagnose mit entsprechender therapeutischer Konsequenz nicht getroffen werden.

1. Grundlagen des Langzeit-EKGs

```
                              HOLTER - REPORT

                               Patient :

Medizinische Klinik und Poliklinik    Identification : 2399      Report - Datum : 00-JAN-50
Innere Medizin IV, Universitaet Ulm          Alter : 16.09.32     Anlege - Datum : 17-JAN-90
Leiter: Prof. V. Hombach                 Geschlecht : m                  Uhrzeit : 08:30:00
Langzeit-EKG Labor 0731/176-3782                             Aufzeichnungsdauer : 23:00:57


Anforderung : .allg. Ambulanz         Indikation : VES
     durch :                         Medikamente : 0


------------------------------------------ Zusammenfassung ------------------------------------------

    96249  Gesamtzahl der QRS-Komplexe
    19933  Ventriculare    Extrasystolen in    20 % der gesamten QRS-Komplexe
      123  Supraventriculare Extrasystolen in  <1 % der gesamten QRS-Komplexe
           Stimulierte QRS-Komplexe      in       % der gesamten QRS-Komplexe

VENTRICULARE ES                                 SUPRAVENTRICULARE ES
    15275 Isolierte                                  39 Isolierte
      275 Bigeminus                                   9 Couplets
     2294 Couplets                                   14 Salven
       23 Salven                                     66 Komplexe in Salven
       70 Komplexe in Salven                         12 Schlage in langster Salve 08:40:47 17-JAN-90
        4 Schlage in langster Salve 16:32:23 17-JAN-90   Frequenz bei   125 Schlage/min
          Frequenz bei   120 Schlage/min              8 Schlage in schnellster Salve 10:22:10 17-JAN-90
        3 Schlage in schnellster Salve 06:51:16 18-JAN-90   Frequenz bei   131 Schlage/min
          Frequenz bei   192 Schlage/min

HERZFREQUENZ                                    ST-Pegel, Kanal
       40 Niedrigste um  01:02:37  18-JAN-90           mm um
       75 Mittlere                                     mm um
      128 Maximale  um  11:19:07  17-JAN-90

-----------------------------------------------------------------------------------------------------

AUSWERTUNG :










                          Unterschrift: _____  Datum :_____
```

Abb. **6** Reportbeispiel einer Langzeit-EKG Analyse nach visueller Kontrolle. Quantifizierung aller Rhythmusereignisse mit zeitlicher Zuordnung auffälliger Arrhythmien. Erweiterung der Angaben bei durchgeführter ST-Strecken-Analyse oder Schrittmacheranalyse

Im Hinblick auf die mögliche Korrektur falsch identifizierter Kammerkomplexe oder Pausen unterscheiden sich die Systeme je nach Bauart. Zum Teil ist eine Korrektur der Computeranalyse nur anhand des Ausdruckes möglich. Verändert sich die erfaßte Quantifizierung, z.B. dadurch, daß Rhythmusereignisse falsch erkannt wurden, kann diese Korrektur nicht dem Computer zugänglich gemacht werden, so daß die Auswertung von Hand verändert werden muß. Problematisch ist dies bei häufig auftretenden Fehlern, wie die Fehlklassifizierung einer Schenkelblockierung als ventrikuläre Extrasystole. Günstiger sind Systeme, bei denen über eine Editierfunktion die Verbesserung von Fehlerkennungen auf Computerebene möglich ist. Die Korrektur kann in den Gesamtausschrieb einschließlich Quantifizierung und Trenddarstellungen einfließen.

Es bleibt jedoch festzuhalten, daß auch bei dieser optimierten Form der Computeranalyse durch visuelle Kontrolle des Untersuchers keine absolute Kompensation methodischer Fehler zu erreichen ist. Durch die Untersucherkontrolle können zwar die falsch positiven und zum Teil falsch negativen Befunde der Computeranalyse korrigiert werden, doch bleibt die Grauzone der vom Computer übersehenen Störungen. Ereignisse, die der Computer nicht erfaßt und bewertet hat, tauchen in der Analyse nicht mehr auf. Folge ist, daß zwar eine 100% positive Korrektheit der Analyse erreichbar, eine 100%ige Sensitivität der Registrierung aber nicht möglich ist (s. auch Kapitel 2).

> Eine unkontrollierte, computerisierte Langzeit-EKG-Analyse ist diagnostisch unzureichend!
> Jede computerisierte Analyse bedarf der visuellen Kontrolle durch den Untersucher.
> Nur dadurch lassen sich die methodischen Fehler der Langzeit-EKG-Systeme minimieren und ein valider Befund erheben.

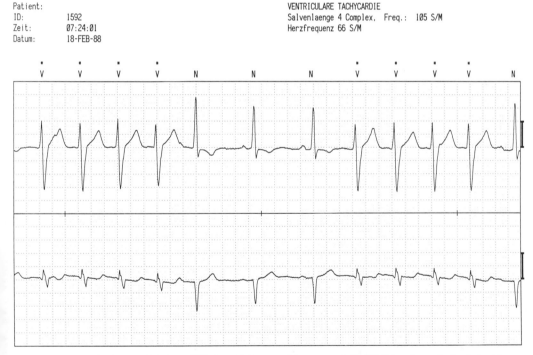

Abb. 7 Langzeit-EKG-Beispiel eines 72jährigen Patienten mit koronarer 3-Gefäß-Erkrankung. In der Aufzeichnung zahlreiche ventrikuläre Arrhythmien. Hier fehlerhafte Einordnung eines intermittierenden Ventrikelrhythmus als ventrikuläre Tachykardie durch die automatische Analyse

12   1. Grundlagen des Langzeit-EKGs

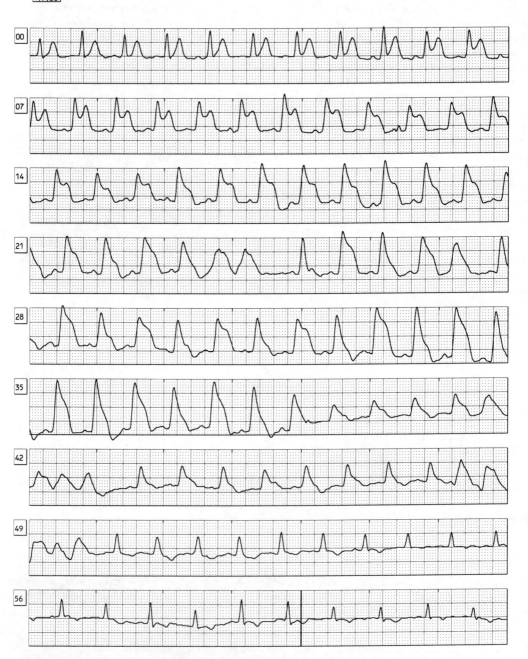

Abb. **8** Aufzeichnung eines 47jährigen Patienten mit vasospastischer Angina pectoris. Durch die zunehmende Deformierung der QRS-Komplexe klassifizierte die automatische Computeranalyse die Kammerkomplexe als Artefakte

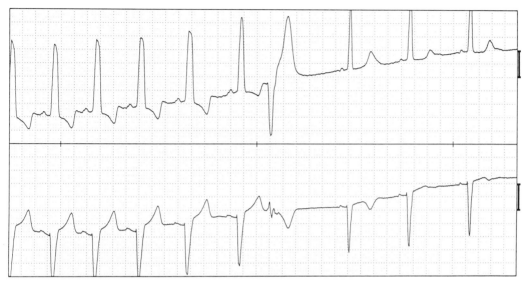

Abb. 9 Kontroll-Langzeit-EKG bei einer 25jährigen Patientin nach Aortenklappenersatz. Intermittierender Linksschenkelblock, dessen Komplexe durch die automatische Analyse als Ventrikelrhythmus klassifiziert wurden. Die Ableitekombination CM5 (Kanal oben, V5 der Wilson-Ableitungen entsprechend) und CM2 (Kanal unten, V2) ermöglichen die Differenzierung des Schenkelblockbildes

Zum heutigen Zeitpunkt stellt somit die assistierte Computeranalyse mit visueller Kontrolle durch den Untersucher das häufigste Verfahren der Langzeit-EKG-Auswertung dar. Im Hinblick auf Sicherheit und Aussagekraft liegt hier die größtmögliche Eliminierung der methodischen Probleme vor (Bethge u. Gonska 1985).

Die Abb. **7, 8, 9, 57** zeigen typische Analysefehler der Computersysteme.

Validierung von Langzeit-EKG-Systemen

Die Vielfalt der angebotenen Langzeit-EKG-Geräte erlaubt dem Anwender kaum noch eine Einschätzung der Leistungsfähigkeit einzelner Systeme. Die Durchführung von Validisierungsstudien zur Überprüfung der Zuverlässigkeit, insbesondere des Arrhythmiecomputers, ist daher vor der Vermarktung ein wichtiger Schritt. Voraussetzung der Validierung war die Definition allgemein verbindlicher Kennwerte, wie Sensitivität und positive Korrektheit zur Bewertung der Geräte. Der methodische Anspruch an die vorgelegten Studien zur Feststellung der Kennwerte führte zur Erstellung allgemein anerkannter Referenz-EKG-Registrierungen als Grundlage der Überprüfung. Vorteil dieser Bänder ist, daß sie von mehreren Experten schlaggenau durchdiagnostiziert wurden und durch Dritte überprüfbar sind. Solche Bänder liegen von der American Heart Association (AHA) und dem Massachusetts Institute of Technology (MIT) für die Rhythmusanalyse vor. Ähnliche Standardbänder zur Überprüfung der ST-Segment-Vermessung sind nicht verfügbar. Wenn auch eine Überprüfung anhand dieser Bänder allgemein anerkannt ist, muß jedoch auch auf die damit verbundenen Einschränkungen hingewiesen werden. Die Verteilung der vorliegenden Rhythmusstörungen ist inhomogen und stellt so für die statistische Auswertung ein Problem dar. Die getroffenen Aussagen hinsichtlich der Kennwerte kann sich nur auf die überprüften Arrhythmien beziehen. Eine Verallgemeinerung auf andere, nicht geprüfte Arrhythmien ist nicht zulässig. Zudem sind die Bänder allgemein zugänglich, so daß bei der Entwicklung von Arrhythmiecomputern eine Orientierung an den Aufzeichnungen vorgenommen werden kann. Die Bestätigung der Leistungsfähigkeit eines Computers – abgestimmt auf diese Bänder – ist die mögliche Folge. Die tatsächliche Leistungsfähigkeit der Systeme im klinischen Alltag bleibt dann offen. Der Trend, Validisierungsstudien mit Rückgriff auf eigene EKG-Aufzeichnungen durchzuführen, gewinnt daher wieder an Bedeutung (Bethge 1989).

Die Reproduzierbarkeit gewonnener Computeranalysen ist ein weiteres Kriterium für die Verläßlichkeit eines computerisierten Langzeit-EKGs. Leider liegen zu diesem Punkt nur für die wenigsten Geräte entsprechende Daten vor.

Praktische Durchführung der Langzeitelektrokardiographie

Die praktische Durchführung der Langzeit-EKG-Aufzeichnung erfolgt im Zusammenspiel von ärztlichem und nichtärztlichem Personal. Grundsätzlich sollte der enorme Stellenwert des Anlegevorganges stets beachtet werden, da hier die Voraussetzungen für eine technisch gute Aufzeichnung geschaffen werden. Erst die artefaktarme Registrierung ermöglicht eine valide Computerauswertung, die dann ohne übermäßigen Zeitaufwand durch den Untersucher überprüft werden kann. Der zeitliche Aufwand eines sorgfältigen Anlegevorganges zahlt sich so bei späteren Arbeitsschritten aus. Darüber hinaus leistet die komplette Erfassung der Patientendaten vor der Durchführung der Langzeit-EKG-Untersuchung entscheidende Hinweise, die bei der abschließenden Diagnosestellung unerläßlich sind. Eine mögliche Therapieempfehlung kann z.B. nur in Anbetracht der kardialen Grunderkrankung erfolgen.

Im folgenden sollen die einzelnen Arbeitsschritte erläutert werden.

Indikationsstellung zur Langzeit-EKG-Untersuchung und Patienteninformationen

Im Kapitel 2 wird auf die Indikation zur Durchführung einer Langzeit-EKG-Untersuchung eingegangen. Grundsätzlich sollte vor der Durchführung der Untersuchung Einvernehmen darüber bestehen, daß die Methode bei dem Patienten sinnvolle Anwendung findet und der damit verbundene Arbeitsaufwand gerechtfertigt ist. Andernfalls resultieren überflüssige oder verwirrende Befunde, die bei der weiteren Therapieplanung keinen Stellenwert haben.

Für den Untersucher ist die Kenntnis folgender Daten wichtig:
– Name, Alter und Geschlecht des Patienten,
– kardiale Grunderkrankung und begleitende Erkrankungen (insbesondere die Mitteilung beeinflussender Faktoren, wie z.B. hyperthyreote Stoffwechsellage, Elektrolytentgleisung etc.),
– Indikation und Fragestellung,
– Medikamente während der Langzeit-EKG-Aufzeichnung,
– anamnestische Hinweise (z.B. rezidivierende Synkopen, Schwindel),
– Ergebnis früherer Langzeit-EKG-Untersuchungen.

Sinnvoll ist es, die Erfassung der obigen Daten durch einen entsprechenden Anforderungsbogen zu gewährleisten. Zusätzlich sollte der Anforderung ein Ruhe-EKG beigelegt werden, um z.B. bei der Beurteilung von Repolarisationsstörungen bereits vorliegende Störungen zu erkennen (Abb. **10**).

Anlegen des Aufnahmerekorders

Die sorgfältige Vorbereitung und Durchführung des Anlegevorganges sind der wichtigste Schritt im Hinblick auf eine technisch einwandfreie Aufzeichnung.

Zuerst erfolgt die *Festlegung der Ableitepunkte*, die sich nach der Wahl der gewünschten Ableitungen richtet. Da die verschiedenen Fragestellungen (Rhythmusanalyse, ST-Strecken-Analyse, Schrittmacheranalyse) verschiedene Ableitekombinationen zugrunde legen, wird auf diesen Punkt unten bzw. in den Kapiteln 4 und 5 eingegangen.

Praktische Durchführung der Langzeitelektrokardiographie 15

Anfordernde Kostenstelle	Telefon	Datum	Uhrzeit

Universität Ulm
Medizinische Universitätsklinik
und Poliklinik
OE-Robert-Koch-Straße 8 · 7900 Ulm

Innere Medizin IV
(Kardiologie, Angiologie und Pneumonologie)
Ärztl. Dir.: Prof. Dr. med. V. Hombach
Telefon: 0731/176-3782

Langzeit-EKG

☐ Qualitative Analyse ☐ Quantitative Analyse ☐ ST-Analyse

Arrhthmiediagnostik:

Diagnose:

Anamnese:
☐ VT ☐ KF ☐ Reanimation ☐ Synkope ☐ Schwindel
☐ Sonstiges: ....

Grunderkrankungen:
☐ KHK: Infarkt Aneurysma EF %
☐ DCM:
☐ Sonstiges: ....

Medikation:

Vorbefund:

Fragestellung:

Ischämiediagnostik:
Anamnese: Angina pectoris: ☐ Ruhe ☐ Belastung ☐ Schweregrad (CCS)
Myokardinfarkt: ☐ ....

ST-Streckensenkung:
☐ Ruhe ☐ Belastung mit A.p. .... Watt
☐ Belastung ohne A.p. .... Watt
☐ VW ☐ HW Ableitungen: ....

Angiographie:
KHK: .... Gefäßerkrankung
RIVA: RCX: RCA:
Sonstiges: ....

Medikation:

Fragestellung:

Anford. Arzt

Kurzbefund:

Datum Arzt

Abb. 10 Anforderungsbogen zur Langzeit-EKG-Untersuchung mit Unterteilung in Arrhythmie- und Ischämiediagnostik

Die *Vorbereitung der Hautstellen*, an denen die Elektroden plaziert werden, beginnt mit der Entfernung der Haare. Darauf folgt die Entfettung der Haut mit Alkohol oder Benzin. Zusätzlich hat sich die Benutzung einer Paste bewährt, die durch ihre grobkörnigen Anteile die Oberhauthornschicht aufrauht und so den Kontakt der Elektrode verbessert. Durch diese handelsüblichen Pasten entfällt die früher übliche Aufrauhung der Haut mittels Schmirgelpapier.

Die *Plazierung der Elektroden* sollte möglichst über knöchernen Strukturen erfolgen (Sternum, Rippen). Dadurch lassen sich zusätzliche Artefakte, wie das Auftreten von Muskelpotentialen, vermindern.

Der nächste Schritt umfaßt die *Überprüfung der Ableitungen*. Fast alle Rekordertypen verfügen über die Möglichkeit, einen Direktausschrieb bei Ankopplung an ein EKG-Gerät zu liefern. Natürlich muß bekannt sein, welche Kanäle die vom Rekorder aufgezeichneten Ableitungen repräsentieren, da es z.B. bei 6-Kanal-Schreibern über interne Verschaltungen zu mehrkanaligen Abbildungen kommt (bis zu 6 dargestellte Ableitungen). Nur wenn klar ist, welcher Kanal der angelegten Ableitung entspricht, kann eine mögliche Korrektur der Elektroden vorgenommen werden. Dies sollte immer dann erfolgen, wenn die dargestellten Komplexe keine ausreichende Amplitude aufweisen, so daß bei nur kleiner R-Zacke die Meßpunkte für eine Computeranalyse unzureichend sind. In der Praxis hat sich darüber hinaus bewährt, die Konstanz der Ableitungen bei Bewegungen des Patienten zu überpfüfen. Durch Hustenmanöver können weitere übermäßige Artefakteinflüsse deutlich werden. Während für die Rhythmusanalyse die obigen Schritte ausreichend sind, muß bei geplanter ST-Strecken-Analyse noch eine Lageprobe vorgenommen werden. Es konnte nachgewiesen werden, daß durch Lagewechsel wie auch Hyperventilation Alterationen der ST-Strecke auftreten. Zur Dokumentation sollte daher der Beginn einer solchen Langzeit-EKG-Registrierung die Aufzeichnung einiger Herzaktionen in Links-rechts-Seitenlage und bei Hyperventilation enthalten.

Neuere Geräte bieten die Möglichkeit, die Überprüfung der Ableitungen über den Bildschirm der Auswerteeinheit vorzunehmen. Zum Teil erfolgt die Optimierung der Ableitungen automatisch durch Veränderung der Eingangsempfindlichkeit am Rekorder.

Erfüllen die Ableitungen die gestellten Kriterien, kann die endgültige Fixierung mit Pflaster vorgenommen werden. Dabei ist darauf zu achten, daß die Kabel in der Weise angebracht werden, daß der Patient allen Betätigungen unbehindert nachgehen kann.

Die Eichung des EKGs (1 mV) zu Beginn der Aufzeichnung erfolgt bei den meisten Rekordern automatisch, gegebenenfalls muß dies manuell vorgenommen werden.

Untersuchungsdaten und Startzeitpunkt der Aufzeichnung sollte auf dem Anforderungsbogen dokumentiert werden, damit bei der späteren Auswertung eine Zeitkorrelation möglich ist. Für die Rekordertypen, die mit einer integrierten Uhr arbeiten, empfiehlt sich die Überprüfung der eingestellten Zeit.

Der Patient sollte mit dem Aufnahmerekorder soweit vertraut gemacht werden, daß er ungehindert die täglichen Belastungen absolviert. Andernfalls verfehlt die Aufzeichnung ihr Ziel.

Die Dokumentation der Aktivitäten während der Aufzeichnung sollte auf einem Patientenprotokoll erfolgen, das bei der Auswertung herangezogen wird. Abb. 11 zeigt das Beispiel eines solchen Protokollbogens. Zusätzlich zu den Aktivitäten kann der Patient hier auftretende Symptome verzeichnen. Dazu gehört natürlich auch, daß der Patient durch den „Ereignisknopf" am Rekorder eine Markierung in der Aufzeichnung setzen kann.

Für das Langzeit-EKG-Labor hat sich die Dokumentierung des verwendeten Rekorders bewährt. Sollten bei der Auswertung Fehler auftauchen, die für einen technischen Fehler des Aufnahmegerätes sprechen, kann so das betroffene Gerät identifiziert werden.

Während bei den Digitalrekordern die Speicherlöschung vor der neuen Aufzeichnung elektronisch erfolgt, müssen die Kassetten der Magnetbandrekorder manuell durch einen Elektromagneten gelöscht werden. Wird das Band nicht vollständig gelöscht, kommt es zu Überschreibungen der alten Aufzeichnungen mit abenteuerlichen Registrierungen. Abb. 12 liefert das Bild einer solchen Aufzeichnung. Die Verwendung der Kassetten unterliegt einem natürlichen Verschleiß. Nach allgemeiner Erfahrung sollten die Bänder nicht mehr als 5 mal benutzt werden. Zusätzlich zur Dokumentation auf dem Anforderungsbogen empfiehlt es sich, den Namen des Patienten, Untersuchungsdatum und Start der Aufzeichnung auch auf der Kassette zu dokumentieren.

PATIENTENPROTOKOLL	
Langzeit-EKG-Labor Innere Medizin IV	Universität Ulm Tel.: 502-4450 Medikamente/Dos.:
Patientenname:	
Datum	
Beginn Uhrzeit	

Uhr Std. Min.	Tätigkeiten	Beschwerden	Band- Marker
6			
7			
8			
9			
10			
11			
12			
13			
14			
15			
16			
17			
18			
19			
20			
21			
22			
23			
24-6			

Abb. 11 Patientenprotokollbogen. Dokumentation der Beschwerden und Aktivitäten des Patienten zur Korellation mit der Registrierung

Zuletzt ist auf Sicherung und Qualität der verwendeten Batterien für den Rekorder zu achten. Frische geladene Akkus oder neue Alkalibatterien garantieren eine komplette Aufzeichnung.

Ableitekombination

Die Wahl der Ableitekombination beim Langzeit-EKG ist nicht festgeschrieben. Grundsätzlich sollten jedoch alle Registrierungen mit 2 Ableitungen erfolgen. Dadurch wird die Fehlinterpretation bei Artefaktüberlagerung eines Kanals oder bei Signalveränderungen vermieden. Abb. 13 zeigt ein typisches Beispiel für eine mögliche Fehldeutung bei Betrachtung eines einzelnen Kanals. Abhängig von der Fragestellung sollte die Auswahl der Ableitungen differenziert getroffen werden. So hat sich zur Erfassung von ST-Strecken-Veränderungen ei-

1. Grundlagen des Langzeit-EKGs

Patient:
ID: 1837
Zeit: 11:49:06
Datum: 28-APR-88

VENTRICULARE TACHYCARDIE
Salvenlaenge 3 Complex, Freq.: 132 S/M
Herzfrequenz 121 S/M

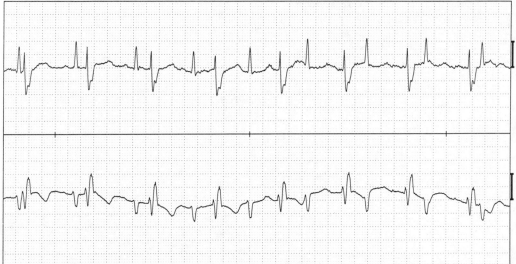

Abb. **12** Beispiel eines doppelt bespielten Aufnahmebandes bei nicht komplett gelöschter Aufzeichnung. Überlagerung zweier Rhythmen ohne möglichen Zusammenhang

ID: 2539
Zeit: 19:28:58
Datum: 07-FEB-90

Herzfrequenz 45 S/M

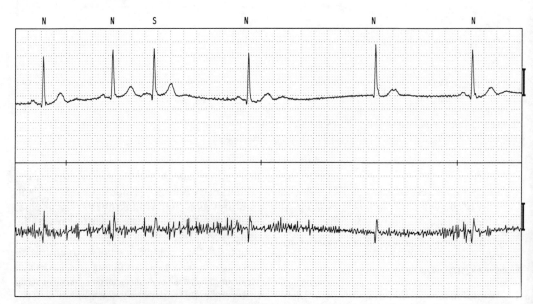

Abb. **13** Starke Artefaktüberlagerung des 2. Kanals. Bei alleiniger Betrachtung wäre eine sichere Analyse des Rhythmus nicht möglich. Grundsätzlich ist eine 2kanalige Registrierung notwendig

ne V5-äquivalente Ableitung in Kombination mit einer Nehb-D-äquivalenten Ableitung bewährt. Auf die speziellen Ableitekombinationen zur ST-Strecken-Detektion und bei der Schrittmacheranalyse wird daher in den entsprechenden Kapiteln 4 und 5 eingegangen.

Für die Rhythmusanalyse werden heute allgemein die Ableitungen CM2 und CM5 gewählt. Obwohl es sich dabei, wie bei allen Langzeit-EKG-Ableitungen, um bipolare Ableitungen handelt, entspechen diese Kanäle den unipolaren Wilson-Ableitungen V2 und V5. Der Vorteil dieser Kombination besteht in der Möglichkeit einer Beurteilung von intermittierend auftretenden Schenkelblockbildern, bzw. eine Differenzierung ventrikulärer Extasystolen vorzunehmen (Abb. 9). Die Bewertung der ST-Strecke andhand der CM2-Ableitung hat sich nicht bewährt, da durch wechselnde QRS-Konfigurationen mit Veränderung der Repolarisation die ST-Strecken-Veränderungen als unspezifisch anzusehen sind (Treis u. Mitarb. 1989).

Besteht die Möglichkeit einer 3kanaligen Aufzeichnung, kann die CM2-/CM5-Kombination durch eine weitere Nehb-D-äquivalente Ableitung erweitert werden. Dies bietet die Möglichkeit, eine kombinierte Rhythmus- und ST-Strecken-Bewertung vorzunehmen. Die Abb. **14** zeigt die Anordnung der Ableitepunkte für die oben erläuterte Kombination.

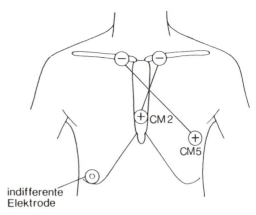

Abb. **14** Ableitekombination zur Rhythmusanlayse: bipolare Ableitungen CM2 und CM5 entsprechen den unipolaren V2- und V5-Ableitungen nach Wilson

Auswertung der Langzeit-EKG-Aufzeichnung

Die Auswertung der Langzeit-EKG-Registrierung umfaßt die im folgenden aufgeführten Fixpunkte:

1. Grundrhythmus:
   Angabe des Grundrhythmus und auftretender alternierender Rhythmustypen;
2. Herzfrequenz:
   Angabe der mittleren, minimalen und maximalen Herzfrequenz;
3. Rhythmusstörungen:
   Qualifizierung und quantitative Analyse der Rhythmusstörungen;
   fakultativ:
4. ST-Streckenveränderungen:
   Angabe zu Zeitpunkt und Ausmaß gravierender ST-Strecken-Alterationen.

Diese Punkte bilden das Grundgerüst der Langzeit-EKG-Auswertung. Weitergehende Beobachtungen, z.B. die zeitliche Korrelation von auftretenden Extrasystolien oder Pausen mit einer Tageszeit oder mit Aktivitäten vervollständigen die Bewertung. Die Korrelation der Ereignisse mit vom Patienten verzeichneten Beschwerden stellen einen weiteren Punkt der Auswertung dar.

Neben der Bewertung muß die Dokumentation der wichtigen Ereignisse vorgenommen werden. Die kassenärztliche Vereinigung beschreibt die als wichtig einzustufenden Ereignisse:
– Asystolien über 2,0 s Dauer,
– supraventrikuläre Tachykardien,
– Vorhofflattern/Vorhofflimmern,
– ventrikuläre Extrasystolien,
– ventrikuläre Couplets,
– Kammertachykardien,
– Kammerflattern/Kammerflimmern.

Die Dokumentation erfolgt auf EKG-Streifen mit einem Papiervorschub vom 25 cm/s. Der Zeitpunkt des Auftretens des Ereignisses muß auf dem Ausschrieb ersichtlich sein. Bei anhaltenden Rhythmusstörungen hat sich die Dokumentation von Anfang und Ende der Störung bewährt. Die einzelnen EKG-Beispiele und Trenddarstellungen sollten dann mit dem Befundbogen zusammen archiviert werden

(Tab. 3). Im Anhang sind die *Richtlinien der kassenärztlichen Bundesvereinigung zur Durchführung des Langzeit-EKGs* abgedruckt.

An dieser Stelle sei noch einmal darauf hingewiesen, daß die Bewertung der Langzeit-EKG-Registrierung erst nach visueller Kontrolle der vom Computer vorgenommenen Analyse erfolgen darf. Dies umfaßt die Überprüfung der Klassifizierungen (normale QRS-Komplexe, supraventrikuläre/ventrikuläre Extrasystolen etc.), der festgestellten Pausen, der anhaltenden Rhythmusstörungen usw. Der Auswerter sollte bei der Bewertung immer die methodischen Probleme der Langzeitelektrokardiographie in Betacht ziehen. Das Wissen um physiologische Normvarianten und um das Auftreten von Rhythmusstörungen bei Herzgesunden stellt einen weiteren Aspekt der Beurteilung dar.

Schließlich müssen bei der endgültigen Bewertung der Langzeit-EKG-Aufzeichnung die individuellen Patientendaten einbezogen werden.

Tabelle 3 Bestandteile der Langzeit-EKG-Dokumentation (die individuelle Erweiterung dieses Mindestkatalogs sollte je nach Befund durchgeführt werden).

Repräsentative Beispiele mit Angabe von Datum und Uhrzeit (25 cm/s Papierausschrieb)

Dokumentation von Anfang und Ende länger anhaltender Tachykardien (supraventrikulär/ventrikulär)

Dokumentation aller
- konsekutiven Formen ventrikulärer Extrasystolen ($\geq$ 2 VES)
- Asystolien > 2 s Dauer

Dokumentation des 24-Stunden-Herzfrequenztrends

fakultativ:
- markierte Patientenereignisse mit subjektiver Symptomatik
- Häufigkeitstrend ventrikulärer Arrhythmien
- ST-Strecken-Trend

2. Indikationen

Das EKG dient in der Praxis dazu, Veränderungen der QRS-Morphologie und des Herzrhythmus zu registrieren. Ein Nachteil der konventionellen EKG-Registrierung liegt in der kurzen Aufzeichnungsdauer, weshalb nur permanente EKG-Veränderungen aufgezeichnet werden können. Beim Verdacht auf intermittierend auftretende EKG-Veränderungen oder Herzrhythmusstörungen ist das Langzeit-EKG die Untersuchungsmethode der Wahl. Langzeit-EKG-Registrierungen werden zur Beantwortung folgender Fragestellungen herangezogen: 1. Diagnostische Abklärung der Beschwerdesymptomatik von Patienten. 2. Prognostische Beurteilung des Risikos von Patienten mit Herzrhythmusstörungen oder stummen Myokardischämien, einen plötzlichen arrhythmogenen Herztod bzw. einen Myokardinfarkt zu erleiden. 3. Beurteilung der Effektivität einer antiarrhythmischen bzw. antiischämischen Therapie und 4. Beantwortung wissenschaftlicher Fragestellungen.

Für die praktische Anwendung einer Untersuchungsmethode ist die Kenntnis ihrer klinischen Bedeutung notwendig, um das Untersuchungsergebnis für das weitergehende diagnostische und therapeutische Vorgehen richtig interpretieren zu können. Der Arzt muß in diesem Fall die Sensitivität und Spezifität des Langzeit-EKG zur Erfassung von Herzrhythmusstörungen, asymptomatischen (sog. „stummen") Myokardischämien, Herzschrittmacherfunktionsstörungen etc. beurteilen können. Begriffe, die in diesem Zusammenhang wichtig sind, werden im folgenden Abschnitt definiert und exemplarisch für die Diagnostik von Herzrhythmusstörungen dargestellt.

Die Sensitivität einer Untersuchungsmethode ist die Fähigkeit, einen pathologischen Befund richtig zu erkennen (Tab. 4). Die Sensitivität ist also ein Maß für die Empfindlichkeit der Methode, einen pathologischen Befund zu erfassen. Für das Langzeit-EKG bedeutet dies,

Tabelle 4 Definitionen gebräuchlicher Ausdrücke zur Genauigkeit und Aussagefähigkeit von Testverfahren in der Medizin

Richtig positiv = pathologisches Untersuchungsergebnis bei einem Patienten (Beispiel: Bei einem Patienten mit Herzrhythmusstörungen werden im Langzeit-EKG Herzrhythmusstörungen registriert.)

Falsch positiv = pathologisches Untersuchungsergebnis bei einem gesunden Probanden (Beispiel: Bei einem gesunden Probanden ohne Arrhythmien wird ein Befund falsch erkannt oder falsch bewertet [Artefakt als Extrasystole].)

Falsch negativ = normales Untersuchungsergebnis bei einem Patienten (Beispiel: Bei einem Patienten mit bekannten Arrhythmien werden im Langzeit-EKG keine Herzrhythmusstörungen aufgezeichnet.)

Richtig negativ = normales Untersuchungsergebnis bei einem gesunden Probanden

$$\text{Sensitivität} = \frac{\text{Anzahl richtig positiver Befunde}}{\text{Anzahl richtig positiver + falsch negativer Befunde}}$$

$$\text{Spezifität} = \frac{\text{Anzahl richtig negativer Befunde}}{\text{Anzahl richtig negativer + falsch positiver Befunde}}$$

$$\text{Genauigkeit} = \frac{\text{Anzahl richtiger Befunde}}{\text{Gesamtzahl der Untersuchungen}}$$

$$\text{Prädiktiver Wert (Positive Korrektheit)} = \frac{\text{Anzahl richtig positiver Befunde}}{\text{Anzahl richtig und falsch positiver Befunde}}$$

daß bei einem Patienten mit bekannten Herzrhythmusstörungen, Arrhythmien aufgezeichnet werden können. Für jede Untersuchungsmethode wird eine hohe Sensitivität bzw. Treffsicherheit und Empfindlichkeit angestrebt. Ein Test mit hoher Sensitivität kann jedoch den Nachteil haben, viele falsch positive Befunde zu registrieren. Deshalb spielt neben der Sensitivität die Spezifität der Untersuchung eine entscheidende Rolle. Die Spezifität einer Untersuchungsmethode bezeichnet deren Fähigkeit, bei einem gesunden Probanden einen Normalbefund zu ergeben. Die Spezifität ist also ein Maß für die Aussagekraft und die Fähigkeit der Methode, scharf zwischen einem pathologischen und einem normalen Befund zu trennen. Eine hohe Spezifität für das Langzeit-EKG bedeutet, daß bei einem gesunden Menschen ohne Herzrhythmusstörungen keine Arrhythmien (d. h. keine artefiziellen Arrhythmien) registriert werden.

In die Beurteilung der klinischen Bedeutung einer Untersuchung gehen nicht nur Sensitivität, Spezifität und Genauigkeit des Verfahrens ein, sondern auch die Häufigkeit der zu untersuchenden Erkrankung (Prävalenz), in diesem Fall von Herzrhythmusstörungen. Ist die Prävalenz von Herzrhythmusstörungen in der untersuchten Patientengruppe hoch, wird die Untersuchung viele pathologische Befunde und wenige Normalbefunde ergeben. Die klinische Signifikanz und Aussagekraft der Untersuchung wären entspechend hoch. Die Kenntnis von Sensitivität, Spezifität und Aussagekraft der Untersuchungsmethode Langzeit-EKG ist wichtig, um einen Langzeit-EKG-Befund in der klinischen Gesamtkonstellation richtig einordnen und werten zu können. Nur so können aus dem Befund auch adäquate Therapieentscheidungen abgeleitet werden.

Diagnostik

Arrhythmien

In der Praxis wird das Langzeit-EKG am häufigsten zur Abklärung von Palpitationen, Schwindelerscheinungen, Synkopen, „Herzrasen" und „Herzstolpern" angewandt. Eine häufige Ursache der genannten Symptome sind Herzrhythmusstörungen. Bei der diagnostischen Abklärung dieser subjektiven Beschwerden des Patienten ist die Langzeit-EKG-Registrierung daher unverzichtbar. Vergleicht man das konventionelle Ruhe-EKG, das Belastungs-EKG und das Langzeit-EKG hinsichtlich der diagnostischen Aussagekraft zur Erfassung von Herzrhythmusstörungen, zeigt sich, daß das Langzeit-EKG die empfindlichste Methode bei der Diagnostik von bradykarden und tachykarden Herzrhythmusstörungen sowie von supraventrikulären und ventrikulären Extrasystolien ist.

Die Wahrscheinlichkeit, bei Patienten mit bekannten Herzrhythmusstörungen spontan auftretende Arrhythmien im Ruhe-EKG aufzuzeichnen, ist gering und wird in der Literatur mit lediglich 13% angegeben. Durch ein Belastungs-EKG lassen sich bei 40% der untersuchten Patienten Herzrhythmusstörungen provozieren und registrieren. Demgegenüber finden sich bei 68% der Patienten im Langzeit-EKG Arrhythmien (Bethge 1982, Crawford u. Mitarb. 1974, Ryan u. Mitarb. 1975, Müller u. Mitarb. 1986). Das Langzeit-EKG hat gegenüber dem Belastungs-EKG zusätzlich den Vorteil, spontane Arrhythmien während normaler Alltagsbedingungen zu dokumentieren.

Für die Wertung des Langzeit-EKG-Befundes ist ein vom Patienten für den Zeitraum der Registrierung geführtes Tagebuch von entscheidender Bedeutung. Das Tagebuch sollte zumindest Angaben über den Tagesablauf, subjektive Beschwerden, körperliche Belastungen und die Einnahme von Medikamenten umfassen. Außerdem muß dem Patienten erklärt werden, daß er bei Beschwerden den „Signalknopf" am Aufnahmegerät drücken soll. Dadurch ist es später bei der Auswertung der Langzeit-EKG-Registrierung möglich, die Symptome des Patienten mit dem objektiven EKG-Befund exakt zu korrelieren. So kann es durchaus sein, daß Schwindelerscheinungen oder Palpitationen subjektiv empfunden werden, obwohl zu diesem Zeitpunkt ein normales EKG ohne Arrhythmien aufgezeichnet worden ist. Die umgekehrte Konstellation mit asymptomatischen Arrhythmien ist natürlich ebenfalls möglich.

Kommen wir auf das anfangs dargestellte Beispiel des Patienten zurück, bei dem aufgrund der klinischen Symptomatik (z. B. Schwindel, Palpitationen oder Synkopen) der Verdacht auf Herzrhythmusstörungen besteht und ein Langzeit-EKG zur diagnostischen Abklärung durchgeführt wird. Betrachten wir zuerst „Herzrasen" und „Herzstolpern". Von insgesamt 456 Patienten mit Palpitationen in der Anamnese (Diamond u. Mitarb. 1983, Zeldis u. Mitarb. 1980), hatte die Hälfte während einer 24-Stunden-Langzeit-EKG-Registrierung die typische Symptomatik (Tab. 5). Nur bei 19% der symptomatischen Patienten zeigten sich im Langzeit-EKG jedoch Herzrhythmusstörungen. Demgegenüber wurden auch bei 25% der asymptomatischen Patienten Herzrhythmusstörungen gefunden.

Von verschiedenen Autoren wurden insgesamt 683 Patienten mit Schwindelsymptomatik in der Anamnese untersucht (Clark u. Mitarb. 1980, Jonas u. Mitarb. 1977, Kala u. Mitarb. 1982, Boudoulas u. Mitarb. 1979). Die Schwindelsymptomatik trat während der Langzeit-EKG-Aufzeichnung bei 17% der Patienten auf. Jedoch war lediglich bei 8% der Patienten die subjektive Schwindelsymptomatik mit registrierten Herzrhythmusstörungen zu korrelieren. Die große Mehrheit der Patienten (83%) war während der Langzeit-EKG-Registrierung asymptomatisch, obwohl 61% von ihnen Arrhythmien im Langzeit-EKG aufwiesen (Tab. 6).

Bei zusammen 1638 Patienten mit Synkope in der Anamnese wurde die Wertigkeit des Langzeit-EKG als diagnostische Methode untersucht (Gibson u. Heitzmann 1984, Müller u. Mitarb. 1986). Während der Langzeit-EKG-Registrierung erlitten lediglich 16 Patienten (1%) eine erneute Synkope, und nur bei 7 Patienten (0,4%) war diese Synkope durch ein Rhythmusereignis hervorgerufen worden. Bei der diagnostischen Abklärung von Synkopen sollte zwar auch ein Langzeit-EKG abgeleitet werden, die Wahrscheinlichkeit, eine Synkope während einer Langzeit-EKG-Registrierung zu erfassen, ist aber sehr gering. Dies ist druch die niedrige Prävalenz von Synkopen zu erklären (Tab. 7). Bei der diagnostischen Abklärung von Patienten mit Palpitationen bzw. Schwindelsymptomatik lassen sich häufig Arrhythmien im Langzeit-EKG nachweisen. Die Symptomatik des Patienten tritt jedoch oft unabhängig von Herzrhythmusstörungen auf. Darüber hinaus ist ein großer Teil der registrierten Arrhythmien für den Patienten asymptomatisch.

Die Untersuchungen zur diagnostischen Abklärung subjektiver Symptome haben gezeigt, daß das Langzeit-EKG die sensitivste elektrokardiographische Medthode zur Erfassung von Herzrhythmusstörungen ist. Es besteht aber offensichtlich häufig eine Diskrepanz zwischen den registrierten Arrhythmien und der klinischen Symptomatik der Patienten. Daher ist es notwendig, den Langzeit-EKG-Befund bei der diagnostischen Abklärung von Schwindelsymptomatik, Synkopen, „Herzrasen" und „Herzstolpern" lediglich als einen Mosaikstein zu betrachten. Eine umfassende

Tabelle 5 Häufigkeit von Herzrhythmusstörungen (HRST) und subjektiver Symptomatik bei der Abklärung von Palpitationen mit dem Langzeit-EKG

	HRST	∅ HRST
Symptomatik während LZ-EKG	19%	31%
Keine Symptomatik während LZ-EKG	25%	25%
Summe:	44%	56%

Tabelle 6 Häufigkeit von Herzrhythmusstörungen (HRST) und subjektiver Symptomatik bei der Abklärung von Schwindel mit dem Langzeit-EKG

	HRST	∅ HRST
Symptomatik während LZ-EKG	8%	9%
Keine Symptomatik während LZ-EKG	61%	22%
Summe:	69%	31%

Tabelle 7 Häufigkeit von Herzrhythmusstörungen (HRST) und subjektiver Symptomatik bei der Abklärung von Synkopen mit dem Langzeit-EKG

	HRST	∅ HRST
Symptomatik während LZ-EKG	0,4%	0,6%
Keine Symptomatik während LZ-EKG	30 %	59 %
Summe:	30,4%	59,6%

differentialdiagnostische Abklärung der subjektiven Symptomatik ist insbesondere dann notwendig, wenn eine Diskrepanz zwischen Langzeit-EKG-Befund und Symptomatik besteht.

Durch Langzeit-EKG-Befunde konnte nachgewiesen werden, daß einerseits häufig asymptomatische Herzrhythmusstörungen aufgezeichnet werden und andererseits bei Patienten mit typischer Symptomatik oft ein Normalbefund festgestellt wird. Aus diesen Befunden ergeben sich 2 Fragen:

1. Welche Herzrhythmusstörungen, unabhängig davon, ob sie für den Patienten symptomatisch oder asymptomatisch auftreten, sind als pathologisch zu werten und daher behandlungsbedürftig?
2. Ist das Ergebnis der Langzeit-EKG-Aufzeichnung aussagekräftig, oder ist aufgrund einer hohen Spontanvariabilität im Auftreten von Herzrhythmusstörungen zufällig ein pathologischer bzw. ein normaler Befund erhoben worden?

Um die Frage zu klären, welche Herzrhythmusstörungen als „normal" bzw. als pathologisch zu werten sind, wurden Langzeit-EKG-Untersuchungen bei sog. „herzgesunden" Personen vorgenommen. Problematisch ist sicherlich die Charakterisierung eines Menschen als „herzgesund", insbesondere wenn es sich um ältere Menschen handelt. Der Begriff „herzgesund" ist in den verschiedenen vorliegenden Untersuchungen nicht einheitlich definiert. Einige Autoren gründen die Diagnose „herzgesund" lediglich auf anamnestische Angaben, während andere Autoren zum Ausschluß einer kardialen Erkrankung ein EKG, Belastungs-EKG und/oder eine Echokardiographie (Brodsky u. Mitarb. 1979, v. Leitner u. Mitarb. 1979) durchgeführt haben.

Bradykarde Herzrhythmusstörungen treten bei gesunden Probanden vorwiegend nachts auf. Im Alter zwischen 20 und 30 Jahren ist eine nächtliche minimale mittlere Herzfrequenz von 43–48 Schlägen pro Minute nicht als pathologisch (Brodsky u. Mitarb. 1979, Sobotka u. Mitarb. 1981) zu werten. In der Altersgruppe von 40 bis 79 Jahren liegt dagegen eine normale minimale nächtliche Herzfrequenz im Mittel bei 56 Schlägen pro Minute. Ausgeprägte Sinusarrhythmien mit Pausen im Pulsschlag bis zu 1,5 Sekunden werden bei 20–30jährigen häufig beobachtet (50–70%) (Brodsky u. Mitarb. 1979, Molgard u. Mitarb. 1989), während dieses Phänomen zwischen dem 60. und 80. Lebensjahr recht selten (18%) auftritt. Pausen über 2,0 Sekunden Dauer ohne pathologische Bedeutung werden nur bei 4% der gesunden Probanden im Alter zwischen 20 und 30 Jahren registriert. Dabei handelt es sich vorwiegend um gut trainierte Sportler. Einige Autoren beschreiben auch AV-Blockierungen I. Grades (Häufigkeit 1,7%) bei gesunden Probanden. Sind im Langzeit-EKG AV-Blockierungen II. und III. Grades registriert worden, sollte jedoch unbedingt eine sorgfältige internistische und kardiologische Diagnostik durchgeführt werden.

Neben bradykarden Herzrhythmusstörungen können bei herzgesunden Personen auch supraventrikuläre und ventrikuläre Extrasystolen sowie Tachykardien registriert werden. Supraventrikuläre Extrasystolen finden sich in der Altersgruppe bis 30 Jahre bei bis zu 56% der untersuchten Probanden (Brodsky u. Mitarb. 1979). In der Altersgruppe der 40- bis 60jährigen werden bei 78% und über dem 60. Lebensjahr sogar bei über 90% der untersuchten Personen supraventrikuläre Extrasystolen ohne pathologische Bedeutung gefunden. Supraventrikuläre Tachykardien (d.h. mindestens 3 supraventrikuläre Extrasystolen in Folge) wurden bei 2% der Probanden unter 30 Jahren registriert und fanden sich bei bis zu 46% der untersuchten Personen über 60 Jahre (Bjerregaard 1983). In ganz seltenen Fällen kann ein idiopathisches Vorhofflimmern ohne zugrundeliegende kardiale oder internistische Erkrankung auftreten (Kannel u. Mitarb. 1982). Ist im Langzeit-EKG eine Episode von Vorhofflimmern registriert worden, sollte aber eine gründliche internistische und kardiologische Diagnostik angeschlossen werden. Supraventrikuläre Arrhythmien finden sich in allen Altersgruppen. Mit zunehmendem Lebensalter werden sie immer häufiger registriert.

Ventrikuläre Herzrhythmusstörungen gibt es ebenfalls in allen Altersgruppen von herzgesunden Probanden (Abb. **15–20**). In der Altersgruppe bis 30 Jahre finden sich bei bis zu 50% der Porbanden singuläre ventrikuläre Ex-

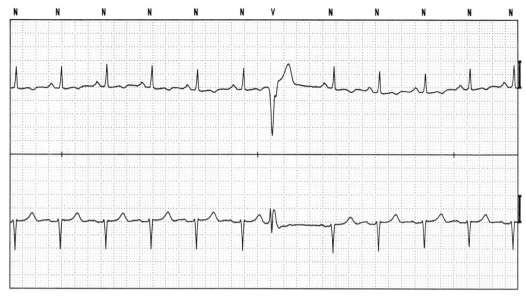

Abb. 15 Isolierte ventrikuläre Extrasystole (VES), entsprechend Lown-Klasse I. Wird pro Minute mehr als eine VES bzw. werden pro Stunde mehr als 30 VES registriert, spricht man von Lown-Klasse II

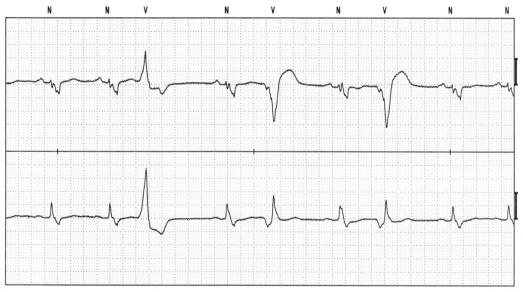

Abb. 16 Polymorphe, singulär auftretende ventrikuläre Extrasystolen, entsprechend Lown-Klasse III A. Formal handelt es sich um einen Bigeminus (Lown-Klasse III B), da Normalschläge und VES im Wechsel auftreten.

trasystolen (Lown-Klasse I, s. Tab. 8) (Brodsky u. Mitarb. 1979, Bethge 1982). In der Altersgruppe über 50 Jahre steigt dieser Anteil auf bis zu 76% an (Hinkle u. Mitarb. 1969, Meinertz u. Mitarb. 1983). Komplexe ventrikuläre Extrasystolen (Lown-Klassen II, III A und III B) werden bei bis zu 12% der herzgesunden Personen unter 30 Jahren, und bei bis zu 32% der Probanden über 50 Jahre registriert. Ventrikuläre Paare (Lown-Klasse IV A) treten insgesamt

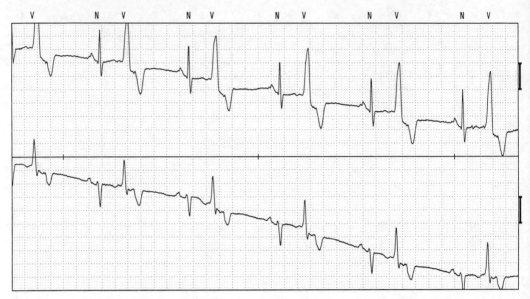

Abb. 17 Ventrikuläre Extrasystolen, die als Bigeminus auftreten, entsprechend Lown-Klasse III B

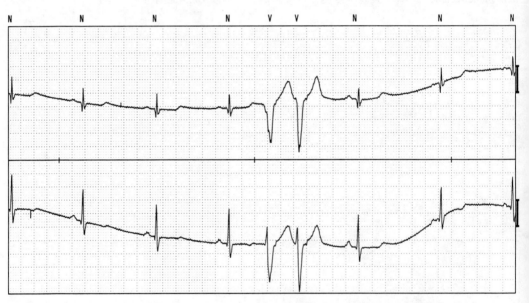

Abb. 18 Ventrikuläre Extrasystolen, die als Paar auftreten (Couplets), entsprechend Lown-Klasse IV A

selten auf. Bei Probanden unter 30 Jahren fanden sich ventrikuläre Paare bei nur 2% und lediglich bei Probanden über 50 Jahre bei 32% der Langzeit-EKG-Registrierungen (Bjerregaard 1983). Ventrikuläre Tachykardien (Lown-Klasse IV B) werden bei herzgesunden Personen unabhängig vom Alter sehr selten (1–4%) registriert (Bjerregaard 1983, Meinertz u. Mitarb. 1983) und bedürfen immer einer weiterführenden kardiologischen Diagnostik.

Die zweite Frage ist, welchen spontanen

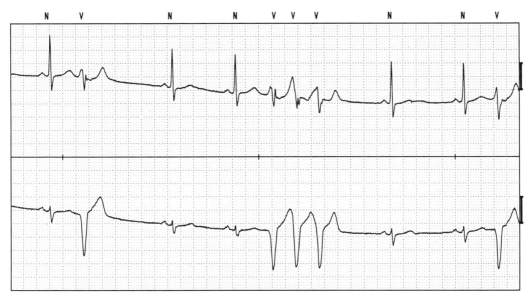

Abb. 19 Kurze ventrikuläre Tachykardie (ventrikuläre Salve), formal entsprechend Lown-Klasse IV B. Die Nomenklatur ist bezüglich dieser Klasse nicht sehr präzise, da jede Aneinanderreihung von mindestens 3 VES als ventrikuläre Tachykardie (VT) bezeichnet wird. Über wieviele Schläge die VT andauert, spielt dabei keine Rolle

Tabelle 8 Klassifikation ventrikulärer Arrhythmien (nach Lown u. Wolf 1971)

LOWN 0	Keine VES
LOWN I	Isolierte, uniforme VES < 30/h oder < 1/min
LOWN II	Isolierte, uniforme VES > 30/h oder > 1/min
LOWN IIIA	Multiforme VES
LOWN IIIB	Ventrikulärer Bigeminus
LOWN IVA	Gekoppelte VES (VES-Paare)
LOWN IVB	Ventrikuläre Tachykardie ($\geq$ 3 VES in Folge)
LOWN V	R-auf-T-Phänomen

Schwankungen das Auftreten von Herzrhythmusstörungen unterliegt. Für die Praxis bedeutet dies, wieviele Stunden sollte eine Langzeit-EKG-Registrierung mindestens dauern, um ein aussagekräftiges Ergebnis zu erhalten. Untersuchungen zur Klärung dieser Fragestellungen wurden bei Patienten mit dokumentierter koronarer Herzerkrankung durchgeführt. Dabei zeigt sich, daß der Nachweis der maximalen Zahl und des maximalen Schweregrades von ventrikulären Arrhythmien gut mit der Länge der Aufzeichnung korreliert (Abb. 21 u. 22).

Nach 24 Stunden Registrierung wurden – bezogen auf eine Gesamtaufzeichnungsdauer von 48 Stunden – etwa 70% der auftretenden Rhythmusstörungen gefunden (Kennedy u. Mitarb. 1978). Die Wahrscheinlichkeit, häufig auftretende Arrhythmien (Lown-Klasse III A und B) innerhalb eines 24-Stunden-Zeitraumes zu registrieren, ist dabei im Vergleich zu selteneren Arrhythmien (Lown-Klasse IV A und B) größer (Abb. 23) (Winkle u. Mitarb. 1981). Patienten mit einer insgesamt geringen Anzahl von ventrikulären Extrasystolen weisen eine hohe Tag-zu-Tag-Variabilität im Langzeit-EKG-Befund auf (Abb. 23). Die Tag-zu-Tag-Variabilität von häufig auftretenden ventrikulären Rhythmusstörungen (Lown-Klasse I–III A) im Langzeit-EKG beträgt 19,5%, demgegenüber haben höhergradige und selten auftretende Arrhythmien eine Spontanvariabilität von 35,7% bis zu 54% (Abb. 25) (Andresen u. Mitarb. 1980).

Für die Praxis bedeutet dies, daß eine Langzeit-EKG-Registrierung von 24 Stunden Dauer mit einer Wahrscheinlichkeit von 70% ein aussagekräftiges Ergebnis ergibt. Durch eine längere Aufzeichnungsperiode können aber zu-

2. Indikationen

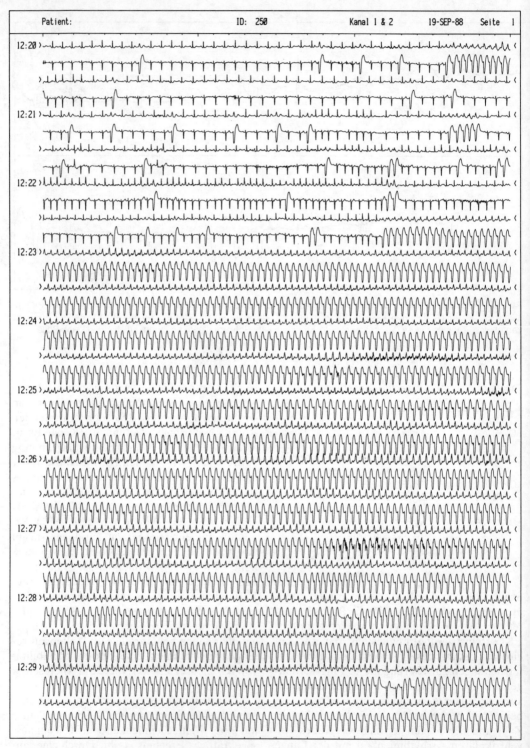

Abb. 20 Kontinuierlicher Ausschrieb über 10 Minuten aus einer Langzeit-EKG-Registrierung. Dabei sind singuläre VES, ventrikuläre Paare und ventrikuläre Tachykardien unterschiedlicher Länge dokumentiert (Lown-Klasse IV B)

Diagnostik 29

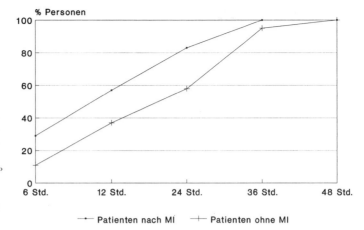

Abb. 21 Maximale Anzahl von aufgezeichneten ventrikulären Extrasystolen in Abhängigkeit von der Registrierdauer des Langzeit-EKGs bei Patienten nach Myokardinfarkt (MI) ‹·› bzw. bei Patienten mit koronarer Herzkrankheit ohne Myokardinfarkt ‹+› in der Anamnese (nach Kennedy u. Mitarb. 1978)

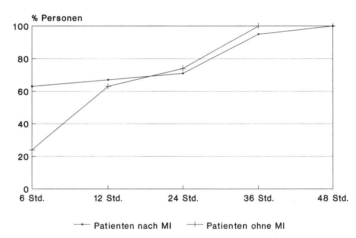

Abb. 22 Abhängigkeit des maximalen Schweregrades (Lown-Klassifikation, [Tab. 8]) der aufgezeichneten ventrikulären Arrhythmien von der Registrierdauer des Langzeit-EKGs bei Patienten nach Myokardinfarkt (MI) ‹·› bzw. bei Patienten mit koronarer Herzkrankheit ohne Myokardinfarkt ‹+› in der Anamnese (nach Kennedy u. Mitarb. 1978)

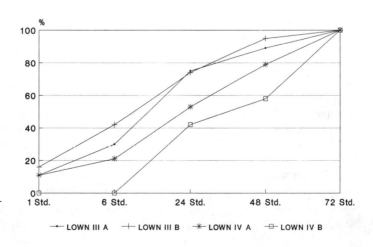

Abb. 23 Nachweis von ventrikulären Herzrhythmusstörungen der Klassen Lown III A bis Lown IV B in Abhängigkeit von der Dauer der Langzeit-EKG-Registrierung bei Patienten mit koronarer Herzkrankheit (nach Winkle u. Mitarb. 1981)

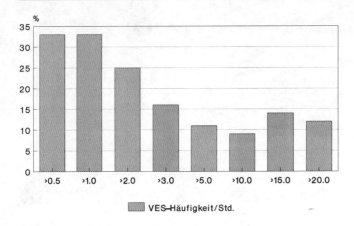

Abb. **24** Tag-zu-Tag-Variabilität von ventrikulären Extrasystolen (VES) im Langzeit-EKG. Selten auftretende VES zeigen gegenüber häufig registrierten eine deutlich höhere Variabilität (nach Winkle u. Mitarb. 1981)

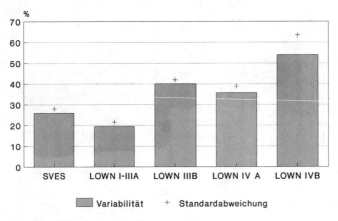

Abb. **25** Spontanvariabilität von Herzrhythmusstörungen über 72 Stunden (3 Langzeit-EKG-Registrierungen) (SVES: supraventrikuläre Extrasystolen) (nach Andresen u. Mitarb. 1980)

sätzliche und gravierende Arrhythmien registriert werden, insbesondere wenn diese eine geringe Inzidenz aufweisen. Finden sich im ersten 24-Stunden-Langzeit-EKG trotz typischer Symptomatik des Patienten in der Anamnese (z. B. Synkopen) keine Arrhythmien, sollte die Untersuchung gegebenenfalls an mehreren Tagen wiederholt werden. Dabei muß man sich immer vergegenwärtigen, daß einige Arrhythmien, wie zum Beispiel anhaltende ventrikuläre Tachykardien oder paroxysmale Tachykardien, beim WPW-Syndrom sehr selten auftreten und lange Registrierperioden für den Nachweis erforderlich sind.

Angina pectoris

Technische Verbesserung der Langzeit-EKG-Systeme ermöglichen es heute, eine genaue Analyse der ST-Strecke vorzunehmen. Das Langzeit-EKG wird daher in letzter Zeit immer häufiger als wichtige Methode zum Nachweis symptomatischer und asymptomatischer (sog. „stummer") myokardialer Ischämien propagiert. Bevor aber ein Langzeit-EKG zur ST-Strecken-Analyse eingesetzt wird, müssen die folgenden Fragen geklärt werden:

1. Welche Voraussetzungen müssen für eine exakte ST-Strecken-Analyse erfüllt sein?
1. Ist das Langzeit-EKG die probate diagnostische Methode zur Abklärung einer Angina-pectoris-Symptomatik?
3. Gibt es auch bei ST-Strecken-Veränderungen im Langzeit-EKG „falsch positive" Befunde, das heißt ST-Strecken-Senkungen bei gesunden Personen?
4. Existiert eine beobachtenswerte Spontanvariabilität der Befunde?

Die technischen Voraussetzungen, die die Langzeit-EKG-Systeme für eine valide ST-

Strecken-Analyse erfüllen müssen, sind in Kapitel 1 dargestellt worden. Darüber hinaus muß aber auch eine Reihe von physiologischen Voraussetzungen erfüllt sein. Für eine sinnvolle ST-Strecken-Analyse ist eine isoelektrisch verlaufende ST-Strecke bei gleichzeitig positiver R-Zacke und T-Welle in der EKG-Ableitung V5 nach Wilson im konventionellen EKG erforderlich. Zusätzlich müssen alle Faktoren, die eine sekundäre ST-Strecken-Veränderung hervorrufen können (Tab. 9), ausgeschlossen werden. Sind diese Voraussetzungen erfüllt, stellt sich die Frage, ob jede ST-Strecken-Senkung bzw. ST-Strecken-Hebung während der Langzeit-EKG-Registrierung als Zeichen einer myokardialen Ischämie zu werten ist.

Es wurden deshalb ST-Strecken-Analysen von Langzeit-EKG-Aufzeichnungen herzgesunder Probanden durchgeführt, um die Wahrscheinlichkeit und Häufigkeit falsch positiver ST-Strecken-Senkungen zu bestimmen. Bei Erfüllung der oben genannten Voraussetzungen können bei 6% der gesunden Probanden ST-Strecken-Senkungen registriert werden, die nach den allgemein akzeptierten Kriterien (Tab. 10) als „pathologischer Befund" zu interpretieren wären (Eggeling u. Mitarb. 1988). Andere Untersuchungen haben sich mit der Frage der Spontanvariabilität von ST-Strecken-Senkungen im Langzeit-EKG beschäftigt. Dabei wurde deutlich, daß ST-Strecken-Senkungen genauso wie Herzrhythmusstörungen eine erhebliche Tag-zu-Tag-Variabilität aufweisen (Osterspey u. Mitarb. 1988). Aufgrund dieser Tatsache ist heute allgemein akzeptiert, daß das Langzeit-EKG keine probate Untersuchungsmethode zur Abklärung von pektanginösen Beschwerden sein kann. Die ST-Strecken-Analyse im Langzeit-EKG hat daher als diagnostische Methode bei Verdacht auf das Vorliegen einer koronaren Herzkrankheit keinen Platz (Knoebel u. Mitarb. 1989).

Indiziert ist ein Langzeit-EKG mit ST-Strecken-Analyse beim Verdacht auf das Vorliegen einer Prinzmetal-Angina. Bei dieser seltenen Krankheit kann das Langzeit-EKG typische Episoden von ST-Strecken-Hebungen zum Zeitpunkt der subjektiv empfundenen Angina pectoris (Patiententagebuch) dokumentieren und damit zur Sicherung der Diagnose wesentlich beitragen (Abb. 26). Eine ST-Strecken-Analyse der Langzeit-EKG-Registrierung ist auch bei Patienten mit nachgewiesener koronarer Herzkrankheit zur Dokumentation von myokardialen Ischämien indiziert, wenn bei diesen Patienten kein Belastungs-EKG durchgeführt werden kann bzw. asymptomatische Myokardischämien vermutet werden. Das Langzeit-EKG bietet dann die Gelegenheit, Episoden von Angina pectoris bei Alltagsbedingungen mit dem ST-Strecken-Verhalten zu vergleichen.

Eine sinnvolle und valide ST-Strecken-Analyse des Langzeit-EKGs ist an eine Vielzahl von Voraussetzungen geknüpft (Eggeling u. Mitarb. 1989). Die Indikation für den Einsatz in der Praxis ist daher eng umschrieben. Verglichen mit der Dokumentation von Herzrhythmusstörungen, hat das Langzeit-EKG zum Nachweis myokardialer Ischämien eine deutlich geringere Bedeutung (Knoebel u. Mitarb. 1989).

Tabelle 9 Ursachen für nicht ischämische ST-Strecken-Veränderung im EKG

– Medikamente (z. B. Digitalis)
– Myokardhypertrophie
– Elektrolytveränderungen
– Schenkelblock-EKG
– Vagotonus
– Herzrhythmusstörungen
– Perikarditis
– Körperlage
– Stoffwechselveränderung (z. B. Hyperthyreose)

Tabelle 10 Kriterien für ischämische ST-Strecken-Senkungen im Langzeit-EKG

– ST-Strecken-Senkung $\geq$ 1,0 mm am Meßpunkt (J-Punkt + 80 ms) in Ableitung CM5, horizontal oder deszendierend verlaufend
– Dauer der ST-Strecken-Senkung $\geq$ 1,0 min
– Intervall zwischen zwei Episoden $\geq$ 1,0 min

Prognose

Prospektive Untersuchungen an Patienten mit koronarer Herzkrankheit und anderen kardialen Erkrankungen haben gezeigt, daß die Prognose dieser Patienten häufig durch das Auftre-

2. Indikationen

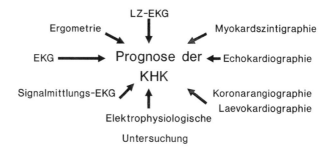

Abb. 27 Untersuchungen zur Beurteilung der Prognose bei Patienten mit koronarer Herzkrankheit (KHK)

ten von ventrikulären Arrhythmien oder myokardialen Ischämien beeinflußt wird. Bei Patienten mit einem erhöhten Risiko für einen arrhythmogenen plötzlichen Herztod oder einen Myokardinfarkt kann deshalb ein Langzeit-EKG zur Beurteilung der Prognose indiziert sein. Dabei muß man sich jedoch vergegenwärtigen, daß der Langzeit-EKG-Befund nur ein Mosaikstein für die Abschätzung der Prognose sein kann und sich ein komplettes Bild erst bei der zusammenfassenden Beurteilung von verschiedenen Untersuchungsverfahren ergibt (Abb. 27).

Auf die prognostische Bedeutung kardialer Arrhythmien und myokardialer Ischämien sowie die daraus zu ziehenden therapeutischen Konsequenzen wird in den Kapiteln Herzrhythmusstörungen und ST-Strecken-Analyse ausführlich eingegangen.

Therapiekontrolle

Jede Form einer antiarrhythmischen bzw. antiischämischen Behandlung eines Patienten sollte überprüft werden. Einerseits soll die therapeutische Effektivität dokumentiert werden. Andererseits muß insbesondere bei der Therapie ventrikulärer Arrhythmien eine Ineffektivität ausgeschlossen, und vor allem eine Aggravation der Herzrhythmusstörungen aufgedeckt werden, da für viele antiarrhythmisch wirksame Medikamente ein potentiell proarrhythmogener Effekt bekannt ist (Echt u. Mitarb.

1991). Zur Kontrolle einer antiischämischen Behandlung von Patienten mit koronarer Herzkrankheit sowie zur Kontrolle der Funktion eines implantierten Herzschrittmachers kann ein Langzeit-EKG ebenfalls angefertigt werden.

Arrhythmien

Wenn das Langzeit-EKG zur Kontrolle einer medikamentösen antiarrhythmischen Behandlung von Patienten mit ventrikulären Arrhythmien eingesetzt wird, stellt sich die Frage, wann von einer effektiven Therapie bzw. einem proarrhythmogenen Effekt ausgegangen werden kann. Bei der Besprechung dieses Themas kommen wir auf die oben dargestellte Tag-zu-Tag-Variabilität ventrikulärer Arrhythmien zurück, die sowohl die Quantität der registrierten Extrasystolen als auch deren Schweregrad, gemessen an der Lown-Klassifikation, betrifft. Es sind daher Kriterien erarbeitet worden, anhand derer es möglich ist, eine statistisch zufällig auftretende Schwankung von Häufigkeit und Schweregrad der Arrhythmien von einer therapiebedingten Reduktion zu unterscheiden.

Für die tägliche Praxis ist es am sinnvollsten, die Ergebnisse von 2 kurz aufeinanderfolgenden Langzeit-EKG-Registrierungen zu vergleichen, das heißt eine Registrierung ohne antiarrhythmische Behandlung und eine Aufzeichnung während antiarrhythmischer Therapie. Kommt es nach Gabe des Antiarrhythmikums zu einer Reduktion ventrikulärer Extra-

---

Abb. 26 Beispiel einer vasospastischen Angina pectoris bei einem 47jährigen Mann. Dargestellt ist die kontinuierliche Langzeit-EKG-Aufzeichnung von Kanal 1 und 2 über 30 Minuten. Beginnend um 4.03 Uhr, entwickelt der Patient ST-Strecken-Hebungen, die zwischen 4.06 und 4.09 Uhr ihr Maximum erreichen und mit ventrikulären Arrhythmien (Lown IV B) einhergehen. Um 4.11 Uhr sind keine ST-Strecken-Hebungen mehr nachweisbar, nach einer kurzen Phase von T-Wellen-Negativierung hat sich das EKG um 4.17 Uhr wieder komplett normalisiert

Tabelle 11 Kriterien zur Beurteilung der Effektivität einer medikamentösen antiarrhythmischen Therapie bei ventrikulären Extrasystolen (VES). Angegeben ist die notwendige prozentuale Reduktion, bezogen auf zwei 24-Stunden-Langzeit-EKG-Registrierungen vor bzw. während Therapie (nach Sami u. Mitarb. 1980)

Anzahl VES/h	VES-Reduktion
< 2,2	–*
2,2– 3,0	90–100%
3,0– 5,5	80– 90%
5,5–11	70– 80%
11 –20	68– 70%
20 –30	65– 68%
> 30	65%

* Bei weniger als 2,2 VES pro Stunde läßt sich wegen der Spontanvariabilität der VES die Effektivität nicht beurteilen

Tabelle 12 Kriterien für die Beurteilung der Effektivität einer antiarrhythmischen Behandlung in Abhängigkeit vom Kontrollintervall. Angegeben ist die notwendige prozentuale Arrhythmiereduktion beim Vergleich von zwei 24-Stunden-Langzeit-EKG-Aufzeichnungen (nach Schmidt u. Mitarb. 1988)

Arrhythmie	Kontrollintervall	Arrhythmiereduktion
VES	0– 6 Tage	63%
	7– 89 Tage	79%
	90–364 Tage	92%
	≧ 365 Tage	98%
VES-Paare (LOWN IVA)	0– 6 Tage	90%
	7– 89 Tage	94%
	90–364 Tage	98%
	≧ 365 Tage	99%
VES-Salven (LOWN IVB)	0– 6 Tage	95%
	7– 89 Tage	98%
	90–364 Tage	98%
	≧ 365 Tage	99%

systolen um 65%, ventrikulärer Paare um 84% und ventrikulärer Tachykardien um 90%, ist dies als Therapieeffekt zu werten (Reader u. Mitarb. 1988). Die für eine effektive Therapie notwendige Reduktionsrate ventrikulärer Arrhythmien wird wesentlich von der Häufigkeit der Rhythmusstörung vor Behandlungsbeginn bestimmt (Tab. 11). Findet sich eine geringe Anzahl ventrikulärer Extrasystolen, müssen diese bei der Kontrolluntersuchung um über 90% reduziert sein, während bei einer großen Zahl nur eine Reduktion um etwa 65% notwendig ist (Sami u. Mitarb. 1980).

Die Kontrolle der Effektivität einer antiarrhythmischen Therapie mit dem Langzeit-EKG wird mit zunehmender Dauer der Behandlung immer problematischer. Je länger die Antiarrhythmika-Gabe dauert, desto schärfere Reduktionskriterien werden gefordert (Tab. 12). Neben der Reduktion von Herzrhythmusstörungen kann mit dem Langzeit-EKG auch ein sog. proarrhythmogener Effekt von Antiarrhythmika nachgewiesen werden. Nimmt die Zahl ventrikulärer Extrasystolen um das 4fache und die Zahl der ventrikulären Couplets um das 11fache zu, muß von einem proarrhythmogenen Effekt der antiaryhtmischen Therapie ausgegangen werden (Schmidt u. Mitarb. 1988).

Zusammenfassend ist das Langzeit-EKG eine geeignete Methode, um die Effektivität einer antiarrhythmischen Therapie kurzfristig zu überprüfen. Die Kontrolle ist um so aussagekräftiger, je häufiger die Herzrhythmusstörungen auftreten. Für den Nachweis der Effektivität einer antiarrhythmischen Langzeitbehandlung gelten strenge Maßstäbe. Proarrhythmogene Wirkungen von Antiarrhythmika können mit dem Langzeit-EKG nachgewiesen werden, jedoch müssen die Herzrhythmusstörungen um ein vielfaches zunehmen, damit von Aggravation der Arrhythmie gesprochen werden kann.

Angina pectoris

Symptomatische und asymptomatische Myokardischämien können mit modernen Langzeit-EKG-Systemen erfaßt werden. Ist das Langzeit-EKG aber eine sinnvolle Methode, um die Wirksamkeit einer antiischämischen Therapie nachzuweisen? Die Standardmethode zur Kontrolle einer antiischämischen Therapie ist das Belastungs-EKG, weil die Ergbnisse der Belastungsuntersuchung gegenüber dem Langzeit-EKG eine deutlich geringere Variabilität (15% gegenüber 44%) aufweisen. Diese Tatsache ist nicht verwunderlich, denn die Ergometrie setzt den Patienten einer definierten Belastung aus. Demgegenüber registriert das Langzeit-EKG ischämische Episoden, die unter nicht genau definierten und nicht exakt reproduzierbaren Alltagsbedingungen auftreten. Dadurch läßt sich die starke Schwankung der Ergebnisse von 2 konsekutiv abgeleiteten Langzeit-EKG-Registrierungen erklären (Tzivoni u. Mitarb. 1987).

Werden zwei 24-Stunden-Registrierungen verglichen, so muß durch die Behandlung die Zahl der ischämischen Episoden um 72% und die Gesamtdauer der Episoden um 95% abnehmen, damit von einem Therapieerfolg ausgegangen werden kann (Nademanee u. Mitarb. 1989). Andere Autoren fordern wegen der hohen Spontanvariabilität der ischämischen Episoden sogar den Vergleich von zwei 48stündigen Langzeit-EKG-Registrierungen zur Überprüfung der Behandlungseffektivität. Hat ein Patient ohne Therapie bis zu 8 Episoden in 48 Stunden wird als Kriterium für eine erfolgreiche Behandlung eine vollständige Reduktion gefordert. Bei über 10 Episoden muß eine Abnahme auf 10% des Ausgangsbefundes ohne Therapie erreicht werden (Nabel u. Mitarb. 1988).

Folgende Punkte sprechen für eine Kontrolle der antiischämischen Therapie mit dem Belastungs-EKG. Der zeitliche und personelle Aufwand einer Langzeit-EKG-Untersuchung mit ST-Strecken-Analyse ist, verglichen mit einer Belastungs-EKG-Untersuchung, ungleich größer. Die methodischen Voraussetzungen für ein valides Ergebnis der Langzeit-EKG-Registrierung sind gegenüber der Ergometrie deutlich geringer. Die große Tag-zu-Tag-Variabilität der ischämischen Episoden im Langzeit-EKG schränkt die Aussagefähigkeit über die Effektivität der Behandlung deutlich ein.

Zusammenfassend ist das Langzeit-EKG daher keine für die tägliche Routine gebräuchliche Methode, um die Wirksamkeit einer antiischämischen Therapie zu überprüfen. Ein Einsatz zur Therapiekontrolle ist lediglich bei Patienten mit vasospastischer Angina pectoris (Prinzmetal-Angina) sinnvoll. Bei Patienten, die aufgrund orthopädischer, angiologischer oder rheumatischer Beschwerden nicht für ein Belastungs-EKG geeignet sind, kann ein Langzeit-EKG als Untersuchungsmethode zur Therapiekontrolle erwogen werden (Eggeling u. Mitarb. 1990). Die Untersuchung sollte dann aber über mindestens 48 Stunden durchgeführt werden, und bei der Interpretation der Befunde müssen die oben aufgeführten Voraussetzungen und Bedingungen beachtet werden.

Herzschrittmacher

Einige Patienten erleiden auch nach Implantation eines Herzschrittmachers Synkopen oder klagen über das Fortbestehen einer Schwindelsymptomatik. Bei diesen Patienten stellt sich die Frage, ob diese Symptomatik Folge einer Fehlfunktion des Schrittmachersystems ist oder aber nichtkardiale Ursachen für die Beschwerden bestehen. Die Ableitung eines Langzeit-EKGs kann also indiziert sein. Ausführlich wird auf das Schrittmacher-Langzeit-EKG in Kapitel 5 eingegangen.

Wissenschaftliche Fragestellungen

Die wissenschaftlichen Fragestellungen für die Durchführung eines Langzeit-EKGs sollen kurz dargestellt werden. Es handelt sich dabei um Indikationen, die in der täglichen Praxis keinen oder noch keinen Platz haben, da die diagnostische und prognostische Relevanz bisher nicht eindeutig belegt ist. Die Befunde spielen daher gegenwärtig für die Therapie keine Rolle.

Herzfrequenzvariabilität

Unter Herzfrequenzvariabilität versteht man den physiologisch wechselnden Abstand zwischen den QRS-Komplexen bei normalem Sinusrhythmus. Die Herzfrequenzvariabilität wird durch das autonome Nervensystem beeinflußt und ist ein indirektes Maß für die parasympathische und sympathische Aktivität. Tagsüber ist die physiologische Herzfrequenzvariabilität gering, nachts dagegen ausgeprägt nachweisbar. Eine Abnahme der Herzfrequenzvariabilität ist entweder ein Zeichen für einen herabgesetzten Vagotonus oder einen gesteigerten Sympathikotonus des Patienten. Klinische Bedeutung hat die Bestimmung der Herzfrequenzvariabilität bei den in Tab. **13** aufgeführten Krankheiten. Die Herzfrequenzvariabilität wird mit Hilfe eines Computerprogramms bestimmt. Durch schnelle Fourier-Transformation werden die Intervalle zwischen

Tabelle 13 Indikationen für die Bestimmung der Herzfrequenzvariabilität

1. Akuter Myokardinfarkt
2. Chronisches Stadium nach dem Myokardinfarkt
3. Linksherzinsuffizienz
4. Zustand nach Herztransplantation
5. Schlafapnoesyndrom
6. Diabetes mellitus

den QRS-Komplexen in ein Frequenzspektrum aufgeteilt (Akselrod u. Mitarb. 1981). Der niedrige Frequenzbereich (0,04–0,15 Hz) repräsentiert Schwankungen durch Änderung der sympathischen bzw. parasympathischen Aktivität. Im Frequenzbereich zwischen 0,15 und 0,4 Hz wird die respiratorische Arrhythmie (parasympathische Aktivität) registriert (Pomeranz u. Mitarb. 1985).

Prognostische Bedeutung hat die Bestimmung der Herzfrequenzvariabilität bei Patienten nach Myokardinfarkt, Patienten mit Linksherzinsuffizienz und Patienten nach Herztransplantation. Patienten mit koronarer Herzkrankheit zeigen im akuten und chronischen Stadium eines Myokardinfarktes eine Abnahme der Herzfrequenzvariabilität. Prospektive Studien konnten nachweisen, daß diese Abnahme ein prognostisch ungünstiger Faktor für das Auftreten von Kammerflimmern und einen plötzlichen arrhythmogenen Herztod ist (Kleiger u. Mitarb. 1987, Singer u. Mitarb. 1988) (Abb. 28 u. 29). Bei Patienten mit Linksherzinsuffizienz scheint die Abnahme mit Herzfrequenzvariabilität mit dem Ausmaß der Herzinsuffizienz zu korrelieren und damit ebenfalls ein prognostischer Parameter zu sein (Saul u. Mitarb. 1988). Nach einer Herztransplantation ist die physiologische Herzfrequenzvariabilität durch die Denervation des Transplantates deutlich herabgesetzt. Kommt es zu einer Abstoßungsreaktion, nimmt die Herzfrequenzvariabilität signifikant zu (Sands u. Mitarb. 1989).

Diagnostische Bedeutung hat die Bestimmung der Herzfrequenzvariabilität bei Patienten mit Diabetes mellitus und bei Verdacht auf ein Schlafapnoesyndrom. Eine herabgesetzte Herzfrequenzvariabilität wird bei Patienten mit Diabetes mellitus und autonomer Neurophathie gefunden (Bennett u. Mitarb. 1978). Auf das Schlafapnoesyndrom wird im nächsten Abschnitt gesondert eingegangen.

Schlafapnoesyndrom

Unter dem Begriff Schlafapnoesyndrom versteht man eine Atemregulationsstörung während der Nacht, die mit internistischen und besonders kardialen Folgeerkrankungen verbunden ist. Die betroffenen Patienten haben ein erhöhtes Risiko für einen plötzlichen nächtlichen Herztod (Guilleminault u. Mitarb. 1983). Die wissenschaftliche Erforschung der Erkrankung ging vom sog. Pickwickier-Syndrom aus, der Kombination von Adipositas, Hypersomnolenz, Cor pulmonale und alveolärer Hypoventilation (Burwell u. Mitarb. 1956). Von einem Schlafapnoesyndrom spricht man, wenn während der ganzen Nacht über 100 Phasen oder während einer Stunde über 10 Phasen mit Sistieren der Atmung für mindestens 10 Sekunden auftreten (Lavie 1983).

Die Diagnose des Schlafapnoesyndroms außerhalb eines speziell eingerichteten Schlaflabors mit simultaner Registrierung von Atmung, EKG, EEG und transkutaner Sauerstoffmessung zu stellen, ist schwierig. Das Langzeit-EKG ist jedoch eine wertvolle Methode bei Patienten mit Verdacht auf ein Schlafapnoesyndrom, da die nächtlichen Apnoephasen mit charakteristischen EKG-Veränderungen einhergehen. Im Schlaflabor wurde eine apnoeassoziierte Sinusarrhythmie festgestellt, die das physiologische Maß einer respiratorischen Arrhythmie deutlich übersteigt (Guilleminault u. Mitarb. 1984). Während der Apnoe kommt es zu einem Herzfrequenzabfall, gefolgt von einer Herzfrequenzbeschleunigung während der nachfolgenden Hyperventilation (Tilkian u. Mitarb. 1977). Dieses Muster einer Sinusarrhythmie findet sich bei 78–100% der vom Schlafapnoesyndrom betroffenen Patienten (Miller 1982). Durch Apnoephasen können darüber hinaus auch sinuatriale Blockierungen, atrioventrikuläre Blockierungen II. und III. Grades sowie tachykarde Herzrhythmusstörungen induziert werden (Bolm-Audorf u. Mitarb. 1984).

Das Langzeit-EKG kann beim Verdacht auf ein Schlafapnoesyndrom in der Vordiagnostik wichtige Informationen liefern. Bei allen registrierten Herzrhythmusstörungen muß aber die Frage geklärt werden, ob diese wirklich durch ein Schlafapnoesyndrom oder durch

Wissenschaftliche Fragestellungen 37

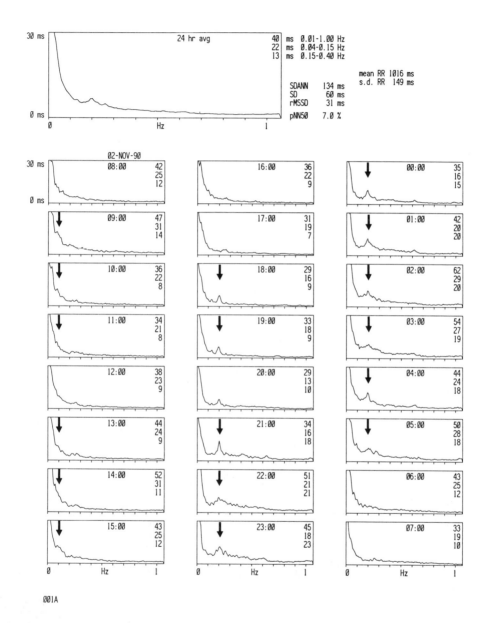

Abb. 28 Spektral-Analyse der Herzfrequenzvariabilität bei einem 24jährigen herzgesunden Probanden. Während des gesamten Tages und insbesondere auch während der Nacht findet sich eine deutliche Variabilität im Frequenzbereich von 0,04–0,15 Hz (parasympathische und sympathische Aktivität) sowie im Frequenzbereich von 0,15–0,40 Hz (respiratorische Arrhythmie [parasympathische Aktivität]) (Pfeile)

38   2. Indikationen

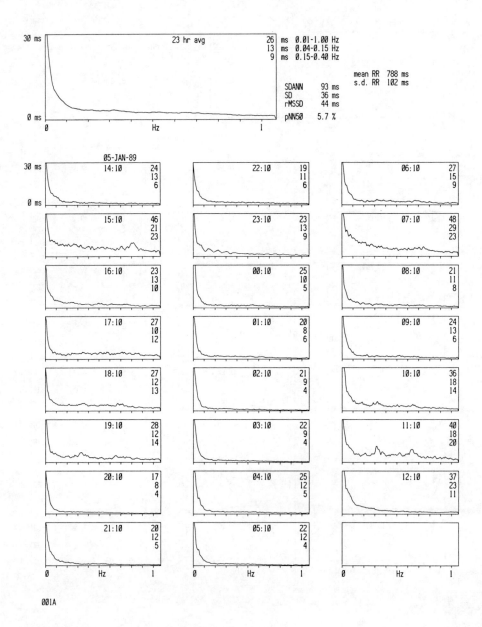

Abb. 29 Spektral-Analyse der Herzfrequenzvariabilität bei einem 68jährigen Patienten mit koronarer Herzkrankheit (Zustand nach Vorderwandinfarkt vor 4 Jahren, eingeschränkte linksventrikuläre Funktion mit einer Ejektionsfraktion von 37%). Es zeigt sich eine pathologisch herabgesetzte Herzfrequenzvariabilität sowohl der niedrigen Frequenzen (0,04–0,15 Hz) als auch der hohen Frequenzen (0,15–0,40 Hz)

eine unabhängig davon bestehende kardiale Erkrankung hervorgerufen worden sind. Die endgültige Diagnose des Schlafapnoesyndroms bleibt also einer speziellen Untersuchung im Schlaflabor vorbehalten.

Signalgemitteltes Langzeit-EKG

Das konventionelle Signalmittlungs-EKG ist heutzutage eine routinemäßg durchgeführte kardiologische Untersuchungsmetode zur nichtinvasiven Registrierung myokardialer Mikrovoltpotentiale von der Körperoberfläche. Durch den Signalmittlungsprozeß und spezielle extrem rauscharme Filter gelingt es, Potentiale mit einer Amplitude von $5-20\mu V$ aufzuzeichnen. Im Signalmittlungs-EKG können bei Patienten mit koronarer Herzkrankheit nach Myokardinfarkt am Ende des QRS-Komplexes sog. ventrikuläre Spätpotentiale registriert werden (Simpson 1981, Hombach u. Mitarb. 1988) (Abb. 30 u. 31). Folgende Kriterien müssen für den Nachweis ventrikulärer Spätpotentiale im signalgemittelten EKG erfüllt sein: 1. der gefilterte QRS-Komplex ist länger als 114 ms, 2. die Gesamtamplitude der terminalen 40 ms des Vektorkomplexes ist $< 20\mu V$ und 3. die maximale Amplitude der terminalen 38 ms des Vektorkomplexes liegt unterhalb von $40\mu V$ (Gomes u. Mitarb. 1987, Breithardt u. Mitarb. 1991). Klinische Bedeutung hat das Signalmittlungs-EKG, weil Patienten nach Myokardinfarkt mit ventrikulären Spätpotentialen eine ungünstige Prognose und ein erhöhtes Risiko für einen plötzlichen arrhythmogenen Herztod haben (Breithardt u. Mitarb. 1985).

In letzter Zeit ist versucht worden, Langzeitregistrierungen des Signalmittlungs-EKGs vorzunehmen. Es wäre dann möglich, ventrikuläre Spätpotentiale während Alltagsbedin-

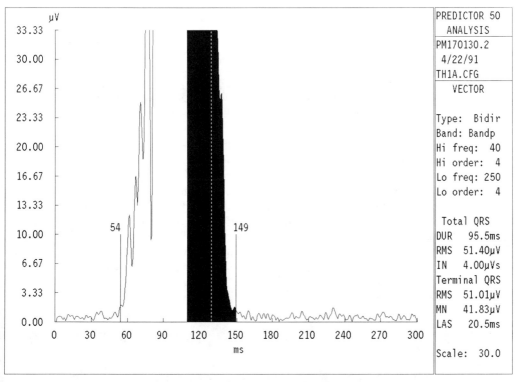

Abb. 30 Normalbefund eines Signalmittlungs-EKGs bei einem 61jährigen herzgesunden Probanden. Dargestellt ist der gefilterte Vektorkomplex. Die 3 Kriterien für ventrikuläre Spätpotentiale sind alle nicht erfüllt (QRS-Vektor Dauer 95,5 ms, Amplitude der terminalen 40 ms des QRS-Vektros [root mean square] 51,01 μV, 20,5 ms des terminalen QRS-Vektors unter 40 μV). Die terminalen 40 ms des QRS-Vektors sind schwarz markiert

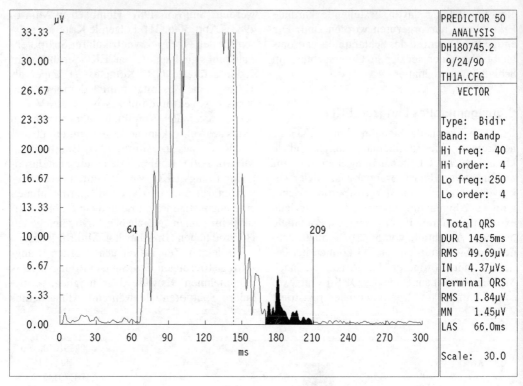

Abb. 31 Registrierung von ventrikulären Spätpotentialen im Signalmittlungs-EKG eines 45jährigen Patienten mit Zustand nach Vorderwandinfarkt vor 2 Jahren, Ausbildung eines großen Vorderwandaneurysmas und eingeschränkter linksventrikulärer Funktion (Ejektionsfraktion 32%). Alle 3 Kriterien für ventrikuläre Spätpotentiale sind erfüllt (Dauer des QRS-Vektros 145,5 ms, Amplitude der terminalen 40 ms des QRS-Vektors [root mean square] 1,84 µV, 66,0 ms des terminalen QRS-Vektors unter 40 µV). Die terminalen 40 ms des QRS-Vektors sind schwarz markiert

gungen nachzuweisen und die Frage zu klären, ob die ventrikulären Spätpotentiale konstant auftreten oder eine Dynamik aufweisen. Desweiteren könnte der Einfluß von verschiedenen Herzfrequenzen, myokardialer Ischämien oder von Herzrhythmusstörungen auf ventrikuläre Spätpotentiale untersucht werden (Steinberg u. Mitarb. 1989, Kelen u. Mitarb. 1989).

Es gibt zwei Möglichkeiten, ventrikuläre Spätpotentiale im Langzeit-EKG zu erfassen: 1. sofortige Signalmittlung des EKG-Signals vor Aufzeichnung und Speicherung des signalgemittelten EKGs auf Band oder Festspeicher oder 2. konventionalle EKG-Aufzeichnung und spätere Signalmittlung bei der Datenanalyse in der Auswerteeinheit. Beide Methoden befinden sich bis heute jedoch im Experimentalstadium.

3. Herzrhythmusstörungen

Tachykarde Herzrhythmusstörungen

Die Erfassung und Dokumentation bradykarder und tachykarder Arrhythmien gehört zu den wesentlichen Aufgabenbereichen der Langzeitelektrokardiographie. Tachykarde Rhythmusstörungen können hervorgerufen werden durch eine abnorme Steigerung der spontanen Depolarisationsfrequenz des Sinusknotens als des physiologischen Herzschrittmachers sowie ektop durch Störungen der Reizbildung oder Erregungsleitung in den Vorhöfen, im AV-Knoten, dem His-Purkinje-System und in den Ventrikeln. Unter tachykarden Rhythmusstörungen im weiteren Sinne versteht man singuläre Extrasystolen unterschiedlichen Ursprungs (supraventrikulär, junktional, ventrikulär), repetitive bzw. komplexe Extrasystolen in Form von Paaren und Salven sowie spontan terminierende und anhaltende Tachykardien bzw. Tachyarrhytmien. Elektrophysiologisch entstehen tachykarde Rhythmusstörungen auf dem Mechanismus der kreisenden Erregung, abnormer Automatie oder getriggerter Aktivität.

Von Tachykardien und Tachyarrhythmien im engeren Sinne wie Vorhof- und AV-Konten-Tachykardien, Vorhofflimmern und -flattern, Tachykardien auf dem Boden von Präexzitationssyndromen und Kammertachykardien sind akzelerierte atriale, junktionale und (idio)ventrikuläre Rhythmen, die gegebenenfalls als Parasystolien auftreten, aufgrund ihrer unterschiedlichen klinischen Bedeutung abzugrenzen.

Im Rahmen der Langzeitelektrokardiographie bestehen Verwechslungsmöglichkeiten zwischen tachykarden Rhythmusstörungen bei Auftreten morphologischer Veränderungen des Kammerkomplexes, die vom Algorithmus des Arrhythmiecomputers als Arrhythmie fehlinterpretiert werden können, denen jedoch entscheidende Kriterien tachykarder Ereignisse wie Vorzeitigkeit und pathologische Frequenzbeschleunigung fehlen. Hierzu gehören in erster Linie intermittierende Schenkelblokkierung, Extrasystolen und Escape-Rhyhtmen, Präexzitationen, Fusionsschläge und Parasystolien. Es liegt auf der Hand, daß die Differenzierung derartiger elektrokardiographischer Bilder, insbesondere von spät in oder hinter die P-Welle des nachfolgenden Normalschlages einfallenden Extrasystolen, durch die automatische Arrhythmieanalyse oftmals nicht gelingt und auch bei visueller Auswertung ein subtiles Vorgehen erfordert, insbesondere dann, wenn die Frequenz des Grundrhythmus gleichzeitig durch eine ausgeprägte Sinusarrhythmie, Änderungen des vegetativen Tonus oder physische Belastung beeinflußt wird. Darüber hinaus sind Kombinationen zwischen Tachyarrhythmien und aberrierender Erregungsausbreitung häufig anzutreffen und können zu Fehlinterpretationen führen. Typische Beispiele sind der frequenzabhängige oder belastungsinduzierte Schenkelblock, die aberrierende Leitung bei tachykarder absoluter Arrhythmie und Fusionsschläge bei ventrikulären Tachykardien sowie nicht zuletzt Artefakte der Langzeit-EKG-Registrierung (Abb. 32). Auf diese typischen Fallstricke der Interpretation tachykarder Herzrhythmusstörungen wird in den nachfolgenden Abschnitten näher eingegangen.

Hämodynamische Auswirkungen tachykarder Arrhythmien

Die hämodynamischen Auswirkungen tachykarder Herzrhythmusstörungen hängen von einer Vielzahl unterschiedlicher Mechanismen ab. Die kardiale Förderleistung wird durch die Herzfrequenz und das Schlagvolumen bestimmt. Ein Anstieg der Herzfrequenz reduziert durch die Verkürzung der Diastolendauer die Ventrikelfüllung und führt hierdurch zu ei-

42 3. Herzrhythmusstörungen

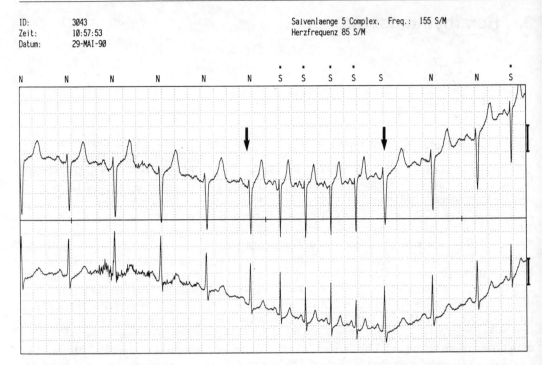

Abb. 32 Vortäuschung einer supraventrikulären Tachykardie (Pfeile) durch Bandlaufschwankungen des Aufnahmerekorders. Der Arrhythmiecomputer analysiert supraventrikuläre Extrasystolen (s. Annotation am oberen Bildrand: N = Normalschläge, S = supraventrikuläre Ereignisse). Der Aufzeichnungsartefakt ist erkennbar an der kongruenten Verschmälerung von P-Wellen, PQ-Intervall, Kammerkomplex und Endstrecke. Tatsächlich liegt ein normaler Sinusrhythmus vor

ner Verminderung des Schlagvolumens. Unter physiologischen Gegebenheiten, wie z. B. einer Belastungstachykardie, resultiert dennoch eine den metabolischen Anforderungen entsprechende Zunahme des Herzzeitvolumens, da der Abfall des Schlagvolumens durch die Frequenzsteigerung und eine über sympathische Mechanismen vermittelte Zunahme der Kontraktilität kompensiert wird, sofern die Herzfrequenz keine exzessiven Werte überschreitet. Da bei vorzeitig einfallenden Herzaktionen im Rahmen von Arrhythmien der Anstieg der Inotropie ausbleibt (im Gegensatz zum postextrasystolischen Schlag), führen derartige Aktionen zu einem Abfall des Schlagvolumens und zwar umso ausgeprägter, je kürzer das Kopplungsintervall einer Extrasystole bzw. je kleiner das Zyklusintervall repetiver oder länger anhaltender Arrhythmien ist. So wird die hämodynamische Relevanz bigeminusartig einfallender Extrasystolen wesentlich von der Ankopplung der Extrasystolen an die Normalaktionen und diejenige einer ektopen Tachykardie durch ihre Frequenz bestimmt.

Die Mehrzahl tachykarder Arrhythmien führt zu einem Ausfall der atrialen Kontraktion und/oder der Synchronisation zwischen Vorhöfen und Kammern. Da die Vorhofkontraktion wesentlich zur Kammerfüllung beiträgt und über den Frank-Starling-Mechanismus die Kontraktilität beeinflußt, resultiert hieraus eine weitere Reduktion des Schlagvolumens. Potenziert werden derartige ungünstige Effekte durch das Auftreten einer retrograden Vorhoferregung mit konsekutiver Vorhofpfropfung, wie sie bei ektopen junktionalen und ventrikulären Tachykardien nicht selten zu beobachten sind. Bekanntlich kann die retrograde Vorhofaktivierung für sich allein ohne begleitende Frequenzbeschleunigung zu schwerwiegenden

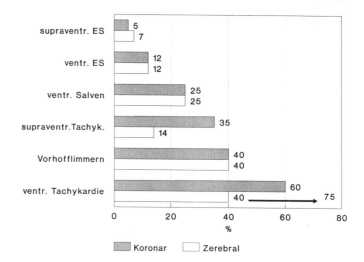

Abb. 33 Hämodynamische Folgen tachykarder Arrhythmien: Prozentuale Reduktion des koronaren und zerebralen Blutflusses bei verschiedenen Arrhythmien. Relevante Effekte sind vorwiegend bei anhaltenden Tachykardien nachzuweisen (nach Cordey und Lang 1978)

hämodynamischen Folgen führen, die unter dem Bild des Schrittmachersyndroms seit langem bekannt sind.

Weiterhin trägt der geordnete Erregungsablauf des Ventrikelmyokards über das His-Purkinje-System zur Optimierung der kardialen Auswurfleistung bei. Bei verschiedenen strukturellen Herzerkrankungen kann das Auftreten einer Schenkelblockierung bei fortbestehendem Sinusrhythmus das Herzzeitvolumen relevant reduzieren. Dies kommt zwangsläufig bei tachykarden Rhythmusstörungen umso mehr zum Tragen, sei es, daß eine supraventrikuläre Tachyarrhythmie mit einer funktionellen Erregungsleitungsstörung im Sinne einer Aberration einhergeht, sei es, daß der ventrikuläre Ursprung einer Herzrhythmusstörung den abnormen Kontraktionsablauf bedingt.

Die hämodynamische Toleranz tachykarder Herzrhythmusstörungen wird weiterhin durch kardiale und extrakardiale Erkrankungen entscheidend mitbestimmt. Der Abfall des Herzzeitvolumens durch die pathologische Frequenzbeschleunigung und den Ausfall der Vorhoffunktion wird bei strukturellen Herzkrankheiten mit diastolischer und/oder systolischer Funktionsstörung oder bei Herzklappenstenosen und -insuffizienzen wesentlich stärkere Einbrüche bewirken als bei Herzgesunden. Dies gilt auch für begleitende extrakardiale Erkrankungen, speziell bei funktionell relevanten Stenosen der hirnzuführenden Gefäße. Neben den rein hämodynamischen Folgeerscheinungen resultieren aus den erwähnten Pathomechanismen ungünstige Effekte auf den myokardialen Sauerstoff- und Substratverbrauch, die bei eingeschränkten Reserven (koronare Herzerkrankung, diffuse Myokarderkrankungen) die Situation im Sinne eines Circulus vitiosus weiter verschlechtern können. Die Interaktionen sind außerordentlich komplex und erklären, daß gleichartige Arrhythmieformen bei verschiedenen Patienten zu unterschiedlich schweren Folgeerscheinungen führen. So kann eine neu aufgetretene absolute Arrhythmie von Herzgesunden subjektiv kaum bemerkt werden, bei Erkrankungen mit Behinderung der Kammerfüllung (Mitralstenose, hypertrophe und restriktive Kardiomyopathie) oder bei Patienten mit vorwiegend systolischer Funktionsbeeinträchtigung (dilatative Kardiomyopathie, fortgeschrittene koronare Herzerkrankung) jedoch eine schwere kardiale Dekompensation hervorrufen.

Entsprechend den pathophysiologischen Gegebenheiten sind die hämodynamischen Folgeerscheinungen bei supraventrikulären Ektopien wesentlich geringer ausgeprägt als bei ventrikulären Rhythmusstörungen. Weiterhin führen im Gegensatz zu anhaltenden Tachykardien bzw. -arrhythmien singuläre und repetitive Extrasystolen nur bei hoher Inzidenz zu einer relevanten Minderung des Blutflusses in lebenswichtigen Organen (Abb. 33).

3. Herzrhythmusstörungen

Prognostische Bedeutung tachykarder Arrhythmien

Neben den hämodynamischen Folgeerscheinungen von Tachykardien und -arrhythmien besitzt der Nachweis verschiedener Formen der elektrischen Instabilität des Herzens in Abhängigkeit von der kardialen Grunderkrankung prognostische Bedeutung mit der Folge, daß aus dem Nachweis einer gegebenenfalls asymptomatischen und hämodynamisch irrelevanten Rhythmusstörung die Indikation zu einer weitergehenden Diagnostik und gegebenenfalls eingreifenden präventiven Therapie resultiert. In diesen Fällen ist die Arrhythmie der Indikator für ein erhöhtes Risiko, im Rahmen einer anhaltenden Rhythmusstörung schwerwiegende hämodynamische Komplikationen bis hin zum rhythmogenen Herztod zu erleiden. Hiervon zu unterscheiden sind Konstellationen, bei denen Herzrhythmusstörungen nicht die Gefährdung durch eine lebensbedrohliche Rhythmuskomplikation anzeigen, sondern mit der ungünstigen Prognose der zugrundeliegenden Herzerkrankung assoziiert sind. Auf diese Problematik sowie auf die kausalen Zusammenhänge wird in den nachfolgenden Abschnitten bei der Besprechung der verschiedenen Arrhythmieformen näher eingegangen.

Supraventrikuläre Herzrhythmusstörungen

Sinustachykardie und Sinusarrhythmie

EKG-Morphologie: Im Langzeit-EKG ist der Sinusrhythmus gekennzeichnet durch monomorphe P-Wellen, denen ein in der Regel schlanker Kammerkomplex folgt. Ausnahmen bilden permanente oder intermittierende, z. B. frequenzabhängige Schenkelblockierungen. Die physiologische Sinusknotenfrequenz variiert unter Ruhebedingungen zwischen 60 und 100/min. Neben der Fähigkeit zur autonomen Impulsbildung unterliegt der Sinusknoten den Einflüssen des vegetativen Nervensystems und der endogenen Katecholamine. Sinustachykardien unter körperlicher und psychischer Belastung stellen Normalbefunde dar. Hierbei überschreitet die Sinusknotenfrequenz bei Erwachsenen 160–180/min in der Regel nicht.

Lediglich bei Kindern und Leistungssportlern werden Sinustachykardien bis 200/min und darüber hinaus beobachtet. Somit begründen Herzfrequenzen >160/min in Ruhe und/oder Belastung den Verdacht auf eine ektope tachykarde Rhythmusstörung. Die Morphologie der Vorhofpotentiale ändert sich nicht oder nur geringgradig, das PQ-Intervall verkürzt sich in geringem Ausmaß kontinuierlich bei zunehmender Sinusfrequenz. In hohen Frequenzbereichen verschmilzt die P-Welle mit der T-Welle der vorangehenden Erregung, so daß die Abgrenzung gegenüber pathologischen supraventrikulären Tachykardien erschwert sein kann. Bei kontinuierlicher Aufzeichnung treten jedoch im Gegensatz zu ektopen supraventrikulären Tachykardien keine abrupten Änderungen der Frequenz, der P-Wellen-Morphologie oder des AV-Intervalls auf.

Klinik: Sinusarrhythmien sind als respiratorische Arrhythmie physiologisch und gekennzeichnet durch die sukzessive Zu- und Abnahme der Herzfrequenz entsprechend der zeitlichen Abfolge des Atemzyklus. Die Variabilität des Schlag-zu-Schlag-Intervalls bei Sinusrhythmus im Rahmen sympathisch und parasympathisch determinierter Phasen gewinnt derzeit als adjuvanter Parameter der langzeitelektrokardiographischen Diagnostik zunehmende Bedeutung. Durch die Möglichkeit, die Herzfrequenz über längere Zeiträume in Form von Trends oder durch Histogramme des RR-Intervalls darstellen zu können, ist die Langzeitelektrokardiographie die Methode der Wahl in der Beurteilung der Sinusknotenfunktion. Die Korrelation zwischen physischer oder psychischer Aktivität und Herzfrequenz erlaubt die Erfassung von Störungen der Generatorfunktion des Sinusknotens in Form der chronotropen Inkompetenz (inadäquater Anstieg der Sinusfrequenz im Rahmen körperlicher, emotionaler und metabolischer Belastungssituationen).

Sinustachykardien beruhen nur ausnahmsweise auf pathologischen elektrophysiologischen Phänomen. In aller Regel sind sie Folgeerscheinungen physiologischer Adaptationsmechanismen oder Symptom krankhafter kardialer und extrakardialer Prozesse (Tab. 14). Als klinische Konsequenz erfordert der Nachweis einer Sinustachykardie die Diagnostik und

Tabelle 14 Ursachen von Sinustachykardien (nach Steinbeck 1983)

Physiologisch:	Kinder körperliche und emotionale Belastung erhöhte Körpertemperatur
Pharmakologisch:	Adrenalin Atropin Hyperthyreose Alkohol Nikotin Koffein Phäochromozytom
Reflektorisch:	Orthostase Hypotonie, Volumenmangel, Schock Anämie Hypoxie Akutes und chronisches Cor pulmonale Akute und chronische Herzinsuffizienz Aorteninsuffizienz
Pathologisch:	Myokarditis andere organische Herzkrankheiten

Therapie ihrer Ursache. Die medikamentöse Behandlung einer Sinustachykardie selbst sollte eine seltene Ausnahme darstellen, da hierdurch letztlich nur Pulskosmetik betrieben wird. Lediglich in der Therapie der koronaren Herzerkrankung stellt die Reduktion der Herzfrequenz als eine der wesentlichen Determinanten des myokardialen Sauerstoffbedarfes und -verbrauches z. B. durch β-Rezeptoren-Blocker ein etabliertes Therapieprinzip dar. Die Sinustachykardie ist Teilsymptom hyperdynamer Kreislaufregulationsstörungen unter dem Bild des hyperkinetischen Herzsyndroms (Synonyma: vasoregulatorische Asthenie, Da-Costa-Syndrom, Effort-Syndrom, Soldier's Heart Syndrome) (Gorlin 1962). Das Syndrom, dessen Ursachen unbekannt sind, ist hämodynamisch gekennzeichnet durch eine abnorme Steigerung des Herzzeitvolumens und einen erhöhten Sauerstoffverbrauch bei erniedrigtem systemischem Gefäßwiderstand und läßt sich auf eine „Sollwertverstellung" der β-sympathischen Aktivität zurückführen.

Supraventrikuläre Extrasystolen und Salven

Extrasystolen (ES) beruhen auf heterotopen Störungen der Erregungsbildung oder -leitung. Sie führen zu einer vorzeitigen Erregung des Herzens, wobei sie nach Abschluß der effektiven Refraktärperiode während der gesamten Dauer der elektrischen Diastole bis in den Beginn der folgenden Depolarisation einfallen können. In der Regel treten Extrasystolen einer Morphologie bzw. eines Ursprungs in konstantem zeitlichem Abstand (Kopplungsintervall) zur vorangehenden Normalaktion auf, seltener mit variabler Ankopplung. Dahingegen handelt es sich bei *Parasystolien* um unabhängig vom Sinusrhythmus einfallende ektope Rhythmen, die auf der pathologisch akzelerierten Spontandepolarisation atrialer oder ventrikulärer Strukturen beruhen und typischerweise mit variablem Kopplungsintervall extrasystolenartig auftreten oder über unterschiedliche Zeitabschnitte den Herzrhythmus bestimmen. Bei intermittierendem Auftreten entspricht das Intervall parasystolischer Erregungen jeweils dem ganzen Vielfachen des Zyklusintervalls des parasystolischen Rhythmus.

Als elektrophysiologische Entstehungsmechanismen von Extrasystolen kommen sowohl Wiedereintrittsmechanismen als auch ektope fokale Impulsbildungen in Betracht. Eine sichere Differenzierung mit Hilfe des Oberflächen-EKGs ist nicht möglich und kann in Einzelfällen nur vermutet werden.

EKG-Morphologie: Das typische Bild der supraventrikulären Extrasystole (SVES) besteht in einem vorzeitig einfallenden Kammerkomplex, dessen Morphologie sich nicht von Sinusknotenaktionen unterscheidet, und dem eine nichtkompensatorische Pause bis zum nächsten Normalschlag folgt. Da die ektope Erregung zum Sinusknoten zurückgeleitet wird und dessen aktuell generierende Depolarisation auslöscht, ist das Intervall zwischen Extrasystole und nachfolgendem Sinusschlag länger als der Grundzyklus, die Summe aus prä- und postextrasystolischem Vorhofintervall jedoch kürzer als das 2fache des Sinuszyklus. Dem extrasystolischen QRS-Komplex kann eine positive P-Welle (Sinusknoten- und Vorhof-ES) oder eine negative P-Welle (obere AV-Knoten-ES, ES aus dem Sinus coronarius oder dem basalen linken Vorhof) vorangehen. Die P-Welle kann fehlen, da sie im QRS-Komplex verborgen ist (sog. mittlere AV-Knoten-ES) oder eine negative P-Welle folgt dem QRS-Komplex (sog. untere AV-Knoten-ES) (Abb. **34**). Vorhofextrasystolen unterscheiden sich von den seltenen Sinusknoten-ES dadurch, daß die P-Welle gegenüber dem Normalschlag deformiert erscheint und das AV-Intervall mehr oder weniger in Form einer Verlängerung oder Verkürzung differiert. Bei sog. oberen AV-Knoten-ES ist die PQ-Dauer gegenüber dem Normalschlag verkürzt. Die aufgeführten Parameter sind bei der 2kanaligen Registrierung des Langzeit-EKGs im Gegensatz zum konventionellen Ruhe-EKG mit 12 Ableitungen oftmals nur eingeschränkt beurteilbar. Die postextrasystolische Pause fehlt bei interponierten supraventrikulären Extrasystolen, die im Rahmen einer Bradykardie gelegentlich zu beobachten sind.

Weiterhin können supraventrikuläre Extrasystolen, insbesondere bei frühzeitigem Einfall infolge physiologischer Refraktärität eines Tawara-Schenkels, aberrierend im Sinne einer funktionellen Schenkelblockierung auf die Ventrikel übergeleitet werden, wobei überwiegend der rechte Schenkel betroffen ist. Die sichere Differenzierung zu ventrikulären Extrasystolen ist nur bei Auftreten einer geringen Verbreitung des Kammerkomplexes, bei Nachweis von P-Wellen vor der Kammerdepolarisation oder bei nichtkompensatorischer postextrasystolischer Pause eindeutig möglich. Ein sehr frühzeitiger Einfall der Extrasystole mit geringer Deformierung im Sinne einer Rechtsverspätung ohne Vollbild des Schenkelblocks spricht für die supraventrikuläre Genese.

Nicht selten findet man supraventrikuläre Extrasystolen mit nachfolgend blockierter atrioventrikulärer Überleitung. Einer frühzeitig einfallenden P-Welle folgt bei noch physiologischer Refraktärität des AV-Knotens keine Kammerdepolarisation. Derartige blockierte Vorhofextrasystolen werden, wenn sie in die T-Welle einfallen und diese nur geringfügig verformen, häufig nicht erkannt und als bradykarde sinuatriale Leitungsstörungen fehlinterpretiert. Bei präexistenter AV-Leitungs-Störung oder repetitiven atrialen Salven werden auch relativ spät einfallende Vorhofextrasystolen nicht auf die Kammer übergeleitet. Diese oft gut erkennbaren P-Wellen mit nachfolgender Pause dürfen nicht mit einer AV-Blockierung vom Mobitz-II-Typ verwechselt werden. Die Differenzierung ist durch sorgfältiges Ausmessen der P-P-Intervalle meist unschwer möglich (Abb. **35**).

Supraventrikuläre Extrasystolen treten singulär oder als Paare sowie in kürzeren und längeren Salven mit regelmäßiger oder unregelmäßiger Schlagfolge auf und stellen dann abortive, sich selbst terminierende Formen anhaltender supraventrikulärer Tachyarrhythmien dar.

Eine weiteren Variante der supraventrikulären Extrasystole ist das Phänomen des wandernden Vorhofschrittmachers, gekennzeichnet durch einen ständigen Wechsel der P-Wellen-Abstände und der P-Wellen-Morphologie bei variabler AV-Überleitungs-Zeit mit unregelmäßigen Abständen der Kammerkomplexe. Das Phänomen spiegelt eine ausgeprägte elektrische Instabilität der Vorhöfe wider und wird im Rahmen des Sinusknotensyndroms oder als Vorläufer des Vorhofflimmerns angetroffen.

Klinik: Supraventrikuläre Extrasystolen sind häufig, jedoch nicht zwangsläufig mit einer organischen Herzerkrankung assoziiert. Ihre Inzidenz nimmt mit steigendem Lebensalter zu. Bei Herzgesunden lassen sich atriale Extrasystolen durch körperliche und emotionale Streßsituationen, Alkohol, Nikotin, Koffein oder Sympathomimetika provozieren. Organische Herzerkrankungen mit entzündlicher oder anderweitiger Infiltration oder fibrotischem Umbau des Vorhofmyokards disponieren zu atrialen Arrhythmien. Der häufigste pathogenetische Mechanismus beruht auf einer Überdrehung der Vorhöfe in Folge einer Füllungsbehinderung des rechten und/oder linken Ventrikels. Typische Krankheitsbilder sind die Mitralstenose, Erkrankungen, die zu einer Druck- oder Volumenbelastung der Kammern (Hypertonie, Aortenvitien, Mitralinsuffizienz, Cor pulmonale) oder zu einer Störung der diastolischen Dehnbarkeit (ischämische Herzkrankheit mit und ohne Infarkt, hypertrophe und restriktive Kardiomyopathien, hypertensive Herzkrankheit) führen. Disponieren diese Erkrankungen zum Auftreten von Vorhofflattern oder -flimmern, so können ihrerseits frühzeitig

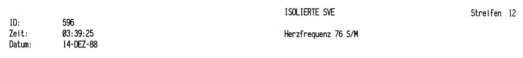

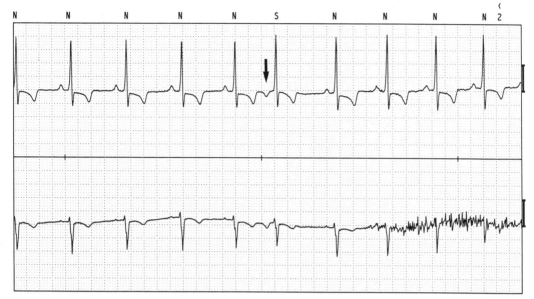

Abb. 34 AV-Knoten-Extrasystole: negative P-Welle (Pfeil) vor dem nichtdeformierten Kammerkomplex, nichtkompensierte postextrasystolische Pause

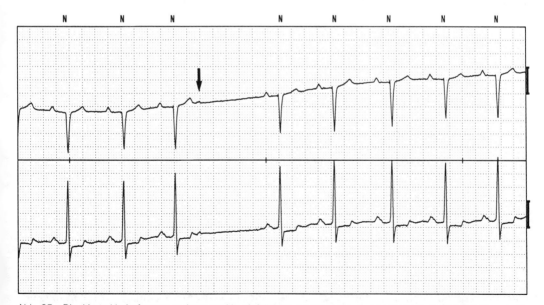

Abb. 35 Blockierte Vorhofextrasystole: vorzeitig einfallende, morphologisch vom Vorhofpotential bei Sinusrhythmus abweichende P-Welle, der kein Kammerkomplex folgt (Pfeil). Verwechslungsmöglichkeiten bestehen zum AV-Block II. Grades

einfallende Extrasystolen diese anhaltenden atrialen Tachyarrhythmien induzieren.

Supraventrikuläre Extrasystolen werden häufig subjektiv nicht bemerkt. Gelegentlich verursachen sie Palpitationen oder die Empfindung von „Aussetzern", wobei diese Sensationen weniger durch die Extrasystole selbst, als durch die ihr folgende Pause und die verstärkte Kontraktion des nachfolgenden Normalschlages infolge der postextrasystolischen Potenzierung verursacht werden.

Die Prognose supraventrikulärer Extrasystolen entspricht derjenigen der kardialen Grunderkrankung. Eine eigenständige prognostische Bedeutung kommt ihnen, abgesehen von der Induktion bzw. Begünstigung von Vorhofflimmern, nicht zu.

Therapeutisch steht die Behandlung der kardialen Grunderkrankung sowie gegebenenfalls die Ausschaltung einer alimentären oder medikamentösen Noxe im Vordergrund. Sollte bei erheblicher subjektiver Beeinträchtigung durch sehr häufige supraventrikuläre Extrasystolen und Salven eine medikamentöse Behandlung erforderlich werden, so entspricht diese den Richtlinien der Therapie anhaltender supraventrikulärer Arrhythmien mit vorhofwirksamen Antiarrhythmika, Kalziumantagonisten vom Verapamiltyp, β-Rezeptoren-Blockern und/oder Digitalispräparaten.

Supraventrikuläre Tachyarrhythmien:
Vorhofflimmern und Vorhofflattern

Vorhofflimmern

EKG-Morphologie: Elektrokardiographisch ist Vorhofflimmern charakterisiert durch atriale Flimmerwellen und irreguläre Zyklusintervalle der Kammerkomplexe in Form der absoluten Arrhythmie. Eine Ausnahme bildet der *AV-Block III. Grades bei Vorhofflimmern,* der durch einen regelmäßigen Kammerrhythmus gekennzeichnet ist, dessen Frequenz und QRS-Morphologie vom Ersatzschrittmacher abhängt. Führt ein sekundäres Zentrum im AV-Knoten liegt die Ruhefrequenz bei schmalen nicht deformierten Kammerkomplexen zwischen 40 und 50/min, bei tertiärem Ersatzschrittmacher auf Ventrikelebene liegen schenkelblockartig deformierte QRS-Komplexe mit einer Frequenz zwischen 30–40/min vor. Der Befund wird nicht selten mit einer bradykarden Form der absoluten Arrhythmie verwechselt. Die Differenzierung ist jedoch einfach möglich, indem die genaue Analyse des RR-Intervalls die weitgehende Regelmäßigkeit aufdeckt und unter Belastung bzw. im 24-Stunden-Frequenztrend kein wesentlicher Anstieg der Kammerfrequenz nachzuweisen ist. Weiterhin fehlt der in vagotonen Ruheperioden bei absoluter Arrhythmie typische Frequenzabfall.

Die Beurteilung der Flimmerwellen erfolgt im 12-Kanal-Ruhe-EKG am günstigsten in der Ableitung V1. Im Langzeit-EKG eignet sich die bei der Arrhythmieanalyse registrierte Ableitung CM2 als bipolares Äquivalent der Wilson-Ableitung V2. Nicht selten bereitet der Nachweis der Flimmerwellen bei dem limitierten Ableitungsprogramm der Holter-Analyse, insbesondere bei sog. feinem Vorhofflimmern Schwierigkeiten, zumal die Flimmeramplituden insbesondere bei Grundlinienschwankungen durch die Filter des Eingangsverstärkers im Rekorder gedämpft werden. Abhilfe kann auch hier die visuelle Analyse längerer Registrierabschnitte bringen, da Vorhofflimmern häufig intermittierend gröbere Wellen aufweist. Gelegentlich muß sich die Diagnose jedoch allein auf die absolute Arrhythmie der Kammeraktionen stützen, die im Herzfrequenztrend und im kumulativen Histogramm der RR-Intervalle zu einem charakteristischen Muster führt (Abb. **23 a** u. **b**).

Im klinischen Alltag stellt der Nachweis intermittierender schenkelblockartig deformierter Kammerkomplexe bei absoluter Arrhythmie und deren Differenzierung von ventrikulären Extrasystolen und Salven ein häufiges Problem dar, da die Unterscheidung zwischen aberrierender Überleitung und ektopen ventrikulären Depolarisationen bei fehlender Zuordnung zu einem regelmäßigen Grundrhythmus schwierig ist. Dieser Unterscheidung kommt jedoch unter bestimmten Umständen prognostische und therapeutische Relevanz zu. Für das Vorliegen einer aberrierenden Leitung, d.h. einer temporären, funktionellen inkompletten oder kompletten Schenkelblockierung infolge partieller oder vollständiger Refraktärität eines Tawara-Schenkels sprechen folgende Befunde:

Tachykarde Herzrhythmusstörungen

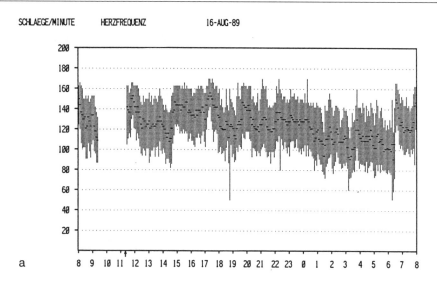

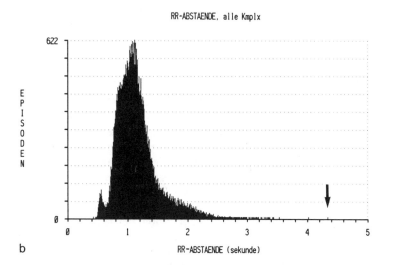

Abb. 36 a u. b Herzfrequenztrend und kumulatives RR-Histogramm bei Patienten mit absoluter Arrhythmie bei Vorhofflimmern
a Herzfrequenztrend bei tachykarder Form der absoluten Arrhythmie
b RR-Histogramm bei normofrequenter Absoluta: Das Histogramm erlaubt die rasche Beurteilung des Frequenzverhaltens. Es finden sich sowohl tachyarrhythmische Episoden (linker Teil des Histogramms) als auch seltene asystolische Pausen (rechter Abschnitt der Abzisse). Die längste Pause dauert etwa 4,4 s (Pfeil)

1. Sehr frühzeitige Ankopplung an eine Ventrikeldepolarisation mit schlankem Kammerkomplex (hohe Wahrscheinlichkeit, daß die vom Vorhof übergeleitete Aktion auf refraktäre Strukturen der ventrikulären Leitungsbahnen trifft).
2. Vorwiegendes Auftreten der deformierten Kammerkomplexe bei Akzeleration des Kammerrhythmus (Erklärung siehe 1.)
3. Ausschließlicher Nachweis eines Rechtsschenkelblockbildes bei Auftreten verbreiteter QRS-Komplexe, insbesondere bei Wechsel zwischen kompletten und inkompletten Rechtsschenkelblockbildern (phy-

siologisch längere Refraktärzeit des rechten Tawara-Schenkels).
4. Sukzessive Abnahme der QRS-Dauer nach initialer Verbreiterung im Rahmen tachyarrhytmischer Phasen ohne abrupten Frequenzwechsel (Adaptation der Refraktärzeiten).
5. Charakteristisch für eine aberrante Leitung ist das Ashman-Phänomen (Gouaux und Ashman 1947): Da die erste Kammeraktion nach einem längeren erregungsfreien Intervall eine besonders lange Refraktärzeit aufweist, zeigt eine kurz danach einfallende Erregung besonders häufig eine funktionelle Blockierung. Dies führt zu der typischen Sequenz: Normalschlag – längeres Zyklusintervall – Normalschlag – deformierter Kammerkomplex.

Kriterien für das Vorliegen ventrikulärer Extrasystolen und repetitiver Kammerarrhythmien im Rahmen einer absoluten Arrhythmie sind:
1. Weitgehend konstante Kopplung der deformierten Kammerkomplexe an schlanke Normalaktionen.
2. Relativ lange „kompensatorische" Pausen im Gefolge einer oder repetitiver schenkelblockartiger Kammeraktion, besonders bei identischem Intervall der Pausen (Prichet u. Mitarb. 1980).
3. Polymorphie der verbreiterten Kammerkomplexe. Hierbei ist zu bedenken, daß aberrierende Leitung und ventrikuläre Extrasystolen gleichzeitig auftreten können.
4. Auftreten verbreiterter Kammerkomplexe unabhängig von der aktuellen Frequenz des Grundrhythmus, d.h. auch in normofrequenten und bradykarden Phasen ohne die oben aufgeführten Kriterien, die für eine Aberration sprechen.
5. Bei salvenförmigem Auftreten: monomorphe Konfiguration der breiten Kammerkomplexe mit jeweils identischem Zyklusintervall.

Weitere Unterscheidungskriterien zwischen ventrikulärem Ursprung und funktioneller Blockierung deformierter Kammerkomplexe anhand des QRS-Vektors sind durch das begrenzte Ableitungsprogramm des Langzeit-EKGs nur mit Einschränkungen möglich. In Zweifelsfällen kann die Differenzierung zwischen den beiden Phänomenen durch die meist klinisch indizierte Frequenznormalisierung, durch die atrioventrikuläre Überleitung hemmende Pharmaka, die ventrikuläre Arrhythmien nicht spezifisch beeinflussen (Digitalisglykoside, Kalziumantagonisten vom Verapamiltyp, β-Rezeptoren-Blocker), erfolgen: Sind die deformierten Kammerkomplexe nach Normalisierung der Kammerfrequenz nicht mehr nachweisbar, spricht dies für deren funktionelle Genese (Abb. **37**).

Klinik: Vorhofflimmern ist die häufigste länger anhaltende oder permanente supraventrikuläre Rhythmusstörung. Neuere Untersuchungen konnten aufzeigen, daß insbesondere chronisches Vorhofflimmern, wesentlich bedingt durch eine erhöhte Inzidenz thromboembolischer Komplikationen, eine eigenständige prognostische Bedeutung besitzt. Die pathogenetischen Faktoren, die zu Vorhofflimmern disponieren, wurden bei der Abhandlung supraventrikulärer Extrasystolen dargelegt. In Vordergrund stehen strukturelle Herzkrankungen, die zu einer Behinderung der diastolischen Ventrikelfüllung und damit sekundär zu einer Überdehnung der Vorhöfe führen (Mitralklappenvitien, hypertensive Herzerkrankung, dilatative und hypertrophische Kardiomyopathien). Vorhofflimmern ist relativ häufig mit einer koronaren Herzerkrankung (KHK) assoziiert. Dies gilt vorwiegend für fortgeschrittene Stadien der KHK mit eingeschränkter Ventrikelfunktion, bei denen die aufgeführten Pathomechanismen zum Tragen kommen. Ob die KHK mit intakter linksventrikulärer Funktion tatsächlich einen eigenständigen Risikofaktor für das Auftreten von Vorhofflimmern darstellt, ist bislang ungeklärt. Vorhofflimmern ist eine seit langem bekannte Komplikation der Hyperthyreose. Pathogenetisch wirksam sind ferner exogene Noxen, in erster Linie Alkohol. Das „Holyday-heart-Syndrom" beschreibt das paroxysmale Auftreten von Vorhofflimmern nach exzessivem Alkoholkonsum mit auffälliger Häufung nach dem Wochenende (Ettinger u. Mitarb. 1978). Eine direkte Beziehung zur alkoholtoxischen Kardiomyopathie ist nicht nachgewiesen. Weiterhin ist Vorhofflimmern eine typische Komplikation der postoperativen Phase nach kardiochirurgischen Eingriffen, die

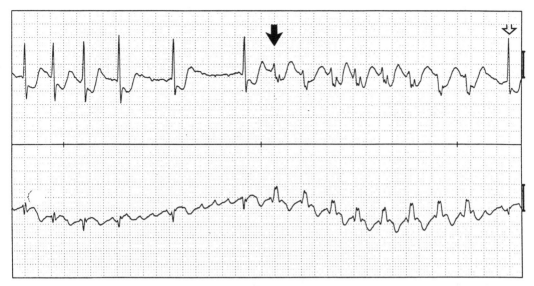

Abb. 37 Intermittierende Aberration bei absoluter Arrhythmie mit typischem Ashman-Phänomen (die obere Ableitung entspricht CM5 [V5], die untere CM2 [V2]): Nach einem relativ langen RR-Intervall folgt im Anschluß an den schmalen QRS-Komplex eine Serie von Kammeraktionen mit rechtsschenkelblockartiger Deformierung (Pfeil). Nach dem ersten längeren RR-Intervall erfolgt die Deblockierung (offener Pfeil)

bei etwa 30% der Patienten nach Herzoperationen auftritt und in der Regel ein passageres Problem darstellt. Vorhofflimmern kann eine der Manifestationsformen des Sinusknotensyndroms darstellen und imponiert hierbei meist als tachykarde Arrhythmie im Rahmen des Tachykardie-Bradykardie-Syndroms (s. „Sinusknotensyndrom" S. 92ff). Symptomatisch werden diese Patienten besonders häufig durch lange präautomatische Pausen nach spontaner Terminierung tachyarrhythmischer Phasen. Weiterhin fand in jüngster Vergangenheit das Vorhofflimmern als häufige Komplikation der Schrittmachertherapie des Sinusknotensyndroms mit kammerstimulierenden Systemen Beachtung, da das Auftreten dieser Rhythmusstörung in einem hohen Prozentsatz mit schwerwiegenden Komplikationen in Form thromboembolischer Ereignisse und einer erheblichen Verschlechterung der Prognose einhergeht, die durch die Implantation vorhofbeteiligter Schrittmachersysteme verhindert werden kann (Rosenqvist u. Mitarb. 1988).

Bei einem Teil der Patienten läßt sich auch bei intensiver Diagnostik keine kardiale Grunderkrankung nachweisen. Dieses Krankheitsbild mit guter Prognose wird als idiopathisches Vorhofflimmern („lone auricular fibrillation") bezeichnet (Evans u. Swann 1954). Zu unterscheiden ist permanentes oder chronisches Vorhofflimmern von paroxysmal rezidivierenden Formen. Letztere findet sich besonders häufig bei idiopathischem Vorhofflimmern. Als auslösende Momente werden sowohl vagale Mechanismen wie auch die adrenerge Stimulation diskutiert. Ob paroxysmales Vorhofflimmern ohne erkennbare Grunderkrankung zum Übergang in die chronische Form neigt, ist derzeit noch offen. Zum Teil wurden über viele Jahre anhaltende Verläufe beobachtet (Coumel 1989a).

Die subjektive Symptomatik sowie die hämodynamischen Folgen des Vorhofflimmerns hängen wesentlich von der Kammerfrequenz sowie der kardialen Grunderkrankung ab. Die Symptomatik variiert von völliger Beschwerdefreiheit über subjektiv leicht- bis mäßiggradige Belästigungen bis hin zu schweren kardialen Dekompensationen.

Die Kammerfrequenz bei Vorhofflimmern wird alleine von der Leitungskapazität des AV-Knotens bestimmt. Bei Patienten mit intaktem Reizleitungssystem ohne negativ chronotrop wirksame Medikation manifestiert sich Vorhofflimmern als tachykarde Form der absoluten Arrhythmie. Die Herzfrequenz liegt im typischen Fall initial bei 160–180/min. Bei vorgeschädigtem AV-Knoten kann auch neu auftretendes Vorhofflimmern bei weitgehend normofrequentem Kammerrhythmus klinisch asymptomatisch verlaufen. Besonders schwerwiegende hämodynamische Folgen entwickeln sich bei Patienten mit präexistenter Behinderung der diastolischen Kammerfüllung, bei denen der Verlust der Vorhofkontraktion in Kombination mit der Verkürzung der Diastolendauer zum akuten Lungenödem und/oder zum Vorwärtsversagen führen kann.

Die Bedeutung des Langzeit-EKGs bei chronischem Vorhofflimmern beschränkt sich auf die Beurteilung der Herzfrequenz unter Alltagsbedingungen und kann durch den Herzfrequenztrend Aufschlüsse über die Effektivität einer die AV-Leitung negativ chronotrop beeinflussenden und hierdurch die Kammerfrequenz modulierenden Medikation liefern. Zu beachten ist die adäquate Reduktion der Herzfrequenz in den Phasen körperlicher Aktivität bei Vermeidung einer überschießenden Bradykardisierung in parasympathisch beeinflußten Perioden. Über die häufig zu beobachtenden nächtlichen Bradyarrhythmien, denen nur in Einzelfällen klinische Relevanz zukommt, wird an anderer Stelle referiert (s. „Bradykarde Form der absoluten Arrhythmie" S. 101).

Größere Bedeutung kommt der Langzeit-EKG-Registrierung nach erfolgreicher medikamentöser oder elektrischer Kardioversion zu. Der Nachweis häufiger und insbesondere länger anhaltender, jedoch spontan terminierender supraventrikulärer Salven und tachyarrhythmischer Episoden im Langzeit-EKG kann auf eine fortbestehende atriale Instabilität hinweisen, die eine Änderung der antiarrhythmischen Therapie in Hinblick auf die Auswahl oder die Dosierung der Pharmaka erforderlich macht. Umgekehrt kann die Dokumentation der vollständigen Suppression ektoper supraventrikulärer Aktivitäten als Entscheidungshilfe dienen, die medikamentöse Rezidivprophylaxe in ihrer Dosierung zu reduzieren oder gänzlich abzusetzen. Längere asystolische Pausen nach erfolgreicher Konversion der absoluten Arrhythmie durch Sinusarrest, sinuatriale Blockierungen oder relevante Bradykardien können ein Sinusknotensyndrom als Ursache des Vorhofflimmerns aufdecken oder eine Überdosierung der antiarrhythmischen Medikation anzeigen.

Bei Patienten mit subjektiv verspürtem intermittierendem Herzrasen, das bislag durch die Registrierung des Ruhe-EKGs nicht erfaßt werden konnte, kann das Holter-Monitoring eine intermittierende absolute Arrhythmie als Ursache der Symptomatik aufdecken oder durch den Nachweis kurzer, nicht anhaltender tachyarrhythmischer Phasen, supraventrikulärer Salven oder sehr häufiger atrialer Extrasystolen wahrscheinlich machen. Bei Patienten mit erheblichem Leidensdruck kann hier der Langzeit-EKG-Befund neben dem Ausschluß ventrikulärer Arrhythmien als Ursache der Palpitationen helfen, eine symptomatische medikamentöse Therapie mit einem geeigneten Präparat durchzuführen.

Vorhofflattern

EGK-Morphologie: Das elektrokardiographische Bild bei Vorhofflattern ist gekennzeichnet durch regelmäßig einfallende Vorhofpotentiale mit einer Frequenz zwischen 280 und 320/min, die im typischen Fall als Sägezahnmuster imponieren. Eine untere Frequenzgrenze zur Vorhoftachykardie ist nicht definiert und wäre auch willkürlich, da die Vorhoffrequenz unter antiarrhythmischer Therapie bei unveränderter Flatterkonfiguration der Vorhofpotentiale wesentlich niedrigere Frequenzen aufweisen kann. Im Standard-EKG sind die Vorhofaktionen am besten in den Ableitungen III und aVF sowie der Wilson-Ableitung V1 zu erkennen. Das 2kanalige Ableitungsprogramm der üblichen Langzeit-EKG-Registrierung schränkt die Diagnose dieser Rhythmusstörungen zwangsläufig ein, wobei die Effekte der Eingangsfilter des Aufnahmerekorders zusätzlich störend wirken können. Wesentlich ist die Abgrenzung des Vorhofflatterns von Myopotentialen (z. B. Tremor) und anderen extrakardialen Artefakten, z. B. durch rhythmisches Beklopfen der Klebelektrode oder Zug an den Kabeln.

Beim unbehandelten Patienten mit intakter atrioventrikulärer Überleitung liegt bei neu

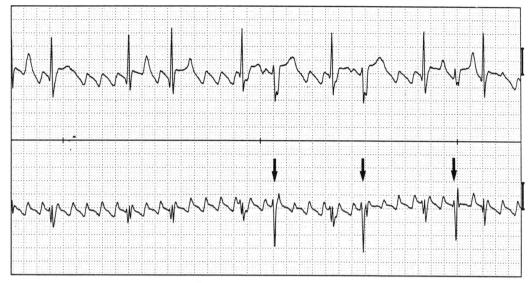

Abb. 38 Vorhofflattern mit wechselnder Überleitung und intermittierender Aberration (obere Ableitung: CM5 [V5], untere Ableitung: CM2 [V2]): Typisches Sägezahnmuster der Vorhofaktionen. In Abhängigkeit vom Überleitungsverhältnis ist der Kammerkomplex schmal oder im Sinne eines inkompletten Rechtsschenkelblocks deformiert (Pfeile)

aufgetretenem Vorhofflattern gewöhnlich eine 2:1-Überleitung auf die Kammern mit konsekutiver Tachykardie vor, wobei der übergeleitete Schlag mit einem (relativ) verlängerten PQ-Intervall einhergeht (Besoin-Santander u. Mitarb. 1950). Hierbei ist jede 2. Vorhoferregung im Kammerkomplex verborgen, so daß die Differenzierung von anderen Formen der Tachykardie mit schmalem Kammerkomplex gelegentlich schwierig ist. Kann bei der Registrierung des Ruhe-EKGs der Karotisdruck durch Induktion einer passageren höhergradigen Blockierung die Klärung bringen, ermöglicht das Langzeit-EKG durch die lange Registrierdauer in der Mehrzahl der Fälle die richtige Diagnose durch die Dokumentation sporadischer höhergradiger Blockierungsverhältnisse mit Demaskierung der Flatterwellen. Unter bradykardisierender Therapie werden je nach Ausmaß der negativ chronotropen Effekte der verabreichten Pharmaka häufig 3:1- oder 4:1-Blockierungen beobachtet, die bei konstantem Überleitungsverhältnis zu einem regelmäßigen Kammerrhythmus führen oder im Falle wechselnder Überleitungen ein Bild verursachen, das mit dem der absoluten Arrhythmie bei Vorhofflimmern verwechselt werden kann (Abb. 38). Charakteristisch für das Vorliegen von Vorhofflattern ist der abrupte Frequenzwechsel im Rahmen physischer Belastungssituationen durch Änderung der Überleitungsverhältnisse (z. B. von 4:1 oder 3:1 auf 2:1).

Klinik: Vorhofflattern gilt wegen der Gefahr einer 1:1-Überleitung, bei der zumeist eine aberrierende Leitung mit Schenkelblockbild auftritt (die von anderen Tachykardieformen mit breitem Kammerkomplex abzugrenzen ist), als potentiell lebensbedrohliche Rhythmusstörung. Voraussetzung für derartige Situationen ist eine hohe Leitungskapazität des AV-Knoten, z. B. im Rahmen einer exzessiven sympathischen Stimulation, durch eine die AV-Überleigung begünstigende Pharmakotherapie oder das Vorliegen akzessorischer Leitungswege zwischen Vorhöfen und Ventrikeln.

Die klinische Symptomatik bei Vorhofflattern wird durch die Kammerfrequenz bestimmt. Bei 3:1- oder 4:1-Blockierung kann der Patient asymptomatisch sein, wohingegen bei hohen Kammerfrequenzen schwerste Krankheitsbilder bis hin zum kardiogenen Schock auftreten können.

Im Gegensatz zu Vorhofflimmern tritt Vorhofflattern bei strukturell Herzgesunden äußerst selten auf (Fosmoe u. Mitarb. 1960). Der Grund hierfür ist, daß Vorhofflattern auf einem Makroreentrykreis beruht, der anatomisch durch eine kreisende Erregung zwischen den Einmündungsstellen der beiden Hohlvenen determiniert ist und strukturelle Veränderungen des Vorhofmyokards bzw. der dort integrierten Strukturen des Erregungsleitungssystems voraussetzt. Die Ursachen entsprechen denjenigen, die zum Auftreten von Vorhofflimmern disponieren. Vorhofflattern kann weiterhin durch eine Digitalisglykosidintoxikation induziert werden und tritt als recht typische Erscheinung unter der Therapie von Vorhofflimmern mit Antiarrhythmika vom Chinidintyp auf. Hierbei zeigen die in der Regel langsamen Flatterwellen mit höhergradiger Blockierung nicht selten die kurz bevorstehende Konversion in den Sinusrhythmus an.

Wegen der Gefahr der schnellen Überleitung auf die Kammern gilt Vorhofflattern als therapiebedürftig, wobei die Behandlung entweder in der Konversion in normofrequentes Vorhofflimmern oder in den Sinusrhythmus bestehen kann. Entscheidende Parameter für diese unterschiedlichen Therapieziele sind die Dauer der Vorhofarrhythmie, die Vorhofgröße und das Ausmaß der atrialen Druckerhöhung. Eine Ausnahme von dieser Regel bildet dokumentiertes, länger bestehendes Vorhofflattern mit normofrequentem Kammerrhythmus.

Die Beurteilung von Vorhofflattern durch das Langzeit-EKG setzt die sichere Erkennung der Flatterwellen in zumindest einem Kanal der Registrierung voraus. Große Bedeutung kommt hierbei der Analyse der resultierenden Kammerfrequenz unter Alltagsbedingungen zu, die sowohl die Neigung zur bedrohlichen hochfrequenten Überleitung als auch das Auftreten relevanter Bradykardien infolge höhergradiger Blockierungen der AV-Konduktion (z. B. unter medikamentöser Behandlung) aufdecken kann. Ferner ermöglicht die Methode bei intermittierenden Formen die Analyse der initiierenden und terminierenden elektrokardiographischen Phänomene.

Supraventrikuläre Tachykardien mit konstantem Zyklusintervall

Supraventrikuläre Tachykardien schließen sämtliche tachykarden Rhythmusstörungen mit Ursprung oberhalb der Bifurkation des His-Bündels ein. Neben den bereits behandelten Rhythmusstörungen supraventrikulären Ursprungs (Sinustachykardie, Vorhofflimmern, Vorhofflattern), versteht man unter supraventrikulären Tachykardien im engeren Sinne solche, die durch ektope Impulsbildung oder Wiedereintrittsmechanismen im Vorhof oder im AV-Knoten entstehen.

Atriale Tachykardien auf dem Boden ektoper Impulsbildung

EKG-Morphologie: Vorhoftachykardien im engeren Sinne sind gekennzeichnet durch P-Wellen, die in ihrer Konfiguration von den Sinusaktionen sowie von retrograd geleiteten Vorhoferregungen abweichen und denen in unterschiedlichem Überleitungsverhältnis ein Kammerkomplex folgt, der u. U. eine schenkelblockartige Deformierung im Sinne eines Ermüdungsblocks aufweisen kann. Atriale Tachykardien sind in der Regel nicht paroxysmal, d. h. zu Beginn der Arrhythmie kommt es zu einer progressiven Steigerung der Vorhoffrequenz, die bei laufender Tachykardie zwischen 150 und 220/min liegt. Zumeist entspricht die atrioventrikuläre Überleitung einer AV-Blokkierung II. Grades, die sowohl einer Wenckebach-Periodik, als auch einer Mobitz-Blockierung entsprechen kann. Die geläufige Nomenklatur höhergradiger AV-Blockierungen sollte im Rahmen atrialer Tachyarrhythmien jedoch nicht verwandt werden, da diese falsche Assoziationen in Hinblick auf die Schrittmacherbedürftigkeit der Rhythmusstörungen hervorrufen kann. Das PQ-Intervall der auf die Kammern übergeleiteten Vorhofpotentiale ist häufig verlängert (Abb. **39**). Im Rahmen der Langzeit-EKG-Registrierung erfordert die Differenzierung der gegenüber den Sinusaktionen abnorm konfigurierten Vorhofpotentialen ektoper atrialer Erregungen eine besonders sorgfältige Ableittechnik, die beim Anlegen des Rekorders die präzise Überprüfung der P-Wellen voraussetzt. Der wesentliche Vorteil der Methode beruht auf der Möglichkeit, den allmählichen Beginn und die kontinuierliche Frequenzabnahme bei Abklingen dieser Rhythmusstörung dokumentieren zu können.

Klinik: Atriale Tachykardien beruhen nahezu regelhaft auf strukturellen kardialen

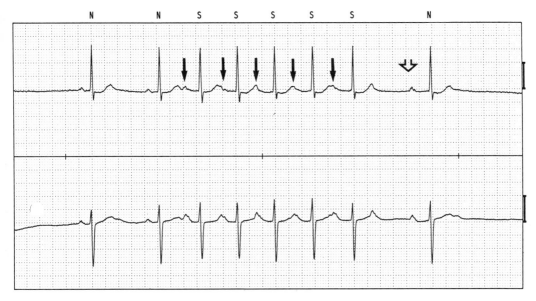

Abb. 39 Supraventrikuläre Salve mit AV-Leitungsverzögerung: Im Anschluß an 2 Sinusaktionen salvenförmig einfallende atriale Extrasystolen mit langsam progredienter AV-Verzögerung (Pfeile). Auch die mit offenem Pfeil markierte P-Welle entspricht einer ektopen Vorhofaktion, die mit verlängertem PQ-Intervall übergeleitet wird

Grunderkrankungen (akuter Myokardinfarkt mit Vorhofbeteiligung, akute oder chronische Rechtsherzbelastung) oder stellen typische Komplikationen einer Digitalisintoxikation bzw. -intoleranz dar. Nach Lown u. Mitarb. (1960) wird die *atriale Tachykardie mit Block* in der Mehrzahl der Fälle durch eine Glykosidüberdosierung verursacht (Lown u. Mitarb. 1960), eine Beobachtung, die von anderen Autoren nicht bestätigt wird (Morgan u. Breneman 1962). Grundsätzlich sollte bei Vermutung einer ektopen atrialen Tachykardie eine Digitalisintoxikation durch Blutspiegelbestimmung ausgeschlossen werden. Die hämodynamischen Folgen dieser Rhythmusstörungen hängen wie auch bei anderen Tachykardieformen wesentlich von der kardialen Grunderkrankung ab.

Reentrytachykardien, Tachykardien bei Präexzitationssyndromen

EKG-Morphologie: Die überwiegende Mehrzahl supraventrikulärer Tachykardien beruht elektrophysiologisch auf dem Mechanismus der kreisenden Erregung. Derartige Arrhythmien können über Stunden bis Tage persistieren oder in Form kurzer Salven auftreten. Charakteristisch ist der paroxysmale Charakter dieser Arrhythmien mit schlagartigem Beginn und abruptem Ende. Im typischen Fall liegt eine regelmäßige Tachykardie mit schmalem Kammerkomplex vor. P-Wellen sind entweder nicht erkennbar oder projizieren sich in die ST-Strecke oder T-Welle der vorangehenden Aktion. Wird die Leitungskapazität der Tawara-Schenkel überschritten, resultiert daraus infolge einer Ermüdungsblockierung die schenkelblockartige Verbreiterung der Kammerkomplexe. Aufgrund der längeren Refraktärzeit des rechten Schenkels überwiegt das Bild des inkompletten oder kompletten Rechtsschenkelblocks. Diese aberrierende Leitung der supraventrikulären Impulse kann sich intermittierend, z.B. in Form einer sukzessiven Verbreiterung der QRS-Komplexe manifestieren oder permanent während der gesamten Tachykardieepisode vorliegen. Typisch ist das Auftreten des Leitungsblocks in der Initialphase der Tachykardie (Abb. 40). Charakteristisches Merkmal der Aberration im Rahmen einer supraventrikulären Reentry-Tachykardie ist, daß

3. Herzrhythmusstörungen

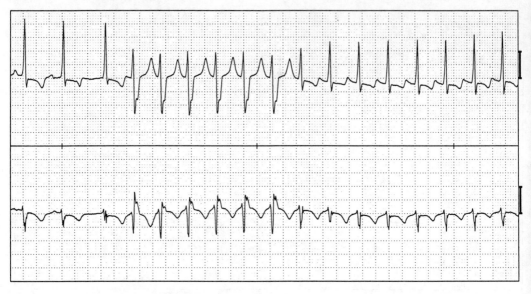

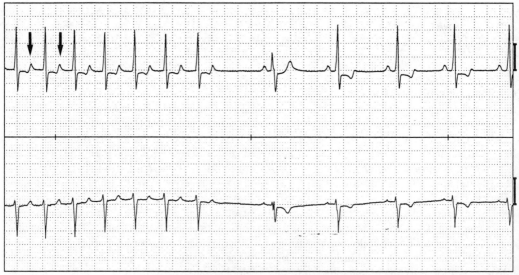

Abb. **40** Supraventrikuläre Tachykardie mit initialer Schenkelblockierung: Die Registrierung stammt von einem Patienten mit verborgenem WPW-Syndrom. Die ersten 6 Schläge der Tachykardie weisen ein Rechtsschenkelblockbild auf. Ihnen folgen mit identischem Zyklusintervall Kammerkomplexe, die sich von denen bei Sinusrhythmus nicht unterscheiden. In den überhöhten T-Wellen der Tachykardie verbergen sich Vorhofsignale als typische Zeichen der orthodromen Tachykardie mit retrograder Vorhoferregung über die akzessorische Bahn (fortlaufende Registrierung)

sich das Zyklusintervall bei Vorliegen breiter und schmaler Kammerkomplexe nicht ändert. Bei anhaltender QRS-Verbreiterung ist die Abgrenzung zur ventrikulären Tachykardie oft schwierig bzw. unmöglich, zumal auch Kammertachykardien durch retrograde Leitung eine 1:1-Beziehung zwischen QRS-Komplexen und P-Wellen aufweisen können.

Die mit etwa 2/3 der Fälle häufigste Form supraventrikulärer Tachykardien beruht auf dem Mechanismus des AV-Knoten-Reentry (Farshidi u. Mitarb. 1978, Wellens u. Durrer

1975). Ein weiteres Drittel entfällt auf Wiedereintrittsmechanismen infolge akzessorischer Leitungsbahnen, die infolge antegrader Leitungsblockierung des pathologischen Bündels „orthodrom" über den AV-Knoten und das His-Bündel auf die Kammern übergeleitet werden, wobei die retrograde Vorhoferregung über das akzessorische Bündel erfolgt. Bei diesen Fällen liegt im Ruhe-EKG infolge der schlechten antegraden Leitungseigenschaften des Bündels keine δ-Welle vor (sog. verborgenes WPW-Syndrom).

Die Unterscheidung zwischen diesen beiden Tachykardieformen ist bei präziser Analyse des Oberflächen-EKGs in der Regel möglich, im Langzeit-EKG jedoch eingeschränkt. Bei AV-Knoten-Reentry-Tachykardie ist, bedingt durch die simultane Erregung von Vorhöfen und Kammern, die P-Welle im QRS-Komplex verborgen. Dahingegen erscheint das Vorhofpotential bei orthodromen Tachykardien im Rahmen des verborgenen WPW-Syndroms in der ST-Strecke (Abb. 40).

Reentry-Tachykardien bei WPW-Syndrom mit antegrader Leitung über die akzessorische Bahn und retrograder Erregung der Vorhöfe über den AV-Knoten sind durch breite, oftmals bizarr konfigurierte Kammerkomplexe mit konstantem Zyklusintervall gekennzeichnet und erfordern die Abgrenzung zu ventrikulären Tachykardien. P-Wellen liegen nicht vor. Dahingegen zeigen orthodrome WPW-Tachykardien mit aberrierender Leitung weniger stark ausgeprägte Deformierungen der Kammerkomplexe sowie meist ein typisches Rechtsschenkelblockbild.

Das Vorliegen eines atriohissären Bündels (James-Bündels) ist während Sinusrhythmus durch ein verkürztes PQ-Intervall bei unauffälligem QRS-Komplex gekennzeichnet. Bei Auftreten paroxysmaler supraventrikulärer Reentry-Tachykardien liegt ein Lown-Ganon-Levine-Syndrom (LGL-Syndrom) vor (Benditt u. Mitarb. 1978). Das elektrokardiographische Bild entspricht dem des AV-Knoten-Reentrys.

Diagnostische Bedeutung kommt dem Langzeit-EKG weiterhin durch den intermittierenden Nachweis von δ-Wellen bei Vorliegen eines Kent-Bündels oder von Maheim-Fasern zu, die im Oberflächen-EKG bis dahin nicht erfaßt wurden und die Diagnose eines Präexzitationssyndroms erlauben.

Klinik: Supraventrikuläre Reentry-Tachykardien sind relativ häufige Rhythmusstörungen und ätiologisch ohne kausale Beziehung zu einer strukturellen Herzerkrankung. Das anatomische Substrat der kreisenden Erregung ist nahezu ausnahmslos angeboren, so daß eine im Laufe des Lebens erworbene Herzerkrankung lediglich Bedeutung als Trigger für die Initiierung anhaltender Tachykardien erlangen kann. Eine gehäufte Koinzidenz zwischen Ebstein-Anomalie und WPW-Syndrom ist charakteristisch.

Typisch ist der unvermittelte Beginn der Tachykardie sowie das ebenfalls abrupte Ende nach unterschiedlicher Dauer. Nach Beendigung des Anfalls kann fakultativ eine Polyurie auftreten, vermutlich infolge einer verstärkten Exkretion des atrialen natriuretischen Peptids aufgrund der Distension der Vorhöfe während der Arrhythmie. Auslösende Faktoren können völlig fehlen oder bestehen in abrupten Bewegungen sowie physischen und emotionalen Belastungen. Die Anfallshäufigkeit variiert in erheblichem Ausmaß von Patient zu Patient sowie beim einzelnen im Laufe der Zeit, ohne daß sich eine konkrete Ursache für die unterschiedliche Anfallsinzidenz nachweisen läßt. Die Tachykardiefrequenz liegt in den meisten Fällen ohne antiarrhythmische Behandlung zwischen 160 und 220/min. Die subjektive Symptomatik sowie die hämodynamischen Folgen hängen entscheidend von der Tachykardiefrequenz und dem Zustand des Herzkreislaufsystems ab. Jüngere herzgesunde Menschen tolerieren auch hochfrequente Tachykardien teilweise über Tage, wohingegen Patienten mit schwerwiegender kardialer Vorschädigung selbst auf relativ langsame Tachykardien mit den Zeichen der akuten Herzinsuffizienz, systemischer Hypotension oder Angina pectoris reagieren können.

Im Gegensatz zu ventrikulären Arrhythmien besitzen supraventrikuläre Extrasystolen und Salven in aller Regel keine eigenständige prognostische Bedeutung. Klinisch relevante länger anhaltende Tachyarrhythmien lassen sich durch das konventionelle Ruhe-EKG nachweisen, das gleichzeitig in den meisten Fällen eine präzise Diagnose erlaubt. Die wesentliche Relevanz des Langzeit-EKGs besteht im Nachweis intermittierender, bis dahin hinsichtlich ihres Ursprungs und ihrer Art elektrokardiographisch nicht dokumentierter Arrhythmien, speziell in der Abgrenzung zu ventrikulären Rhythmusstörungen.

Die Gefährdung eines Patienten mit Präexzitationssyndromen, speziell bei Vorliegen eines Kent-Bündels, hängt wesentlich von den ante- und retrograden Leitungseigenschaften der akzessorischen Bahn und des AV-Knotens ab. Hier können Langzeit-EKG-Registrierungen durch Erfassung auch kurzer Tachykardieepisoden, z.B. unter physischen Belastungsbedingungen, wesentliche Hinweise auf die maximale Frequenz anhaltender Arrhythmien liefern. Besonders gefährdet sind Patienten mit WPW-Syndrom bei Auftreten von Vorhofflimmern. Nach den oben aufgezeigten Kriterien der elektrischen atrialen Instabilität vermag hier das Holter-Monitoring mit Einschränkungen das individuelle Risiko diese Patienten anzuziegen. Allerdings können diese Daten lediglich Anhaltspunkte einer Gefährdung liefern, die dann zur definitiven Klärung durch die invasive elektrophysiologische Diagnostik führen. Bei geringer Anfallsinzidenz erfolgt die Therapiesteuerung durch die subjektive Symptomatik des Patienten und bei hohen Gefährdungsgraden invasiv. Die Langzeitelektrokardiographie besitzt hier keinen größeren diagnostischen Wert.

Ventrikuläre Arrhythmien

Singuläre und komplexe ventrikuläre Extrasystolen

EKG-Morphologie: Elektrokardiographische Kennzeichen ventrikulärer Extrasystolen (VES) sind schenkelblockartig deformierte Kammerkomplexe mit einer QRS-Dauer von meist >0,12 s, die vorzeitig, d.h. vor Beginn der nächsten zu erwartenden Kammerdepolarisation einfallen. Da VES zumeist nicht retrograd über den AV-Knoten auf die Vorhöfe zurückgeleitet werden, folgt dem ektopen Kammerkomplex als weiteres charakteristisches Merkmal eine *kompensatorische Pause*. Hierbei entspricht die Summe aus prä- und postextrasystolischem Intervall der Kammerkomplexe der doppelten Länge des RR-Intervalls bei Sinusrhythmus. Die Diagnose einer ventrikulären Extrasystole ist bei Vorliegen der aufgeführten 3 Kriterien einfach und sicher möglich. Nicht selten zeigt das EKG jedoch Kammerkomplexe, die in ihrem zeitlichen Auftreten vom Grundrhythmus abweichen und sich in ihrer Konfiguration von den Normalschlägen unterscheiden, ohne daß im Einzelfall eine sichere Einordnung in Hinblick auf den Ursprungsort oder den elektrophysiologischen Mechanismus anhand der etablierten Schemata gelingt. Dies gilt sowohl für die subtile visuelle Kontrolle des Langzeit-EKG-Ausschriebes mit Ausmessen der QRS-Dauer, der Zyklusintervalle von Vorhof- und Kammeraktionen und postextrasystolischer Pausen als auch und um so mehr für die computerisierte Auswertung der Arrhythmien.

VES aus dem His-Bündel oder basisnahen Anteilen des interventrikulären Septums weisen keine oder nur geringgradige Deformierungen des Kammerkomplexes auf. Die Einordnung als VES ist hier nur durch den Nachweis der kompensatorischen Pause möglich.

Das Ausmaß der Vorzeitigkeit einer Extrasystole unterliegt einer erheblichen Variationsbreite. VES können unmittelbar nach Abschluß der absoluten Refraktärperiode des Kammermyokards einfallen und erfüllen hierbei die Kriterien des R-auf-T-Phänomens. Auf der anderen Seite des Spektrums ist der späte Einfall von VES bis in das AV-Intervall der nachfolgenden Aktion, d.h. hinter die P-Welle kein seltenes Phänomen und erfordert die Unterscheidung von intermittierenden Schenkelblockierungen bei Sinusrhythmus und von Präexzitationen (z.B. WPW-Syndrom mit inkonstanter δ-Welle). Hilfreich und diagnostisch wegweisend ist hier die präzise quantitative Analyse der PP- und RR-Intervalle mittels Stechzirkel und der PQ-Dauer mit dem EKG-Lineal (Abb. **41 a** u. **b**).

Von wesentlicher klinischer und prognostischer Relevanz ist die Differenzierung zwischen ventrikulären und supraventrikulären Extrasystolen mit aberrierender Leitung. Beiden gemeinsam ist das Kriterium der Vorzeitigkeit und des verbreiterten Kammerkomplexes. Hilfreich bei der Unterscheidung ist der Nachweis einer vorzeitigen P-Welle vor dem Kam-

Tachykarde Herzrhythmusstörungen 59

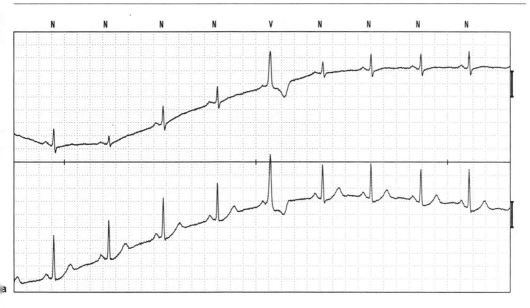

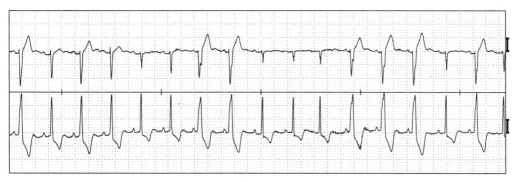

Abb. 41 a u. b
a Spät hinter die P-Welle einfallende ventrikuläre Extrasystole. Aufgrund der zeitgerechten Vorhofdepolarisation folgt keine kompensatorische Pause. Das PQ-Intervall ist nur scheinbar verkürzt, da die Vorhofaktion nicht auf die Kammern übergeleitet wird. Der Befund ist von einem intermittierenden WPW-Syndrom abzugrenzen
b Zum Vergleich eine intermittierende Linksschenkelblockierung bei Sinusrhythmus: Bei konstantem PP- und PQ-Intervall sind die Kammerkomplexe in unterschiedlichem Ausmaß linksschenkelblockartig deformiert

merkomplex (spricht für SVES), die Länge der postextrasystolischen Pause (kompensatorische Pause spricht für VES), das Ausmaß und die Konfiguration des Kammerkomplexes (Rechtsschenkelblockbild, insbesondere bei inkompletter Blockierung, spricht für Aberration bei SVES, Linsschenkelblock, abnormer Vektor des Kammerkomplexes und erhebliche Verbreiterung spricht für VES). Extrem spät nach Ablauf des AV-Intervalls einer Normalaktion einfallende VES führen zu Fusionsschlägen, bei denen das Kammermyokard partiell über das Erregungsleitungssystem und teilweise vom ektopen Fokus her depolarisiert wird. Die QRS-Morphologie variiert von einer diskreten Abweichung bis hin zum nahezu kompletten Schenkelblockbild. Da das Kriterium der Vorzeitigkeit bei dieser Form nicht erfüllt ist, gelingt die Abgrenzung von intermittierenden Aberrationen und Präexzitationen nur durch genaue visuelle Beurteilung der QRS-Morphologie. Bei Vorhofflimmern als Grundrhythmus kann die Änderung der Zykluslänge vor Eintreten einer deformierten Kammerdepolarisation, z. B. im Sinne eines Ashman-Phänomens die Aberration aufdecken (s. „Supraventrikuläre Tachyarrhythmien" S. 48). Im Einzelfall ist die genaue Differenzierung zwischen supra- und ventrikulärer Genese einer Arrhythmie insbesondere bei den auf 2 Ableitungen reduzierten Darstellungen des Langzeit-EKGs auch bei Ausschöpfung sämtlicher Hilfsmittel nicht möglich.

Eine Sonderform bilden interponierte ventrikuläre Extrasystolen. Diese sind dadurch gekennzeichnet, daß eine postextrasystolische Pause fehlt, da bei in der Regel bradykardem Grundrhythmus die nachfolgende Sinusaktion auf nicht mehr refraktäre Strukturen trifft, so daß der Grundrhythmus nicht unterbrochen wird.

Ventrikuläre Extrasystolen werden nach der Art ihres Auftretens und ihrer Konfigurationen nach verschiedenen Kriterien eingeteilt. Identisch konfigurierte VES werden als monomorph, monotop oder unifokal bezeichnet. Die Bezeichnungen monotop bzw. unifokal geht von der Voraussetzung aus, daß unterschiedlich konfigurierte VES regelhaft verschiedenen Myokardarealen entspringen. Dies ist elektrophysiologisch jedoch nicht immer korrekt, da VES ebenso wie Kammertachykardien, die einem Fokus bzw. Mikro-Reentry entstammen, bei unterschiedlichen Austrittswegen in das umgebende Myokard differente Konfigurationen aufweisen können.

Die Kopplung ventrikulärer Extrasystolen an den vorangehenden Normalschlag kann weitgehend konstant sein (Abweichungen der Kopplungsintervalle < 120ms, sog. fixe Kopplung) oder von Extrasystole zu Extrasystole variieren (variable Kopplung). Eine ausgeprägte Inkonstanz der Kopplungsintervalle ist häufig durch eine *Parasystolie* bedingt. Diese beruht im Gegensatz zur überwiegenden Mehrzahl ektoper ventrikulärer Erregungen nicht auf dem Mechanismus der kreisenden Erregung, sondern auf einer abnorm gesteigerten Automatie der Zellen des His-Pukinje-Systems und ist prognostisch als gutartig gekennzeichnet. Kriterien der Parasystolie sind:

– ausgeprägte Varianz der Kopplungsintervalle zwischen Normalschlägen und Extrasystolen,
– gehäufte Kombinations- oder Fusionsschläge,
– eine Parasystolie ist gesichert, wenn das Intervall zwischen den ektopen Aktionen inklusive der Fusionsschläge weitgehend konstant ist (die Abstände können um 200–300ms schwanken) oder das Doppelte bzw. Vielfache der Zykluslänge der parasystolischen Aktionen entspricht.

Bei Absinken der Sinusknotenfrequenz unter diejenige des parasystolischen Zentrums kann letzteres für kürzere oder längere Dauer den Herzrhythmus bestimmen. Aus offensichtlichen Gründen begünstigen bradykarde Arrhythmien das Auftreten von Parasystolien, wobei diese durch die Anhebung der Grundfrequenz durch Medikamente oder durch Elektrostimulation wirksam supprimiert werden können. Bei abnorm hoher Frequenz ektoper Kammerzentren im Bereich zwischen 50 und 100/min spricht man von akzelerierten idioventrikulären Rhythmen (Abb. **42**). Diese treten häufig in den ersten Stunden bis Tagen nach einem akuten Myokardinfarkt auf, zeigen im Gegensatz zu Kammertachykardien auf Reentry-Basis keine Tendenz zur Degeneration in Kammerflimmern und stellen aufgrund ihrer Benignität nur selten aus hämodynamischen Gründen eine Indikation zur antiarrhythmischen Therapie dar.

Von Extrasystolen zu unterscheiden sind ventrikuläre *Ersatzsystolen* bei Ausbleiben der Impulse des Sinusknotens oder junktionaler Schrittmacherzentren. Im Gegensatz zu Extrasystolen fällt hier der schenkelartig deformierte Kammerkomplex nicht vorzeitig, sondern verspätet ein, d. h. das Intervall zwischen Normalschlag und Ersatzsystole ist länger als das zu erwartende Intervall der Normalaktionen (Abb. **43**). Verwechslungen mit VES können bei älteren Arrhythmiecomputern oder bei oberflächlicher Betrachtung vorkommen, sind jedoch bei genauer Analyse der Zyklusintervalle leicht zu erkennen. Übernimmt ein Ersatzzentrum nicht nur für einen, sondern für mehrere Schläge oder längere Zeiträume die Schrittmacherfunktion, spricht man von idio-

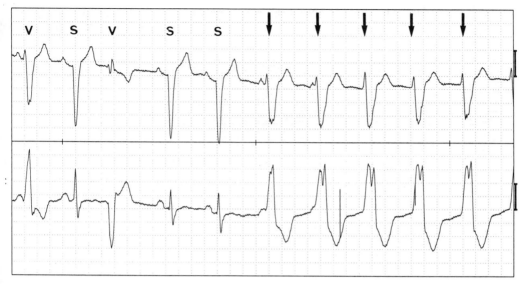

Abb. 42 Parasystolie mit idioventrikulärem Rhythmus: Aus Sinusrhythmus (S) mit ventrikulären Extrasystolen (V) entwickelt sich ein idioventrikulärer Rhythmus (Pfeile) mit einer Frequenz von 86/min. Das Einwandern der P-Wellen in die QRS-Komplexe der parasystolischen Kammeraktionen markiert die komplette AV-Dissoziation. 62jähriger Patient mit hochgradiger Einschänkung der linksventrikulären Funktion auf dem Boden einer koronaren Herzkrankheit

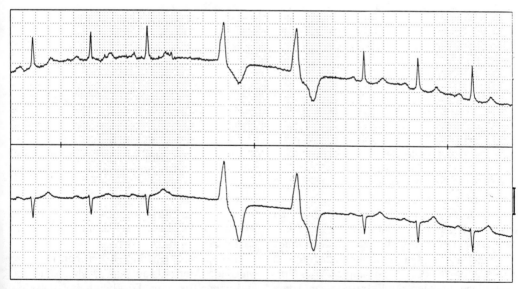

Abb. 43 Ventrikuläre Ersatzsystolen: Der 3. Kammeraktion folgt in einem Intervall, das länger ist als das PP- bzw. RR-Intervall des Grundrhythmus, ein deformierter QRS-Komplex ohne vorangehende P-Welle. Die daran anschließende, ebenfalls deformierte Kammeraktion zeigt die Frequenz des ventrikulären Ersatzschrittmachers an (53/min). Es handelt sich hierbei um einen akzelerierten ventrikulären Ersatzrhythmus bei Störung der Sinusknotenautomatie

ventrikulären Ersatzrhythmen, die im Normalfall eine Frequenz von 30–40/min aufweisen. Übersteigt die Frequenz 50 bzw. 60/min, liegt ein beschleunigter idioventrikulärer Rhythmus im Sinne einer Parasystolie vor.

Der sehr frühzeitige Einfall ventrikulärer Extrasystolen nach Abschluß der effektiven Refraktärperiode in den Gipfel der T-Wellen der vorangehenden Normalaktion führt zum *R-auf-T-Phänomen*. Diese Form der ventrikulären Extrasystolie war lange Zeit besonders gefürchtet, da sie unter bestimmten Voraussetzungen Kammerflimmern induzieren kann. Zweifellos wurde die Bedeutung frühzeitiger VES überbewertet (Bigger u. Weld 1981a, Coumel 1989b). Alleine aus der Anfangsära der Schrittmachertherapie unter Verwendung asynchron stimulierender Systeme ist bekannt, daß eine R-auf-T-Stimulation, die einer entsprechend einfallenden Extrasystolie gleichzusetzen ist, nur in sehr seltenen Ausnahmefällen eine maligne ventrikuläre Tachyarrhythmie induzieren kann. Vergleichbare Beobachtungen liegen für die invasive elektrophysiologische Diagnostik durch programmierte Ventrikelstimulation vor, bei der durch die Abgabe von Einzelstimuli in die T-Welle nur in Ausnahmefällen bei Patienten mit hoher spontaner Arrhythmiegefährdung maligne Kammerarrhythmien ausgelöst werden können. Lediglich in speziellen Situationen, wie beispielsweise der akuten Ischämie in der Akutphase des Myokardinfarktes, liegen elektrophysiologische Gegebenheiten vor, bei denen frühzeitige VES zu hochfrequenten Kammerarrhythmien führen können. Darüber hinaus wurde beobachtet, daß in der Postinfarktperiode sowie bei chronischer Arrhythmiegefährdung häufiger spät als früh einfallende VES Kammertachykardien auslösen (Lie u. Mitarb. 1974, Roberts u. Mitarb. 1978). Weiterhin sei erwähnt, daß das Ausmaß der Vorzeitigkeit bei oberflächlicher Betrachtung des EKGs oft überschätzt wird. Ein R-auf-T-Phänomen im engeren Sinne liegt dann vor, wenn der *Vorzeitigkeitsindex* (definiert als der Quotient aus dem Intervall zwischen Beginn des QRS-Komplexes des Normalschlages und dem der Extrasystole und dem QT-Intervall der regulären Aktion) < 0,85 beträgt. Dieser Wert ist erfahrungsgemäß bei den meisten der aufgrund visueller Interpretation oder durch den Arrhythmiecomputer der Langzeit-EKG-Systeme als R-auf-T-Phänomen klassifizierten VES nicht erfüllt.

Treten ventrikuläre Extrasystolen gekoppelt auf, d. h. gehen VES direkt aus der Endstrecke vorangehender Extrasystolen hervor, spricht man von komplexen, gekoppelten oder repetitiven Extrasystolen in Form von Paaren, Salven und ventrikulären Tachykardien. Die in der älteren Literatur gelegentlich für diese Arrhythmieformen angewandte Bezeichnung „maligne" Extrasystolie ist nach heutigem Kenntnisstand nicht gerechtfertigt.

Paarweise angeordnete Extrasystolen werden als ventrikuläre Paare, „Zweiersalven" oder Couplets bezeichnet, 3 VES in Folge als „Dreiersalve" oder Triplet, längere Serien gewöhnlich als ventrikuläre Salven oder Kammertachykardien. Hier ist die Nomenklatur wenig einheitlich. Werden im angloamerikanischen Schrifttum meist ≥ 3 gekoppelte VES, seltener bereits Paare, als (nicht anhaltende) Kammertachykardien klassifiziert, ist diese Nomenklatur im deutschen Sprachraum für Salven von ≥ 7 oder ≥ 10 VES üblich. Übereinstimmung herrscht demgegenüber in der Definition der anhaltenden Kammertachykardie (sustained ventricular tachycardia), die länger als 30 Sekunden dauert, wohingegen kürzere Episoden als nichtanhaltend (non sustained) bezeichnet werden.

Ventrikuläre Paare, Salven und Tachykardien können von Schlag zu Schlag monomorph oder polymorph konfiguriert sein oder von Episode zu Episode einheitliche oder multiforme Morphologien aufweisen. Weiterhin kann das Kopplungsintervall zu den Normalaktionen konstant sein oder wie meist bei polymorpher Konfiguration komplexer Arrhythmien variieren. Das Zyklusintervall repetitiver Arrhythmien kann innerhalb einer Folge gekoppelter Extrasystolen fixierte Werte aufweisen und von Salve zu Salve konstant sein oder variieren sowie innerhalb einer Tachykardie akzelerieren oder dezelerieren.

Komplexe Arrhythmien beruhen in überwiegender Mehrzahl auf dem Mechanismus der kreisenden Erregung. Dies beinhaltet, daß eine Extrasystole aus der vorangehenden entsteht (Abb. **44**). Das Zyklusintervall zwischen 2 ektopen Depolarisationen wird von den Leitungs-

Tachykarde Herzrhythmusstörungen

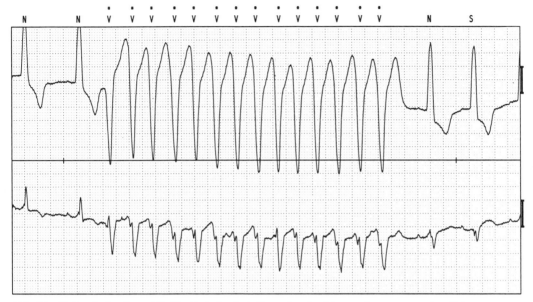

Abb. 44 Nicht anhaltende ventrikuläre Tachykardie in Form einer hochfrequenten monomorphen Salve

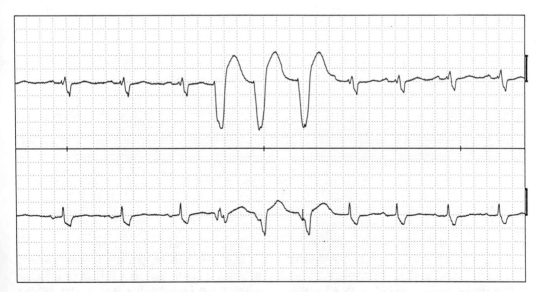

Abb. 45 Komplexe ventrikuläre Arrhythmie: Der 3. Normalaktion folgen 3 gekoppelte ventrikuläre Extrasystolen. Das Zyklusintervall beträgt 600 ms entsprechend einer Frequenz von etwa 92/min. Vermutlich handelt es sich hierbei nicht um ein Triplet auf dem Boden des Reentry-Mechanismus. Die Bedeutung derartiger Befunde ist gegenwärtig ungeklärt

eigenschaften und Refraktärzeiten des Reentry-Kreises bestimmt. Hierbei ist derzeit nicht definiert, welches Zyklusintervall zwischen konsekutiven Extrasystolen die Klassifikation als repetitiv im Sinne von Couplets oder Salven erfordert. Nicht selten finden sich bei Langzeit-EKG-Registrierungen Folgen ektoper ventrikulärer Erregungen, die durch längere isoelektrische Intervalle voneinander getrennt sind (Abb. **45**). Hier ist der repetitive Charakter im Sinne des Reentrys anzuzweifeln. Nach formalen Kriterien sowie nach den Algorithmen der Arrhythmiecomputer werden derartige Arrhythmien als Paare bzw. Salven klassifiziert. Es ist jedoch unwahrscheinlich, daß derartige Arrhythmieformen, die wir in unserer Institution als „VES in Folge" bezeichnen, die gleiche prognostische Bedeutung besitzen, wie dies für vergleichsweise eng gekoppelte VES bei einigen kardialen Krankheitsbildern nachgewiesen wurde. Umgekehrt ist bisher ebenfalls offen, ob Paare oder Salven mit besonders kurzem Kopplungs- bzw. Zyklusintervall als prognostisch besonders maligne einzustufen sind. Zwei neuere Untersuchungen scheinen die letztgenannte Hypothese zu stützen (Trappe u. Mitarb. 1988, Nürnberg u. Mitarb. 1988).

Eine 1:1-Beziehung zwischen Normalaktion und VES wird als Bigeminus bezeichnet, die Abfolge von 2, 3 bzw. n Normalschlägen im Wechsel mit jeweils einer VES als 2:1-, 3:1- bzw. n:1-Extrasystolie. Im Gegensatz hierzu wird im angloamerikanischen Sprachraum diese Arrhythmieform als Trigeminus, Quadrigeminus usw. tituliert. Im deutschen Schrifttum bezeichnet Trigeminus dahingegen die Abfolge von jeweils 2 VES (Couplets) mit einer Normalaktion, Quadrigeminus die Folge von Triplets mit je einem Normalschlag usw.

Ventrikuläre Tachykardie, Torsade de pointes, Kammerflattern und Kammerflimmern

Auf die elektrokardiographischen Möglichkeiten der Unterscheidung zwischen Salven und Tachykardien mit verbreitertem QRS-Komplex hinsichtlich ihrer supraventrikulären und ventrikulären Genese wurde in den vorangehenden Abschnitten wiederholt hingewiesen. Kammertachykardien (VT: ventricular tachycardia) sind gekennzeichnet durch verbreiterte Kammerkomplexe (meist >0,12s) bei einer Frequenz >100/min.

Kriterien des ventrikulären Ursprungs sind:
1. Der Nachweis einer kompletten AV-Dissoziation, erkennbar an den unabhängig von den Kammerkomplexen mit langsamerer Frequenz einfallenden P-Wellen, die gelegentlich bei genauer Betrachtung des Oberflächen-EKGs nachgewiesen werden können (Abb. **46**). Allerdings findet sich dieser Befund auch bei AV-Knoten-Tachykardien mit retrograder Leitungsblockierung. Darüber hinaus weisen etwa 50% der Kammertachykardien eine ventrikuloatriale Leitung im Verhältnis 1:1 auf, die zu negativen Vorhofpotentialen zwischen den Kammerkomplexen der Tachykardie führen und differentialdiagnostisch von sog. unteren AV-Knoten-Tachykardien abzugrenzen sind (Wellens u. Mitarb. 1978).
2. Das Auftreten von Fusionsschlägen, hervorgerufen durch Vorhofpotentiale, die vereinzelt so zeitgerecht einfallen, daß diese bei ausreichender Leitungskapazität des AV-Knotens auf die Kammern übergeleitet werden und hier einen schlanken Kammerkomplex oder einen Fusionsschlag induzieren. Hierdurch wird das Zyklusintervall der Kammertachykardie verkürzt. Dieser Befund ist jedoch nur bei relativ niedrigfrequenten Tachykardien anzutreffen (Abb. **46**).

Von verschiedenen Arbeitsgruppen wurden Kriterien erarbeitet, von der Morphologie des QRS-Komplexes auf die ventrikuläre bzw. supraventrikuläre Genese der Tachykardie und auf deren Ursprungsort in den Herzkammern zu schließen (Josephson u. Mitarb. 1981, Wellens u. Mitarb. 1978, Kuchar u. Mitarb. 1988). Diese Schemata sind sämtlich mit einer relativ hohen Fehlerquote behaftet und setzen das komplette Oberflächen-EKG mit 12 Ableitungen bei laufender Tachykardie voraus, so daß die Bedeutung für die Langzeitelektrokardiographie gering ist.

Sind während einer Kammertachykardie die QRS-Komplexe identisch konfiguriert, liegt eine monomorphe VT vor, die häufig bei anhaltenden Tachykardien anzutreffen ist, bei unterschiedlicher Morphologie der Kammerkomplexe eine poly- oder pleomorphe VT.

Eine Sonderform der polymorphen VT am

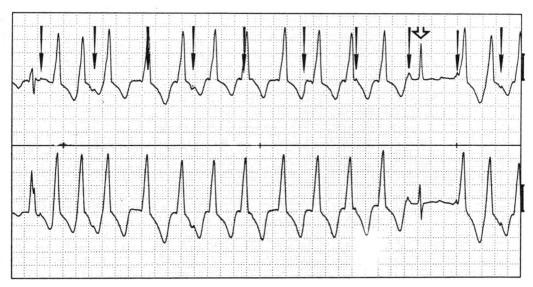

Abb. 46 Ventrikuläre Tachykardie: Im Anschluß an die erste Normalaktion folgt eine Kammertachykardie (Frequenz 155/min). Die Pfeile markieren die P-Wellen des Sinusgrundrhythmus, die teilweise unter der Tachykardie abgrenzbar und partiell im Kammerkomplex verborgen sind. Der offene Pfeil bezeichnet einen Fusionsschlag, bei dem die P-Welle auf die Kammern übergeleitet wird. Dieser eher selten zu erhebende Befund ist beweisend für das Vorliegen einer ventrikulären Tachykardie

Übergang zu Kammerflattern stellt die *Torsade-points-* oder *Spitzenumkehrtachykardie* dar (Dessertenne 1966). Hierbei zeigt sich ein ständiges An- und Abschwellen der Amplituden durch ständige Rotation des QRS-Vektors bei meist hoher Frequenz (>150/min, meist >200/min) (Abb. 47).

Kammerflattern bezeichnet hochfrequente, zumeist regelmäßige Kammertachykardien im Bereich zwischen 200 und 300/min in Form biphasischer Undulationen, bei denen eine Trennung zwischen QRS-Komplex und Kammerendteil nicht mehr möglich ist.

Kammerflimmern ist gekennzeichnet durch völlig irreguläre, in Frequenz, Form und Amplitude ständig wechselnde Potentialschwankungen mit Frequenzen >300/min, wobei im typischen Fall die Amplitude bei zunehmender Dauer rasch bis hin zu sehr kleinen Oszillationen abnimmt.

Klinische und prognostische Bedeutung ventrikulärer Herzrhythmusstörungen

Die klinische Symptomatik singulärer und komplexer ventrikulärer Extrasystolen und speziell ventrikulärer Tachykardien hängt wesentlich von der Häufigkeit, der Frequenz und der Dauer der einzelnen Episoden sowie entscheidend von der kardialen Grunderkrankung und hierbei wiederum maßgebend von der Einschränkung der linksventrikulären Funktion ab. Der Verlust der atrioventrikulären Synchronisation mit konsekutiv reduzierter Füllung der Kammern und verminderter enddiastolischer Vordehnung des Myokards bei gleichzeitig asynchronem Kontraktionsablauf bedingen, daß längerdauernde ventrikuläre Tachyarrhythmien bei vergleichbarer Frequenz die Hämodynamik stärker negativ beeinflussen als supraventrikuläre Rhythmusstörungen. Dennoch ist es erstaunlich, wie gut auch relativ schnelle und Stunden bis Tage anhaltende Kammertachykardien von einigen Patienten selbst bei hochgradig eingeschränkter linksventrikulärer Funktion toleriert werden, wohingegen strukturell Herzgesunde gelegentlich erheblich unter singulären Extrasystolen leiden. Hier spielt nicht zuletzt die subjektive Perzeption eine große Rolle. Das Beschwerdebild reicht von Palpitationen durch singuläre Extrasystolen über Schwindelattacken bei hochfre-

3. Herzrhythmusstörungen

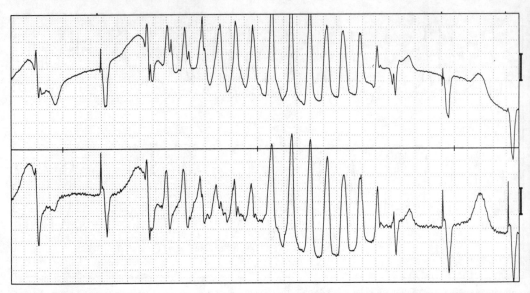

Abb. 47 Ventrikuläre Salve vom Typ der Torsade des pointes. Die 62jährige Patientin wurde unter der Therapie mit Chinidin bei Kammerflimmern erfolgreich reanimiert. Die Herzkatheteruntersuchung zeigte bei normaler linksventrikulärer Funktion einen unauffälligen Koronarstatus. Somit muß von einem proarrhythmischen Effekt des Pharmakons ausgegangen werden

quenten Salven oder infolge eines hämodynamisch wirksamen Bigeminus bis hin zur akuten Linksherzdekompensation oder tachysystolischen Synkopen bei schnellen Kammertachykardien sowie gelegentlich zur Entwicklung einer langsam progredienten hydropischen Herzinsuffizienz bei lang anhaltenden ventrikulären Tachykardien. Wesentlich ist, daß eine Kammertachykardie, auch wenn zahlreiche Episoden mit geringer oder mäßiger Symptomatik endeten, jederzeit spontan oder, durch eine therapeutische Intervention induziert, in Kammerflattern und Kammerflimmern mit konsekutivem Herzstillstand degenerieren kann.

Die Ursachen ventrikulärer Arrhythmien sind vielfältig und ohne Anspruch auf Vollständigkeit in (Tab. 15) zusammengefaßt. Unter therapeutischen Aspekten steht zunächst die Behandlung der kardialen Grunderkrankung sowie, falls vorhanden und diagnostizierbar, die Therapie einer akuten bzw. passageren Ursache im Vordergrund (z. B. Korrektur einer Elektrolytentgleisung, Behandlung einer Hyperthyreose, antiischämische medikamentöse oder revaskularisierende Maßnahmen bei Arrhythmien im Rahmen akuter Ischämien).

Erst bei Persistenz der Rhythmusstörungen unter adäquater Behandlung des Grundleidens stellt sich die Frage nach einer spezifisch antiarrhythmischen Therapie. Hierbei ist zwischen Arrhythmien zu unterscheiden, die aufgrund gravierender Beschwerden zweifellos einer Behandlung bedürfen (Kammertachykardien mit Präsynkopen, Synkopen oder kardialer Dekompensation), und solchen, bei denen bei fehlender oder geringer Symptomatik das therapeutische Ziel in einer Verbesserung der Langzeitprognose speziell in der Prävention des plötzlichen rhythmogenen Herztodes besteht.

Akut lebensbedrohliche Tachyarrhythmien wie anhaltende ventrikuläre Tachykardien, Kammerflattern oder -flimmern beruhen entweder auf einer passageren Ursache (Ischämie, Elektrolytstörung etc.) oder entwickeln sich auf dem Boden eines *chronischen Arrhythmiesubstrates*. Bei der erstgenannten Form besteht nach effektiver Behandlung der Notfallsituation und Ausheilung bzw. Korrektur der auslösenden Umstände ein zu vernachlässigendes Rezidivrisiko. Dahingegen weisen Patienten der zweiten Gruppe eine hohe Rezidivneigung

Tabelle 15 Ursachen ventrikulärer Arrhythmien (nach Steinbeck 1983)

A. Kardiale Erkrankungen

1. Koronare Herzerkrankung
   - akute Ischämie
   - Zustand nach Myokardinfarkt
   - ischämische „Kardiomyopathie"
2. Primäre und sekundäre Kardiomyopathien
3. Angeborene Vitien
4. Erworbene Herzklappenfehler
5. Akutes und chronisches Cor pulmonale
6. Entzündliche Myokarderkrankungen
7. Mitralklappenprolapssyndrom?
8. Kongenitale QT-Syndrome
9. Arrhythmogene rechtsventrikuläre Dysplasie

B. Mechanische und elektrische Ursachen

1. Herzkatheter
2. Zustand nach Herzoperation, z. B. Korrektur einer Fallot-Tetralogie
3. Elektrounfall
4. Herzschrittmacher

C. Endokrine oder metabolische Entgleisungen

1. Hyperthyreose
2. Katecholaminexzeß
3. Hypoxie, Hypoxämie
4. Hypo- und Hyperkaliämie
5. Hyperkalzämie
6. Hypomagnesiämie?
7. Azidose

D. Medikamentöse Noxen

1. Herzglykoside
2. Sympathikomimetika
3. Narkotika (Halothan, Chloroform)
4. Antiarrhythmika
5. Trizyklische Antidepressiva
6. Lithium
7. Kardiotoxische Zytostatika
8. Theophyllinderivate
9. Phosphodiesterasehemmer

E. Genußmittel

Koffein, Nikotin, Alkohol

F. Unklare Ursache bei Herzgesunden

mit lebenslanger Arrhythmiegefährdung und ungünstiger Prognose auf (Myerburg u. Mitarb. 1980).

Durch den breiten Einsatz der Langzeitelektrokardiographie existieren in größerer Zahl Registrierungen, die während plötzlicher Todesfälle aufgezeichnet wurden. Mehrere Arbeitsgruppen konnten bei der Auswertung übereinstimmend nachweisen, daß der plötzliche Herztod in mehr als 3/4 der Fälle durch ventrikuläre Tachykardien mit sekundärer Degeneration in Kammerflimmern eingeleitet wird, lediglich in etwa 5% der Fälle durch primäres Kammerflimmern und in weniger als 20% durch bradykarde Arrhythmien (Kempf u. Josephson 1984, von Ohlshausen u. Mitarb. 1985). Die dominante Bedeutung tachykarder Rhythmusstörungen als Ursache unerwarteter kardialer Todesfälle führte zu der These, daß spontane Arrhythmien wie singuläre und komplexe Extrasystolen im Sinne prognostischer Indikatoren das Risiko fataler anhaltender Tachyarrhythmien anzeigen können und daß durch die medikamentöse Suppression dieser Arrhythmien diese Gefährdung gemindert werden kann.

Prognostische Bedeutung ventrikulärer Arrhythmien bei koronarer Herzkrankheit in der Frühphase nach Myokardinfarkt

Valide Daten an größeren Kollektiven über die prognostische Bedeutung ventrikulärer Arrhythmien liegen nahezu ausnahmslos für Patienten mit koronarer Herzerkrankung vor und auch hier überwiegend für die Untergruppe von Patienten in der frühen Phase nach akutem Myokardinfarkt. Anfang der siebziger Jahre führten Lown u. Wolf die nach ersterem benannte Klassifikation ein (Lown u. Wolf 1971). Diese beruht auf Untersuchungen der von Lown geleiteten Arbeitsgruppe, die ergaben, daß der Nachweis ventrikulärer Extrasystolen, deren zunehmende Häufigkeit sowie das Auftreten polymorpher und komplexer Formen mit einer erhöhten kardialen Sterblichkeit und einem erhöhten Risiko rhythmogener Todesfälle assoziiert ist. Die Lown-Klassifikation fand in der Folgezeit weite Verbreitung und stellt seit vielen Jahren das Standardverfahren zur Beurteilung langzeitelektrokardiographischer Registrierungen in Hinblick auf die Arrhythmiegefährdung dar. Obwohl diese Einteilung ausschließlich auf Untersuchungen an Patienten während der Hospitalphase nach akutem Myokardinfarkt beruht, wurden die Schlußfolgerungen auf Patienten mit chronischer koronarer Herzkrankheit mit und ohne Infarkt, auf solche mit anderen kardialen Er-

3. Herzrhythmusstörungen

Tabelle 16 Häufigkeit plötzlicher Todesfälle nach akutem Myokardinfarkt in Abhängigkeit vom Nachweis oder Fehlen komplexer ventrikulärer Extrasystolen (VES) im Langzeitverlauf. Nachbeobachtungsdauer 1–2 Jahre

Autor	Patienten	Registrierdauer	Follow-up	Plötzlicher Herztod keine komplexen VES	komplexe VES
	(n)	(h)	(Monate)	(%)	(%)
Bigger 1981	820	24	12	12	36
Kotler 1973	160	6	36	20	60
Moss 1979	978	6	36	4	15
Mukharji 1984	388	24	14	3	16
Rappaport 1983	139	24	12	6	34
Ruberman 1977	1739	1	42	8	25
Vismara 1975	64	10	26	11	30
Schulze 1977	81	24	7	0	28

krankungen und auf Menschen ohne strukturelle Herzerkrankung übertragen.

Die Lown-Klassifikation (s. Kap. 2) ist eine relativ grobe Einteilung, bei der eine Beurteilung ventrikulärer Ereignisse in semiquantitativer Form für singuläre monomorphe VES erfolgt (Klasse I u. II). Darüber hinaus ist das Schema streng hierarchisch strukturiert. Bei Nachweis auch nur einer komplexen Extrasystole finden solche der untergeordneten Klassen unabhängig von ihrer Inzidenz keine weitere Berücksichtigung (Klasse IV A u. IV B). Auf die nach heutiger Erkenntnis untergeordnete Bedeutung des R-auf-T-Phänomens, dem nach der Lown-Graduierung die höchste Wertigkeit zukommt, wurde bereits hingewiesen (Klasse V).

Die Ergebnisse der Arbeitsgruppe von Lown wurden in der Folgezeit durch weitere Untersuchungen an größeren Kollektiven von Patienten nach einem Infarkt grundsätzlich bestätigt (Tab. **16**), wobei jedoch die Struktur der Klassifikation nach heutigen Gesichtspunkten nur noch bedingt Gültigkeit besitzt.

Insgesamt sind ventrikuläre Arrhythmien in der Postinfarktperiode nahezu regelhaft an-

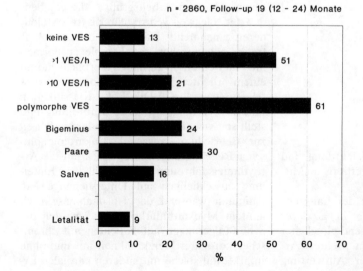

Abb. 48 Häufigkeit ventrikulärer Arrhythmien in der Hospitalphase des akuten Myokardinfarktes (gepoolte Daten nach Manger Cats 1979, Bigger u. Mitarb. 1981 u. 1984, Murkharji u. Mitarb. 1984, EIS 1987 und Spielberg u. Mitarb. 1986)

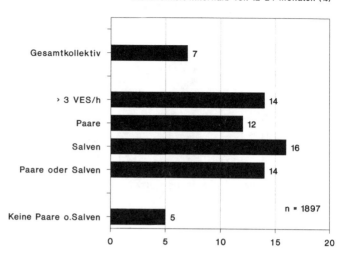

Abb. 49 Letalität nach Myokardinfarkt innerhalb von 12–24 Monaten in Abhängigkeit von spontaner Arrhythmie im Langzeit-EKG (gepoolte Daten nach Bigger u. Mitarb. 1984, Manger Cats 1979, EIS 1987 und Spielberg u. Mitarb. 1986)

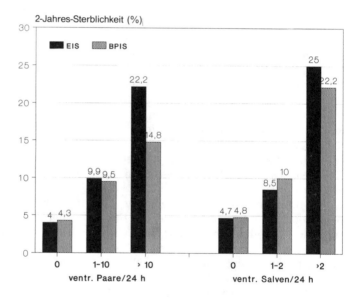

Abb. 50 Prognostische Bedeutung der quantitativen Analyse repetitiver Arrhythmien nach Myokardinfarkt: Letalität nach 2jähriger Verlaufsbeobachtung (nach EIS 1987, Spielberg u. Mitarb. 1986)

zutreffende Phänomene (Abb. 48). Bezogen auf die Gesamtgruppe der Patienten nach Myokardinfarkt, verdoppelt sich in etwa die Letalität innerhalb des ersten bzw. der ersten 2 Jahre bei Nachweis gehäufter singulärer Extrasystolen und komplexer Arrhythmien ungeachtet ihrer Häufigkeit. Dahingegen ist die Prognose von Patienten ohne Paare oder Salven besonders günstig (Abb. 49). Betrachtet man über die Lown-Klassifikation hinaus das quantitative Ausmaß ventrikulärer Arrhythmien, so zeigt sich sowohl für singuläre als auch für komplexe Formen eine eindeutige Auswirkung der Zahl dieser Ereignisse auf die Prognose. Eine signifikante Zunahme des Arrhythmierisikos gegenüber dem Gesamtkollektiv der Infarktpatienten wie auch gegenüber der Gruppe ohne relevante Extrasystolie ist bei mehr als 10 singulären VES/h (Multicenter Postinfarction Research Group 1983) sowie mehr als 10 Couplets/34h und mehr als 2 Salven/24h (Abb. 50) erkennbar.

3. Herzrhythmusstörungen

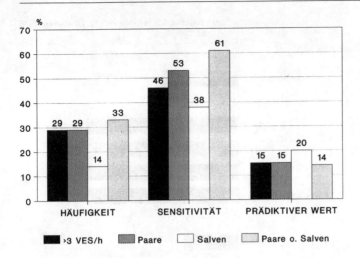

Abb. 51 Indizenz, Sensitivität und prädikativer Wert durch das Langzeit-EKG nachgewiesener ventrikulärer Arrhythmien nach akutem Myokardinfarkt (nach Bigger u. Mitarb. 1981 u. 1984, Manger Cats 1979, EIS 1987, Spielberg u. Mitarb. 1986)

In Anbetracht der Häufigkeit, in der ventrikuläre Arrhythmien bei routinemäßiger Langzeit-EKG-Untersuchung nach Myokardinfarkt nachzuweisen sind, ist die prognostische Aussagekraft für den einzelnen Patienten relativ gering. Nach Auswertung der gepoolten Daten größerer Studien weist mehr als die Hälfte der Patienten in den ersten Wochen nach Myokardinfarkt polymorphe ventrikuläre Extrasystolen der Lown-Klasse III A und mehr als jeder 3. Patient komplexe Arrhythmien der Lown-Klassen IV A oder IV B auf. Dem steht eine Gesamtletalität in den ersten 12–24 Monaten von etwa 7–10 Prozent gegenüber. Die Sensitivität des Langzeit-EKGs in der Erfassung des Arrhythmierisikos liegt unabhängig von der Art des durch das Holter-Monitoring erfaßten Arrhythmieprofils bei etwa 50%, der individuelle prädikative Wert lediglich bei etwa 15% (Abb. 51). Dies bedeutet zum einen, daß nur etwa die Hälfte der Patienten, die innerhalb eines 1- bis 2jährigen Intervalls nach Ablauf eines Myokardinfarktes infolge einer Rhythmusstörung versterben, durch gehäufte und/oder komplexe Extrasystolen im Langzeit-EKG auffallen und daß ein gleichgroßer Anteil der tatsächlich vom Rhythmustod bedrohten Patienten durch das Holter-Monitoring nicht erfaßt wird. Zum anderen folgt daraus, daß etwa 85% der Patienten mit derartigen langzeitelektrokardiographischen Befunden nicht durch maligne Arrhythmien bedroht sind. Darüber hinaus existieren Daten, die zeigen, daß die überdurchschnittliche Sterblichkeit der Patienten mit häufigen Extrasystolen nur zum Teil durch lebensbedrohliche Tachyarrhythmien verursacht wird, sondern daß aufgrund der engen Beziehung zwischen Arrhythmieneigung und linksventrikulärer Funktionseinschränkung auch Todesfälle durch myokardiales Pumpversagen in dieser Gruppe gehäuft auftreten.

Prognostische Bedeutung ventrikulärer Arrhythmien bei chronischer koronarer Herzkrankheit

Aufgrund der relativ geringen Letalität der Patienten mit chronisch stabiler koronarer Herzkrankheit mit und ohne abgelaufenen Myokardinfarkt liegen fundierte Daten über die prognostische Bedeutung asymptomatischer ventrikulärer Arrhythmien für diese Patientengruppe nicht vor. Interessant ist in diesem Zusammenhang eine Untersuchung der European Infarction Study Group, in der die 1-Jahres-Letalität von Patienten nach Myokardinfarkt mit oder ohne komplexe Arrhythmien in Abhängigkeit vom Intervall zwischen Infarkteintritt und der Registrierung des Langzeit-EKGs analysiert wurde (Abb. 52) (European Infarction Study Group 1985). Hierbei konnte nachgewiesen werden, daß Patienten mit komplexen ventrikulären Arrhythmien bei Registrierung des Langzeit-EKGs 2–4 Wochen und 3 Monate nach der Infarzierung eine signifikant

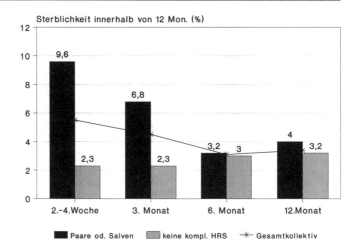

Abb. 52 1-Jahres-Letalität nach Myokardinfarkt in Abhängigkeit vom Arrhythmieverhalten und vom Zeitabstand zwischen Myokardinfarkt und Registrierung des Langzeit-EKGs: Die durchgezogene Linie bezeichnet die Sterblichkeit des Gesamtkollektivs (nach EIS 1987)

höhere Sterblichkeit aufweisen als solche ohne repetitive Arrhythmien und als das Gesamtkollektiv. Ab dem 6. Monat finden sich jedoch keine relevanten Unterschiede zwischen den Gruppen mit und ohne repetitive Arrhythmien. Der Grund hierfür beruht im wesentlichen auf der Tatsache, daß die höchste Arrhythmiegefährdung innerhalb des ersten halben Jahres nach einem Infarkt besteht, während dessen offensichtlich die Mehrzahl der arrhythmiegefährdeten Patienten ihren Leiden erliegen. Diese Daten wurden durch andere Untersuchungen zwar tendenziell, jedoch nicht in ihrem quantitativen Ausmaß bestätigt (Cardiac Arrhythmia Suppression Trial Investigators 1989). Es wird jedoch deutlich, daß die prognostische Aussage des Langzeit-EKGs bei chronischen Formen der KHK äußerst begrenzt ist. Letztlich erscheint es wenig sinnvoll, bei asymptomatischen Koronarpatienten im chronischen Stadium eine Langzeit-EKG-Registrierung zur Beurteilung der Arrhythmiegefährdung durchzuführen.

Die Bedeutung der linksventrikulären Funktion für die Arrhythmiegefährdung

Die bisher aufgeführten Studien beziehen ihre Ergebnisse aus der Langzeit-EKG-Analyse unselektionierter Patienten nach abgelaufenem Myokardinfarkt. Seit längerem ist bekannt, daß nicht nur bei koronarer Herzkrankheit, sondern auch bei anderen kardialen Erkrankungen die spontane Arrhythmieneigung in Form singulärer oder repetitiver Extrasystolen mit zunehmender Einschränkung der linksventrikulären Funktion zunimmt. Bei Berücksichtigung der linksventrikulären Auswurffraktion als Parameter der Globalfunktion konnten verschiedene Arbeitsgruppen nachweisen, daß Patienten mit einer Auswurffraktion >40% unabhängig von Nachweis oder Fehlen komplexer Arrhythmien eine günstige Prognose besitzen, die sich nicht signifikant von derjenigen ohne relevante Arrhythmien (Lown-Klasse 0 oder I) unterschiedet, wohingegen die Überlebensraten bei einer Ejektionsfraktion <40% ungeachtet des Holter-Befundes wesentlich ungünstiger ausfallen (Schulze u. Mitarb. 1977, Califf u. Mitarb. 1982, de Soyza u. Mitarb. 1978). In der Folgezeit konnte jedoch anhand größerer Kollektive eindeutig nachgewiesen werden, daß den gravierenden Formen ventrikulärer Heterotopien eine von der Ventrikelfunktion unabhängige Bedeutung zukommt, die jedoch mit zunehmender Einschränkung der Auswurffraktion weiter an Relevanz gewinnt (Bigger u. Mitarb. 1981b, Bigger u. Mitarb. 1984, Kostis u. Mitarb. 1987, Mukharji u. Mitarb. 1984, Olson u. Mitarb. 1984a, Olson u. Mitarb. 1984b). Besonders eindrucksvoll wird der Zusammenhang zwischen Auswurffraktion, Arrhythmieverhalten und Prognose durch die Arbeitsgruppe von Bigger veranschaulicht (Bigger u. Mitarb. 1984) (Abb. 53). Unabhängig von der Ejektionsfraktion (EF) nimmt die 2-Jahres-

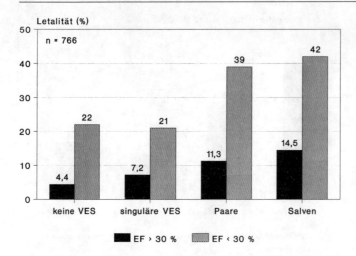

Abb. 53 Einfluß der linksventrikulären Funktion und des Arrhythmieverhaltens im Langzeit-EKG auf die 1-Jahres-Letalität nach akutem Myokardinfarkt (nach Bigger u. Mitarb. 1984)

Sterblichkeit mit zunehmender Komplexizität ventrikulärer Heterotopien zu. Bei der Analyse der Patienten mit einer Auswurffraktion über bzw. unter 30% wird jedoch deutlich, daß die Letalität in der Gruppe mit schlechter Ventrikelfunktion in allen Arrhythmieklassen wesentlich höher liegt, so daß bei einer EF <30% ohne ventrikuläre Rhythmusstörungen eine höhere Sterblichkeit vorliegt als bei Patienten mit ventrikulären Salven und einer EF >30%. Andererseits ist die Prognose bei Patienten, die sowohl eine erhebliche Reduktion der Pumpfunktion als auch komplexe Arrhythmien aufweisen, besonders ungünstig.

Gleichartige Befunde wurden bei alleiniger Berücksichtigung klinischer Parameter der eingeschränkten Myokardfunktion oder echokardiographischer Befunde unter Verzicht auf die methodisch aufwendige quantitative Bestimmung der Auswurffraktion durch Ventrikulographie in Rahmen der Linksherzkatheterdiagnostik oder durch Radionuklidventrikulographie erhoben (E. I. S. 1985, Kostis u. Mitarb. 1973, Leitner E.-R. u. Mitarb. 1984, Spielberg u. Mitarb. 1984).

Zusammenfassend ist aufgrund der Daten der aufgeführten Untersuchungen der Risikopatient nach Myokardinfarkt durch häufige und/oder repetitive Arrhythmien bei gleichzeitig reduzierter linksventrikulärer Funktion gekennzeichnet.

Prognostische Bedeutung ventrikulärer Arrhythmien bei nichtischämischen Herzerkrankungen und bei Fehlen einer strukturellen Herzkrankheit

Strukturell Herzgesunde

Zahlreiche systematische Studien befassen sich mit der Inzidenz und der prognostischen Bedeutung asymptomatischer ventrikulärer Arrhythmien bei Herzgesunden (s. Kap. 2). Als Kriterium für das Fehlen einer strukturellen Herzerkrankung wurde hierbei in der Regel bei symptomfreien Patienten ein unauffälliges Belastungs-EKG und ein regelrechter echokardiographischer Befund zugrundegelegt. Übereinstimmend zeigen sämtliche Untersuchungen, daß ventrikuläre Arrhythmien jedweder Form bzw. Lown-Klasse auch bei Gesunden nachzuweisen sind, so singuläre VES in Abhängigkeit vom Lebensalter bei 50−80% und komplexe Arrhythmien bei 2−10% der Probanden (Tab. 17) (Savage u. Mitarb. 1983, Kostis u. Mitarb. 1981). Im Unterschied zu Patienten mit fortgeschrittenen Herzerkrankungen ist jedoch die Anzahl dieser Ektopien pro Zeiteinheit abgesehen von seltenen Ausnahmen wesentlich geringer (Candinas u. Podrid 1990, Fleg u. Kenendy 1982). Ungeachtet ihrer Häufigkeit und Komplexität kann als gesichert gelten, daß ventrikuläre Arrhythmien mit Ausnahme anhaltender Kammertachykardien bei strukturell Herzgesunden keine Indikatoren eines erhöhten Risikos, am plötzlichen Herztod zu versterben, darstellen (Kennedy u. Mitarb. 1985, Bethge u. Mitarb. 1983, Buxton u. Mitarb. 1984a, Montague u. Mitarb. 1983).

Patienten mit idiopathischer dilatativer Kardiomyopathie und anderen Formen der Herzinsuffizienz oder eingeschränkter linksventrikulärer Funktion

Eine höhergradige Einschränkung der linksventrikulären Funktion, insbesondere bei dilatativer Kardiomyopathie, ist mit einer ungünstigen Prognose assoziiert. Die Letalität im ersten Jahr nach Diagnosestellung wird im Mittel mit 30%, die 5-Jahres-Sterblichkeit mit 60% angegeben (Fuster u. Mitarb. 1981). Bei den Todesursachen steht neben dem myokardialen Pumpversagen und thromboembolischen Komplikationen der plötzliche Herztod infolge maligner ventrikulärer Tachyarrhythmien im Vordergrund. Bei einer Ejektionsfraktion des linken Ventrikels unter 20% liegt die rhythmogene 1-Jahres-Letalität bei bis zu 50%.

Ventrikuläre Arrhythmien sind in fortgeschrittenen Stadien der dilatativen Kardiomyopathie wie auch anderer Formen der schweren Herzinsuffizienz nahezu regelhaft anzutreffen. Häufige singuläre Extrasystolen finden sich bei 70–95% der Patienten, repetitive Formen unter Einschluß ventrikulärer Salven bei 50–80% (Chakko u. Gheorghiade 1985, Maskin u. Mitarb. 1984, von Ohlshausen u. Mitarb. 1984). Mehrere Autoren untersuchten den Zusammenhang zwischen ventrikulären Arrhythmien im Langzeit-EKG und plötzlichen rhythmogenen Todesfällen bei diesen Erkrankungen (Tab. 18). Diese Studien, die sämtlich nur relativ kleine Populationen erfassen, führen zu widersprüchlichen Ergebnissen. Ungeachtet der Ursache einer myokardialen Schädigung (koronare Herzkrankheit, Kardiomyopathie, fortgeschrittene Vitien) nimmt mit zunehmender Progredienz nahezu regelhaft die Häufigkeit und Komplexität ventrikulärer Extrasystolen zu, ohne daß bisher eine konklusive Beziehung zum plötzlichen Herztod nachgewiesen werden konnte (von Ohlshausen u. Mitarb. 1984, Constanza-Nordin u. Mitarb. 1984). Vielmehr scheint neben der Auswurffraktion das Arrhythmiemuster, weiterhin das Ausmaß einer linksventrikulären Erregungsausbreitungsstörung (Breite des Kammerkomplexes im EKG), die Erhöhung des rechtsatrialen Mitteldruckes sowie eine beschleunigte Herzfrequenz unter Ruhebedingungen ein erhöhtes Risiko für den Tod im Pumpversagen anzuzeigen, wobei die linksventrikuläre Schädigung die prognostisch wesentliche Größe darstellt (Unverferth 1984). Andere Autoren fanden dahingegen eine Korrelation zwischen dem spotanen Arrhythmieverhalten und rhythmogenen Todesfällen (Meinertz u. Mitarb. 1985, Huang u. Mitarb. 1984, Unverferth u. Mitarb. 1984). Ob das spontane Arrhythmiemuster im Langzeit-EKG eine von der Ventrikelfunktion unabhängige prädikative Bedeutung für die Todesart

Tabelle 17 Häufigkeit singulärer und komplexer ventrikulärer Extrasystolen im Langzeit-EKG bei Herzgesunden und Patienten mit unterschiedlichen Herzerkrankungen (nach Candinas u. Podrid 1990)

Kardiale Grunderkrankung	VES (%)	Komplexe VES (%)
Herzgesunde	50– 80*	2–10
Mitralklappenprolaps	50– 80	
Koronare Herzkrankheit	80– 90	ca. 40
Zustand nach Myokardinfarkt	80– 90	
Dilatative Kardiomyopathie	80– 90	50–80
Hypertrophe Kardiomyopathie	40– 50	20–25
Zustand nach Reanimation	75–100	

* altersabhängig

Tabelle 18 Beziehung zwischen ventrikulären Arrhythmien und Überlebensraten bei Patienten mit kongestiver Herzinsuffizienz (nach Candinas u. Podrid 1990)

Autor	Patienten (n)	Follow-up (Monate)	Beziehung zum plötzlichen Herztod
Huang	35	34	nein
Wilson	77	12	nein
Meinertz *	74	11	ja
Ohlshausen	60	12	nein
Holmes *	43	14	ja
Chakko	43	16	ja
Unverferth	61	12	ja
Constanzo-N.	55	16	nein
Follansbee	19	19	ja

* nur dilatative Kardiomyopathie

(terminale Herzinsuffizienz oder maligne Arrhythmie) besitzt, ist derzeit für die dilatative Kardiomyopathie und andere Ursachen der Herzinsuffizienz mit Ausnahme der Patienten nach Myokardinfarkt ungeklärt.

Hypertrophische Kardiomyopathien

Eine Sonderstellung nimmt die hypertrophische, insbesondere die hypertrophisch obstruktive Kardiomyopathie (HOCM) ein. Die betroffenen Patienten sind in besonderem Maße vom plötzlichen Herztod bedroht, der im typischen Fall unter körperlicher Belastung auftritt. Neben hämodynamischen und ischämischen Faktoren werden Arrhythmien als Todesursachen diskutiert (Savage u. Mitarb. 1979). McKenna fand bei 48stündiger Langzeit-EKG-Registrierung von 100 Erwachsenen mit HOCM in 14% der Fälle permanentes Vorhofflimmern, in 31% paroxysmale supraventrikuläre Tachyarrhythmien, in 28% gehäufte singuläre VES (>250/d) und in 29% ventrikuläre Salven und nichtanhaltende Tachykardien (McKenna 1989). Die Analyse von 170 Patienten ergab, daß Patienten mit ventrikulären Salven signifikant häufiger plötzlich verstarben (9/41: 22%) als solche ohne diesen Befund (4/129: 8%) (McKenna u. Mitarb. 1984a, Maron u. Mitarb. 1981). Als weitere prädikative Faktoren für den plötzlichen Herztod konnte die Manifestation der Erkrankung in jüngerem Lebensalter, Synkopen in der Vorgeschichte, eine Familienanamnese mit HOCM sowie Ruhedyspnoe erarbeitet werden, wohingegen Veränderungen des Ruhe-EKGs, echokardiographische und hämodynamische Parameter nicht mit der Prognose korrelierten (McKenna u. Mitarb. 1981b). Letztlich ist der Mechanismus des plötzlichen Herztodes bei HOCM derzeit nicht hinreichend geklärt. Komplexe Arrhythmien im Langzeit-EKG in Form ventrikulärer Salven sind als prognostisch ungünstig anzusehen, obgleich in ca. 40% der Fälle falsch positive Befunde erhoben werden.

Herzklappenfehler

Vor Einführung des prothetischen Herzklappenersatzes stellte die *Aortenklappenstenose* eine der häufigsten Ursachen des plötzlichen Herztodes nichtkoronarer Ursache dar (Campbell 1968). Auch andere Klappenvitien, speziell die chronische *Aorteninsuffizienz* sowie Patienten nach Klappenersatz besitzen ein erhöhtes Risiko, unerwartet zu versterben. Als Todesursache kommen hämodynamische Mechanismen, ischämische Episoden, speziell bei mechanischen Prothesen thromboembolische Ereignisse sowie tachy- und bradykarde Arrhythmien in Frage.

Einige Arbeiten der 80er Jahre untersuchten systematisch die Inzidenz ventrikulärer Arrhythmien im Langzeit-EKG bei Aortenvitien (Boedecker 1985, Klein 1984, von Ohlshausen u. Mitarb. 1983). Komplexe ventrikuläre Arrhythmien fanden sich bei 33−59% der Patienten mit Aortenstenosen und bei 50−82% der Patienten mit Aorteninsuffizienz. Ventrikuläre Salven und Tachykardien wurden bei Aortenstenose in etwa 13% und bei Klappeninsuffizienz in etwa 25% der Fälle dokumentiert. Nach Übereinstimmung der zitierten Untersucher besteht keine Beziehung zwischen der Häufigkeit und der Komplexität der Arrhythmie und dem hämodynamischen Ausmaß der Aortenklappenstenose bzw. -insuffizienz oder einer begleitenden koronaren Herzerkrankung. Dahingegen korreliert das Arrhythmieverhalten sowohl prä- als auch postoperativ mit Parametern der linksventrikulären Funktion wie der Auswurffraktion und der Wandspannung (Boedecker 1985, Klein 1984). Einige Befunde sprechen für eine kausale Beziehung zwischen malignen ventrikulären Tachykardien und plötzlichen Todesfällen bei Aortenvitien, die nicht nach vorangegangener Streßsynkope auftraten. Von Ohlshausen konnte mehrere derartige rhythmogene Todesfälle im Langzeit-EKG dokumentieren (von Ohlshausen 1989). Hierbei kennzeichnet folgendes Risikoprofil den gefährdeten Patienten: eine eingeschränkte linksventrikuläre Funktion, speziell die Kombination zwischen reduzierter Auswurffraktion und hoher Wandspannung und repetitiven Arrhythmien im Langzeit-EKG. Dennoch dürften diese Mechanismen im Gegensatz zu hämodynamischen Faktoren nur für eine kleine Gruppe der Patienten mit Aortenklappenfehlern die Prognose bestimmen.

Plötzliche Todesfälle bei *Mitralklappenvitien* sind in der Literatur nur als Einzelfälle publiziert. Aus den 80er Jahren liegen einige

Studien vor, die systematisch das spontane Arrhythmieverhalten bei symptomatischen Mitralklappenfehlern untersuchen (Boedecker 1985, Kligfield u. Mitarb. 1985, von Ohlshausen u. Mitarb. 1986). Diese zeigten erstaunlicherweise eine etwa gleichhohe Inzidenz ventrikulärer Heterotopien wie bei Aortenvitien (Mitralstenose: repetitive Arrhythmien in 25–33%, ventrikuläre Salven in 10–25% der Fälle. Mitralinsuffizienz: repetitive Arrhythmien in ca. 50%, ventrikuläre Salven in ca. 25% der Fälle). Auch bei diesen Klappenfehlern bestand eine Korrelation zwischen dem spontanen Arrhythmiemuster und der Einschränkung der linksventrikulären Funktion, jedoch keine Beziehung zur Funktion des rechten Ventrikels (Boedekker 1985, von Ohlshausen u. Mitarb. 1986). Eine prognostische Bedeutung kommt diesen Rhythmusstörungen offensichtlich nicht zu.

Mitralklappenprolaps-Syndrom

Der Mitralklappenprolaps ist mit einer hohen Inzidenz von Herzrhythmusstörungen assoziiert, wohingegen plötzliche Todesfälle nur sehr selten auftreten (Devereux u. Mitarb. 1976). Bei einer Prävalenz der Anomalie in der Bevölkerung von etwa 5% wurden bisher in der Literatur nur etwa 70 plötzliche Todesfälle beschrieben, wobei als Risikofaktor lediglich Synkopen in der Vorgeschichte angegeben werden (Savage u. Mitarb. 1983, Weber 1989). Es kann heute als gesichert gelten, daß Patienten mit unkompliziertem Mitralprolaps unabhängig von ihren Arrhythmiemuster eine gute Prognose besitzen, die sich nicht von derjenigen Herzgesunder unterscheidet. Die Inzidenz des plötzlichen Herztodes über einen Beobachtungszeitraum von 6–24 Jahren wird mit 0,4–1,8% angegeben (Curtius u. Loogen 1985, Weber 1989).

Umstritten ist die Bedeutung ventrikulärer Arrhythmien bei Patienten mit Prolaps des posterioren Mitralsegels und konsekutiver, hämodynamisch bedeutsamer Mitralinsuffizienz, solchen mit begleitenden unspezifischen Veränderungen der Kammerrepolarisation im EKG oder mit positiver Familienanamnese (Campbell u. Mitarb. 1976, Curtius u. Loogen 1985).

Zusammenfassend sind ventrikuläre Arrhythmien auch bei höheren Schweregraden für das Gesamtkollektiv der Patienten mit Mitralklappenprolaps kein Indikator für eine ungünstige Prognose. Es ist unklar, ob das Langzeit-EKG geeignet ist, in Untergruppen Patienten mit einem erhöhten Arrhythmierisiko zu identifizieren. Am ehesten trifft dies für Prolapsträger zu, die neben gehäuften repetitiven ventrikulären Extrasystolen bereits Synkopen erlitten haben, so daß für diese Gruppe eine weitergehende elektrophysiologische Diagnostik indiziert sein kann.

Kongenitale Vitien

Plötzliche Todesfälle bei angeborenen Herzfehlern sind bei Vorliegen eines Eisenmenger-Syndroms relativ häufig und beruhen in der Regel auf den hämodynamischen Komplikationen eines akuten Rechtsherzversagens. Die Situation entspricht derjenigen bei anderen Formen der schweren pulmonalarteriellen Hypertonie. Anhaltende, potentiell lebensbedrohliche Arrhythmien finden sich relativ häufig nach operativer Korrektur komplexer Vitien, speziell bei Fallot-Tetralogie, Transposition der großen Gefäße und komplettem AV-Kanal (Garson u. Mitarb. 1979). Die Bedeutung des Langzeit-EKGs bei der Erfassung des Arrhythmierisikos bei diesen Patienten ist unklar.

Insgesamt lassen sich nach operativer Korrektur des Morbus Fallot in etwa 40% der Fälle komplexe ventrikuläre Arrhythmien nachweisen, die im wesentlichen mit einem hämodynamisch ungünstigen Operationsergebnis korrelieren (Deanfield u. Mitarb. 1980, Webb Kavey u. Mitarb. 1982, Wessel u. Mitarb. 1980). Die Prognose dieser Patienten ist insgesamt jedoch bei einer 10-Jahres-Letalität von 4,6% relativ günstig (Deanfield u. Mitarb. 1980). Da nur ein Bruchteil der operierten Patienten infolge einer Rhythmusstörung verstirbt, ist die prognostische Wertigkeit langzeitelektrokardiographisch erfaßter Arrhythmien als gering einzuschätzen.

Hypertensive Herzerkrankung

Die Entwicklung einer linksventrikulären Hypertrophie im Gefolge einer arteriellen Hypertonie konnte aufgrund der Daten der Framingham-Studie als eigenständiger Risikofaktor für den plötzlichen Herztod und die Entwicklung eines akuten Myokardinfarktes identifiziert werden (Kannel 1983). Hierbei erhöht sich bei Zeichen der linksventrikulären Hypertrophie mit konsekutiven Repolarisationsstörungen im Ruhe-EKG das Risiko des kardiovaskulären Todes um den Faktor 8 und die koronarbedingte Sterblichkeit um den Faktor 6. Weiterhin wurde eine signifikante Korrelation zwischen elektro- und echokardiographischen Parametern der linksventrikulären Muskelmasse und der Inzidenz spotaner ventrikulärer Arrhythmien im Langzeit-EKG im Vergleich zu Hypertonikern ohne Hypertrophie und zu normotensiven Personen nachgewiesen (Rabkin u. Mitarb. 1982, Kannel 1975, Messerli u. Mitarb. 1984). Größere Studien, die eine eigenständige prognostische Bedeutung ventrikulärer Arrhythmien unabhängig vom Ausmaß der Kammerhypertrophie belegen, liegen derzeit nicht vor, so daß die Wertigkeit des Langzeit-EKGs in der Erfassung von Risikopatienten mit arterieller Hypertonie zur Zeit nicht geklärt ist.

QT-Syndrome

Patienten mit kongenitalem QT-Syndrom sind in hohem Maße durch lebensbedrohliche tachykarde Arrhythmien und den plötzlichen rhythmogenen Herztod bedroht. Typische Manifestation ist die Torsade-de-pointes-Tachykardie mit Schwindelattacken oder Synkopen, die meist spontan terminieren, jedoch auch in irreversibles Kammerflimmern degenerieren und hierdurch die Prognose entscheidend bestimmen können. Unterschieden wird zwischen dem mit Taubstummheit assoziierten Jervell-Lange-Nielson-Syndrom mit autosomal-rezessivem Erbgang und dem Romano-Ward-Syndrom ohne Taubstummheit, das autosomal-dominant vererbt wird. Tachykarde Arrhythmien werden in der Regel, vermittelt über nervale sympathische Mechanismen, durch physische oder emotionale Belastungen ausgelöst. Eine strukturelle kardiale Erkrankung läßt sich auch mittels invasiver diagnostischer Verfahren nicht nachweisen. Pathogenetisch liegen den idiopathischen Formen vermutlich morphologische Veränderungen der sympathischen zervikalen Ganglien zugrunde, die funktionell über eine Imbalance der kardialen Innervation die Entstehung tachykarder Arrhythmien bewirken. Neben den angeborenen Formen können Verlängerungen der QT-Dauer mit arrhythmogener Potenz durch eine Vielzahl endogener und exogener Mechanismen, insbesondere durch antiarrhytmisch wirksame Pharmaka induziert werden.

Schwartz führte erstmals klare diagnostische Kriterien des QT-Syndroms, die zwischen Hauptkriterien (Verlängerung der frequenzkorrigierten QT-Dauer auf >440ms, Synkopen, familiäre Belastung) und Nebenkriterien (Taubstummheit, alternierende T-Wellen, Bradykardie bei Kinder, Repolarisationsstörungen) unterscheiden (Schwartz 1985). Prognostische Bedeutung besitzen danach lediglich anamnestische Angaben und das Ruhe-EKG sowie verschiedene Provokationsmethoden, die auf einer Steigerung des Sympathikotonus beruhen (Ergometrie, psychische Provokationstests mit EKG-Registrierung, cold-pressure-test). Darüber hinaus wurden von Eggeling u. Mitarb. diagnostische Kriterien durch den Nachweis diastolischer Mikropotentiale mittels hochverstärkter EKG-Registrierung erarbeitet, die sich durch eine hohe Sensitivität auszeichnen und auch zur Therapiesteuerung eignen (Eggeling u. Mitarb. 1986). Demgegenüber wird das Langzeit-EKG wegen der geringen Sensitivität ebenso wie invasive elektrophysiologische Verfahren sowohl bei der Diagnosestellung als auch bei der Therapiekontrolle als wenig hilfreich angesehen (Moss u. Schwartz 1979, Bhandari u. Mitarb. 1984). Im Einzelfall kann das Langzeit-EKG bei Patienten mit unklaren Synkopen durch den Nachweis typischer Torsades de pointes Hinweise auf ein primäres oder sekundäres QT-Syndrom als Ursache der klinischen Symptomatik liefern.

Andere kardiale Erkrankungen

Lebensbedrohliche ventrikuläre Tachyarrhythmien generieren in seltenen Fällen auf dem Boden einer ätiologisch ungeklärten *Dysplasie des rechten Ventrikels* (arrhythmogener rechter Ventrikel, rechtsventrikuläre Dysplasie, Morbus Uhl), wobei sich vergleichbare morphologische Veränderungen in From einer fettigen Degeneration und fibrotischer Umbauprozesse sporadisch auch zusätzlich oder ausschließlich im linksventrikulären Myokard nachweisen lassen. Meist werden die Patienten durch anhaltende ventrikuläre Tachykardien symptomatisch. Vermutlich fallen auch Patienten mit sog. idiopathischen ventrikulären Tachykardien, bei denen die gesamte Palette der konventionellen und invasiven kardiologischen Diagnostik keine Abnormität aufdecken kann, in diese Gruppe, da in der Mehrzahl die bioptische Untersuchung teilweise diskrete Abnormalien aufdeckt, die qualitativ denen der rechtsventrikulären Dysplasie entsprechen. Die Diagnostik und die Steuerung der Therapie bei dieser kleinen Gruppe arrhythmiegefährdeter Personen ist derzeit Domäne der invasiven Elektrophysiologie. Bei kleinen Fallzahlen liegen verständlicherweise keine schlüssigen Daten über die prognostische Bedeutung der durch das Langzeit-EKG erfaßbaren spontanen Arrhythmien vor.

Weitere Parameter der chronischen Arrhythmiegefährdung

Aus den aufgeführten Daten geht hervor, daß das spontane Arrhythmieverhalten im Langzeit-EKG mit Nachweis häufiger singulärer und/oder komplexer ventrikulärer Ektopien bei Patienten in der Frühphase nach Myokardinfarkt ein von anderen Variablen unabängiger Parameter für das Risiko des plötzlichen rhytmogenen Herztodes darstellt. Die relativ geringe Sensitivität, Spezifität und prädikative Bedeutung dieser Befunde schränken die Wertigkeit der Methode unter therapeutischen Gesichtspunkten jedoch ein. Bei anderen kardialen Erkrankungen wie z. B. schweren Formen der Herzinsuffizienz unterschiedlicher Ätiologie, insbesondere für die dilatative Kardiomyopathie, bestehen erhebliche Unsicherheiten im Hinblick auf die Wertigkeit des Langzeit-EKGs in der Erfassung prognostisch relevanter Parameter. Für zahlreiche weitere Herzerkrankungen sowie strukturell Herzgesunde kann dahingegen als gesichert gelten, daß das Muster spontaner ventrikulärer Arrhythmien keine prognostische Aussagekraft besitzt (Tab. 19).

In den vergangenen Jahren konnten mehrere zusätzliche prognostische Parameter des individuellen Arrhythmierisikos identifiziert werden.

Tabelle **19** Prognostische Bedeutung ventrikulärer Arrhythmien in Abhängigkeit von der kardialen Grunderkrankung

Herzgesunde	–
Mitralklappenfehler	–
Mitralklappenprolaps	–
Aortenklappenfehler	(+)
Dilatative Kardiomyopathie	(+)
Hypertroph obstruktive Kardiomyopathie	++
Koronare Herzkrankheit	+
Koronare Herzkrankheit mit linksventrikulärer Funktionseinschränkung	+++

Spontane anhaltende ventrikuläre Tachykardien bei chronischem Arrhythmiesubstrat

Bei lebensbedrohlichen ventrikulären Herzrhythmusstörungen ist zwischen primärem Kammerflimmern und anhaltenden Kammertachykardien zu unterscheiden, wobei letztere nach unterschiedlicher Dauer sekundär zu Kammerflimmern degenerieren können. Primäres Kammerflimmern kann ohne präexistente strukturelle Abnormalitäten des Myokards z. B. durch eine akute Ischämie induziert werden. Ein typisches Beispiel ist der plötzliche Rhythmustod in der Frühphase des akuten Myokardinfarktes. Dahingegen haben anhaltende Kammertachykardien, die in der überwiegenden Mehrzahl elektrophysiologisch auf einer kreisenden Erregung beruhen, pathologische Leitungseigenschaften des Myokards zur Voraussetzung, die als *arrhythmogenes Substrat* bezeichnet werden (Breithardt u. Mitarb. 1989a). Durch experimentelle und klinische Untersuchungen wurde nachgewiesen, daß in der Randzone eines Infarktes elektrisch abnormale Areale existieren können, die durch das Nebeneinander vitaler Muskelfasern und nekrotischer bzw. fibrotischer Strukturen gekennzeichnet sind. Elektrophysiologisch resultieren hieraus über den Mechanismus der Anisotropie Bezirke verzögerter elektrischer Erregungsleitung als Voraussetzung für eine kreisende Erregung (Allessie u. Mitarb. 1987). Die Fraktionierung der elektrischen Erregung läßt sich beim Menschen intraoperativ am offenen Herzen sowie mittels Kathetertechnik im Rahmen des sog. endokardialen Mappings ableiten. Als nichtinvasive Methode steht die *hochverstärkte Elektrokardiographie* zur Verfü-

3. Herzrhythmusstörungen

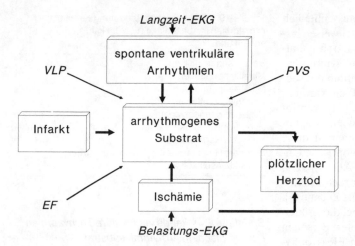

Abb. 54 Beziehungen zwischen dem Arrhythmiesubstrat und plötzlichem Herztod. Im Kursivdruck sind die diagnostischen Methoden angezeigt, die entweder das Vorliegen eines derartigen Substrates anzeigen oder als Trigger für die Initiierung lebensbedrohlicher Arrhythmien fungieren können (VLP = ventricular late potential/ventrikuläres Spätpotenial, PVS = programmierte Ventrikelstimulation, EF = linksventrikuläre Ejektionsfraktion) (nach Breithardt u. Mitarb. 1989b)

gung, bei der von der Körperoberfläche meist nach Signalmittelung sog. Spätpotentiale als Ausdruck einer lokalen Erregungsverzögerung nachgewiesen werden können. Therapeutisch können lokalisierte arrhythmogene Strukturen operativ reseziert und elektrisch isoliert sowie alternativ semiinvasiv über perkutan eingeführte Katheder abladiert werden.

Die pathophysiologischen Beziehungen zwischen dem arrhythmogenen Substrat und malignen Arrhythmien sind am besten für die koronare Herzerkrankung nach abgelaufenem Infarkt untersucht und sollen an diesem Beispiel nachfolgend erläutert werden. Das Vorliegen eines arrhythmogenen Substrates bedeutet noch nicht, daß ein Patient tatsächlich ein lebensbedrohliches Rhythmusereignis erleidet. Eine lokale Erregungsleitungsverzögerung stellt zwar eine unabdingbare Voraussetzung für eine kreisende Erregung dar, zu ihrer Manifestation erfordert diese jedoch weitere Bedingungen. Hierzu gehört einerseits, daß die Leitungsgeschwindigkeiten und Refraktärzeiten der Strukturen des Mikroreentrykreises in einem Verhältnis zueinander stehen, das die Perpetuation der Kreiserregung ermöglicht; andererseits ist ein Trigger zur Induktion der Tachykardie erforderlich. Die elektrophysiologischen Verhältnisse sind im Zeitverlauf nicht konstant, d.h. das Verhältnis zwischen Erregungsleitung und Refraktärzeit kann z.B. in Abhängigkeit vom vegetativen Tonus variieren. Besonders eingreifende Veränderungen finden sich unter Einfluß antiarrhythmischer Pharmaka, die durch eine Veränderung der Leitungsgeschwindigkeit und/oder der Refraktärzeit elektrophysiologische Bedingungen schaffen, die das Zustandekommen einer Tachykardie verhindern oder umgekehrt ein Arrhythmiesubstrat, das spontan nicht zur Generation anhaltender Tachykardie in der Lage ist, im Sinne eines proarrhythmischen Effektes erst „reentryfähig" machen.

Abb. 54 veranschaulicht schematisch die Zusammenhänge zwischen Arrhythmiesubstrat und lebensbedrohlichen Tachykardien.

Entsteht ein arrhythmogenes Substrat – zumeist als Folge eines Myokardinfarktes – (bei der dilatativen Kardiomyopathie liegen durch die Entwicklung einer Myokardfibrose vergleichbare Verhältnisse vor), so wirken Ischämien ggf. kombiniert durch Steigerungen des Sympathikotonus im Rahmen physischer und psychischer Belastungssituationen, Änderungen der Herzfrequenz oder spontane Extrasystolen als Trigger für die Induktion der Kreiserregung. Klinisch dient hier das Belastungs- und das Langzeit-EKG dem Nachweis dieser potentiellen Induktoren. Es muß jedoch betont werden, daß sich im konkreten Einzelfall bei Patienten mit anhaltenden Kammertachykardien nur selten eindeutig ein Triggermechanismus nachweisen läßt.

Auf der anderen Seite lassen sich diagnostische Parameter ableiten, die auf das Vorliegen eines arrhythmogenen Substrates als Ausdruck einer individuellen Arrhythmiegefährdung hindeuten. Bei Nachweis einer spontanen anhaltenden Tachykardie ist das Vorliegen eines reentryfähigen Arrhythmiesubstrates zwangsläufig bewiesen. Patienten mit symptomatischen Kammertachykardien und solche, die wegen ventrikulärer Tachyarrhythmien notfallmäßig behandelt bzw. im Falle von Kammerflimmern oder -flattern defibrilliert oder kardiopulmonal reanimiert werden mußten, weisen eine außerordentlich hohe Arrhythmiesterblichkeit im Langzeitverlauf auf, sofern die Rhythmusstörung nicht auf einer akuten passageren Ursache beruht. Für die Postinfarktperiode besteht nach neueren Untersuchungen eine chronische Arrhythmiegefährdung bereits dann, wenn anhaltende ventrikuläre Tachyarrhythmien inklusive Kammerflimmern in einem Abstand von mehr als 24 Stunden nach dem Infarktereignis auftreten. Für die Gesamtgruppe dieser Patienten beträgt das Risiko eines Rezidives der lebensbedrohlichen anhaltenden Tachyarrhythmie innerhalb des ersten Jahres mehr als 30% (Schaffer u. Cobb 1975). Annähernd 40% der Patienten mit dokumentierten anhaltenden Kammertachykardien versterben innerhalb eines Jahres, sofern keine adäquate Behandlung erfolgt (Graboys u. Mitarb. 1982). Für Untergruppen, speziell solche mit hochgradig eingeschränkter linksventrikulärer Funktion, sind jährliche Rezidiv- bzw. Letalitätsraten weit über 50% beschrieben. Andererseits ist nach eigenen Beobachtungen das erstmalige Auftreten einer anhalten Kammerarrhythmie ohne erkennbare Ursache und bei Ausschluß einer erneuten Ischämie in Intervallen von 5–15 Jahren nach einem Infarktereignis keine Seltenheit (Kochs u. Mitarb. 1988).

Programmierte Ventrikelstimulation

Als invasives Verfahren, die Gefährdung durch lebensbedrohliche Tachyarrhythmien nachzuweisen, steht die *programmierte Ventrikelstimulation* zur Verfügung, die 1972 durch Wellens in die Klinik eingeführt wurde (Wellens u. Mitarb. 1972). Bei Patienten mit spontanen anhaltenden monomorphen Kammertachykardien lassen sich in 93–95% der Fälle die klinischen Arrhythmien reproduzierbar induzieren. Die Sensitivität der Methode wird bei dieser Patientengruppe mit 90%, die Spezifität mit 95–97% angegeben. Durch ein aggressives Stimulationsprotokoll läßt sich die Sensitivität unter Verlust an Spezifität weiter steigern (Brugada u. Mitarb. 1984, Buxton u. Mitarb. 1984b, Morady 9184). Die Induktion von Kammerflimmern oder polymorpher Tachykardien gilt mit wenigen Ausnahmen als unspezifischer Stimulationsartefakt. Für klinisch dokumentierte Kammertachykardien auf dem Boden nichtkoronarer kardialer Erkrankungen, insbesondere der dilatativen Kardiomyopathie, liegen widersprüchliche Ergebnisse vor.

Die Aussagekraft der Methode bei Patienten, die nach einem Myokardinfarkt Kammerflimmern überlebt oder Synkopen erlitten haben, ist deutlich geringer. Nach Kammerflimmern lassen sich bei 20–30% der Patienten keine anhaltenden Tachyarrhythmien induzieren, ohne daß hierdurch der Schluß gerechtfertigt ist, daß diese Gruppe im weiteren Verlauf nicht durch Arrhythmierezidive gefährdet ist. Bei Patienten mit Synkopen unklarer Genese werden stabile Kammertachykardien als Hinweis auf die Ursache des Bewußtseinsverlustes nur in etwa 25% der Fälle ausgelöst, in einem höheren Prozentsatz primäres Kammerflimmern (Borggrefe u. Mitarb. 1984, Morady u. Mitarb. 1983). Große Bedeutung kommt der invasiven elektrophysiologischen Diagnostik in der Therapiekontrolle zu.

In der Risikostratifikation asymptomatischer Patienten mit gehäuften und/oder komplexen Arrhythmien nach Myokardinfarkt hat sich die programmierte Stimulation nicht bewährt. Bei dieser Patientengruppe lassen sich in 20–40% der Fälle stabile monomorphe Kammertachykardien und in bis zu 70% nichtanhaltende Kammertachykardien induzieren, ohne daß dies in klinisch relevantem Ausmaß Rückschlüsse auf die chronische Gefährdung zuläßt (Brugada u. Mitarb. 1984, Breithardt u. Mitarb. 1982a). Nur jeder 3. Patient mit induzierbaren anhaltenden Kammertachykardien entwickelt im Langzeitverlauf ein spontanes Rhythmusereignis (positiver prädikativer Wert ca. 30%). Andererseits zeigt ein unauffälliges Stimulationsresultat mit hoher Sicherheit von 96–98% eine günstige Prognose an (Hamer u. Mitarb. 1982, Richards u. Mitarb. 1987). Ob durch Hinzuziehung weiterer Parameter des

Tabelle 20   Indikationen zur programmierten Ventrikelstimulation bei ventrikulären Herzrhythmusstörungen

Gesicherte Indikationen

- anhaltende monomorphe Kammertachykardie
- Zustand nach tachysystolischem Kreislaufstillstand*
- pleomorphe Kammertachykardie und Kammerflimmern*
- unklare Synkope*

Umstrittene Indikationen

- nichtanhaltende Kammertachykardien (< 30 s)
- Risikostratifikation komplexer ventrikulärer Ektopien
- Risikobeurteilung nach akutem Myokardinfarkt

* bei Ausschluß akuter/anderer Ursachen/> 24 h nach Infarkt

Arrhythmierisikos wie der Ventrikelfunktion oder ventrikulärer Spätpotentiale die Häufigkeit falsch positiver Stimulationsergebnisse so weit reduziert werden kann, daß der klinische Einsatz dieses invasiven Verfahrens gerechtfertigt ist, ist Gegenstand aktueller Studien, deren Ergebnisse abzuwarten sind. In Tab. 20 sind die gegenwärtig gesicherten und akzeptierten sowie die umstrittenen Indikationen der elektrophysiologischen Diagnostik ventrikulärer Arrhythmien zusammengestellt.

Ventrikuläre Spätpotentiale

Der direkte Nachweis von Arealen einer lokalen intraventrikulären Erregungsleitungsverzögerung gelingt nichtinvasiv mittels der *hochverstärkten Elektrokardiographie* durch die Registrierung ventrikulärer Spätpotentiale. Mehrere Arbeitsgruppen untersuchten die prognostische Bedeutung ventrikulärer Spätpotentiale bei asymptomatischen Patienten in der Frühphase des Myokardinfarktes (Höpp u. Mitarb. 1982, von Leitner u. Mitarb. 1983, Breithardt u. Borggrefe 1986, Richards u. Mitarb. 1987, Kuchar u. Mitarb. 1987, Gomes u. Mitarb. 1987, Cripps u. Mitarb. 1988). Hierbei lag die Sensitivität der Methode für die Erfassung potentiell letaler Rhythmusereignisse bei 70–90%, die Spezifität jedoch nur bei Werten zwischen 50–70%. Bei Fehlen von Spätpotentialen besteht eine hohe Wahrscheinlichkeit in der Größenordnung von 95–99%, daß im Langzeitverlauf keine lebensbedrohliche Arrhythmie auftritt (negativer prädikativer Wert). Andererseits ist der Nachweis der verzögerten elektrischen Aktivität nur mit einem geringen positiven prädikativen Wert, der in Abhängigkeit von der Zusammensetzung des untersuchten Kollektivs und der Kriterien, nach denen ein Spätpotential definiert wird, zwischen 4 und 30% variiert. Vergleicht man jedoch die aufgeführten Studienergebnisse mit denjenigen, die das Arrhythmierisiko bei vergleichbaren Kollektiven durch den Nachweis spontaner Arrhythmien im Langzeit-EKG zu erfassen versuchen, zeigt sich, daß die hochverstärkte Elektrokardiographie dem Langzeit-EKG bei dieser Fragestellung überlegen ist. Zum gegenwärtigen Zeitpunkt besteht die wesentliche klinische Bedeutung des hochverstärkten EKGs, das bei Verfügbarkeit kommerzieller, einfach zu bedienender Geräte in zunehmendem Maße in der klinischen Routinediagnostik eingesetzt wird, im Ausschluß einer chronischen Arrhythmiegefährdung bei potentiell bedrohten Patienten. Es ist zu erwarten, daß die Methode durch zusätzliche Analysekriterien (Fourier-Analyse, spektrotemporales Mapping) und ergänzende Techniken (Einzelschlaganalyse) in Zukunft erheblich an Bedeutung gewinnen wird (Hombach u. Mitarb. 1990). Der zeitliche und personelle Aufwand ist bei kurzer Untersuchungsdauer deutlich geringer als derjenige bei der Registrierung und Auswertung des Langzeit-EKGs. Derzeit stehen bereits Langzeit-EKG-Systeme zur Verfügung, die die Technik der Signalmittelung inkorporieren.

Linksventrikuläre Auswurffraktion

Auf die eigenständige Bedeutung der linksventrikulären Funktion für das Arrhythmierisiko wurde bereits ausdrücklich hingewiesen. In bezug auf das arrhythmogene Substrat ist zu vermuten, daß mit zunehmender Einschränkung der Myokardfunktion, speziell durch ausgedehnte oder multiple Infarkte, die Wahrscheinlichkeit abnormer elektrophysiologischer Areale zunimmt. Gestützt wird diese Hypothese durch Untersuchungen, die nachweisen können, daß die Inzidenz ventrikulärer Spätpotentiale mit dem Ausmaß der linksventrikulären Funktionseinschränkung positiv korelliert (Breithardt u. Mitarb. 1982b) und daß die Induzierbarkeit anhaltender Kammertachykardien bei schlechter Myokardfunktion zunimmt (Breithardt u. Mitarb. 1983, Hamer u. Mitarb. 1982). Die Diagnose der eingeschränkten Funktion des linken Ventrikels als einem der wesentlichen prädikativen Parameter der Arrhythmiegefährdung erfolgt in der Klinik semiquantitativ durch die Echokardiographie sowie quantitativ durch die Radionuklidventrikulographie und die Lävokardiographie.

Herzfrequenz und abgeleitete Parameter

Neben den aufgeführten diagnostischen Parametern, die ein erhöhtes Risiko, eine lebensbedrohliche Rhythmusstörung zu erleiden bzw. unter dem Bild des plötzlichen Herztodes zu versterben, anzeigen, wurden weitere Kriterien untersucht. Hierzu gehören die Beurteilung der Herzfrequenz sowie deren Variation von Schlag zu Schlag über längere (Stunden) oder kürzere Abschnitte (Minuten), woraus sich in Zukunft neue Indikationen für die Langzeitelektrokardiographie ergeben können. In der Multicenter-Post-Infarction-Studie wurden Veränderungen des RR-Intervalls während der 24stündigen Langzeit-EKG-Registrierung in Hinblick auf das Risiko des plötzlichen Herztodes untersucht (Kleiger u. Mitrab. 1987). Betrug die Standardabweichung des RR-Intervalls >100ms, lag die Inzidenz rhythmogener Todesfälle innerhalb von 3 Jahren bei 10%. Bei einer Standardabweichung <50ms verstarben demgegenüber 40% der Untersuchten plötzlich. Dieser Parameter war unabhängig vom Vorliegen oder Fehlen ventrikulärer Salven und von dem Ausmaß der linksventrikulären Funktionsstörung. Einzelheiten dieser neuen diagnostischen Möglichkeiten des Langzeit-EKGs werden im Kapitel 2 (S. 35) dargestellt.

Tabelle 21 Diagnostische Kennzeichen der chronischen Arrhythmiegefährdung

- Dokumentierte anhaltende Kammertachykardien/ Kammerflimmern
- Elektrophysiologisch induzierbare anhaltende Kammertachykardien
- Eingeschränkte linksventrikuläre Funktion (EF < 40%)
- Ventrikuläre Spätpotentiale im hochverstärkten EKG
- Häufige und/oder komplexe spontane Ektopien im Langzeit-EKG

Die verschiedenen etablierten diagnostischen Parameter der chronischen Arrhythmiegefährdung sind in Tab. 21, geordnet nach ihrer prädikativen Bedeutung, aufgeführt. In dieser Reihe steht im Gegensatz zur Einschätzung und der Verbreitung, der sich die Langzeitelektrokardiographie im klinischen Alltag erfreut, diese Methode an letzter Stelle.

Therapeutische Konsequenzen bei ventrikulären Arrhythmien

Basierend auf der Erkenntnis, daß häufige und/ oder komplexe ventrikuläre Extrasystolen als Indikatoren einer ungünstigen Prognose durch lebensbedrohliche Rhythmusereignisse anzusehen sind, wurde in den 70er und 80er Jahren die Vorstellung entwickelt, die Lebenserwartung der Patienten durch die medikamentöse Suppression dieser Arrhythmien zu verbessern. Als Maß jeder Therapieentscheidung wurde die Klassifikation ventrikulärer Extrasystolen nach Lown und Wolf angewandt (s. Kap. 2) (Lown u. Wolf 1971). Komplexe Ektopien der Klassen IVa und IVb galten als „maligne" Rhythmusstörungen und wurden unabhängig vom Fehlen oder Vorliegen sowie ungeachtet der Art und des Schweregrades der kardialen Grunderkrankung als therapiepflichtig angesehen und entsprechend behandelt. Gestützt wurde dieses Konzept durch eine vielzitierte Untersuchung von Graboys u. Mitarb. aus der Arbeitsgruppe um Lown (Graboys u. Mitarb. 1982). In einer retrospektiven Analyse wiesen die Autoren an Patienten, die wegen dokumentierter anhaltender Kammertachykardien oder Kammerflimmern notfallmäßig behandelt werden mußten *und* zusätzlich im Langzeit-EKG gehäufte singuläre und/oder komplexe Arrhythmien aufweisen, folgendes nach: Diejenigen Patienten, bei denen durch die Behandlung eine wirksame Suppression der spontanen Arrhythmieneigung durch eine medikamentös-antiarrhythmische Behandlung im Langzeit-EKG nachgewiesen werden konnte, hatten eine günstige Prognose, wohingegen die Überlebensrate derjenigen Patienten, bei denen unter der Therapie die spontanen Ektopien persistierten, in einem hohen Prozentsatz dem Rhythmustod erlagen (Abb. 55). Diese methodisch nicht zuletzt aufgrund der retrospektiven

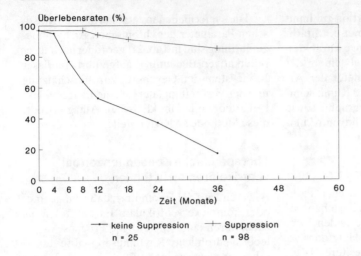

Abb. 55 Überlebensraten von Patienten mit lebensbedrohlichen ventrikulären Arrhythmien in Abhängigkeit von der medikamentösen Supprimierbarkeit ventrikulärer Extrasystolen im Langzeit-EKG (nach Graboys u. Mitarb. 1982)

Analyse kritikwürdige Untersuchung wurde in ungezählten Übersichtsartikeln und therapeutischen Empfehlungen als rationale Basis für die Notwendigkeit und Wirksamkeit einer antiarrhythmischen Therapie ventrikulärer Arrhythmien bei nahezu jeder Herzerkrankung und teilweise selbst bei Herzgesunden herangezogen und führte zum weitverbreiteten Einsatz von Antiarrhythmika auch bei Patienten, die nach heutigem Kenntnisstand nicht als arrhythmiegefährdet einzustufen sind.

Bei der Interpretation der aufgeführten Daten wurden einige wesentliche Aspekte übersehen:

1. Die Lown-Klassifikation bezieht sich ausschließlich auf Patienten in der frühen stationären Periode nach akutem Myokardinfarkt.
2. Die Lown-Graduierung berücksichtigt nur unzureichend das quantitative Ausmaß singulärer und repetitiver Arrhythmien.
3. Die Studie von Graboys u. Mitrab. untersuchte allein Patienten mit koronarer Herzkrankheit, die lebensbedrohliche ventrikuläre Rhythmusereignisse überlebten *und* gleichzeitig im Langzeit-EKG gehäufte Ektopien aufwiesen. Somit handelt es sich hierbei um ein hochselektioniertes Kollektiv, das sich erheblich von der großen Gruppe der Patienten mit höhergradigen Arrhythmien unterscheidet.

Der Analogschluß, daß Patienten mit komplexen Arrhythmien ohne koronare Herzerkrankung und selbst Herzgesunde in gleicher Weise arrhythmiegefährdet seien wie die von Lown definierte Gruppe und daß Patienten mit asymptomatischen ventrikulären Arrhythmien ebenso von einer medikamentösen Therapie profitieren wie die Überlebenden eines potentiell tödlichen Rhythmusereignisses, die Graboys untersuchte, ist nicht gerechtfertigt und durch die in der Zwischenzeit durchgeführten kontrollierten Studien auf eine schmerzliche Weise widerlegt.

Aus Gründen der hohen Spontanvariabilität singulärer und komplexer ventrikulärer Extrasystolen wurden nach verschiedenen statistischen Modellen Kriterien erarbeitet, die den Effekt einer antiarrhythmischen Medikation sicherstellen. Bei der üblichen Registrierdauer von 24 Stunden ist nach weitgehender Übereinkunft bei seltenen singulären Extrasystolen eine Reduktion um 80–90%, bei häufigen Ektopien um mehr als 75% gegenüber dem Ausgangsbefund vor der Therapie zu fordern, die Häufigkeit ventrikulärer Paare ist um 90–95% und die in der Regel seltenen Salven sind vollständig zu eliminieren (Michelson u. Morganroth 1980, Sami u. Mitarb. 1980, Graboys u. Mitarb. 1982, Pratt u. Mitarb. 1985).

Hieraus ergeben sich für die Praxis einige relevante Konsequenzen:

1. Eine durch das Langzeit-EKG kontrollierte antiarrhythmische Therapie erfordert die *quantitative* Erfassung sämtlicher ventrikulärer

Tabelle 22 Kontrollierte Langzeitstudien mit Klasse-I-Antiarrhythmika bei Patienten nach Myokardinfarkt: Einfluß auf die Letalität

Autor	Medikament	Patienten (n)	Follow-up (Monate)	Letalität Therapie (%)	Kontrolle (%)
Bastian 1980	Tocainid	146	12	5,6	4,1
CAST 1989	Flecainid Encainid Moricizin	2309	10	7,7	3,0
Chamberlain 1987	Mexiletin	344	3	13,3	11,7
Collabor. Gr. 1971	Phenytoin	568	12	8,1	9,1
Gottlieb 1980	Aprindin	143	12	16,9	22,2
Impact 1984	Mexiletin	630	12	7,6	4,8
Peter 1978	Phenytoin	150	24	24,3	18,4
Ryden 1980	Tocainid	112	6	8,9	8,9
van Durme 1977	Aprindin	305	12	7,8	12,5

Arrhythmieereignisse *vor und unter* der Therapie. Hieraus resultieren hohe Ansprüche an die Qualität der Registrierung, des Arrhythmiecomputers sowie des Auswerters. Die alleinige Beurteilung eines miniaturisierten Totalausschriebes oder die automatische Analyse eines kontinuierlich analysierenden, diskontinuierlich speichernden Systems sind hier unzureichend.

2. Eine valide Therapiekontrolle ist nur bei relativ häufigen Arrhythmieereignissen möglich. Aufgrund der erforderlichen prozentualen Reduktion komplexer Ektopien müssen im Ausgangsbefund mindestens 10 ventrikuläre Paare und/oder mehr als 2 Salven vorliegen.

3. Kann durch eine medikamentöse Behandlung tatsächlich eine Arrhythmiereduktion nach den aufgeführten Kriterien erreicht werden, bedeutet dies primär, daß dieser Effekt tatsächlich dem Antiarrhythmikum zuzuschreiben ist. Hieraus kann jedoch *nicht* gefolgert werden, daß diese Arrhythmiesuppression den Patienten tatsächlich vor einem lebensbedrohlichen Rhythmusereignis bewahrt.

Untersuchungen mit Antiarrhythmika der Klasse I

Derzeit existieren 9 große randomisierte, kontrollierte Studien an Patienten mit koronarer Herzkrankung nach akutem Myokardinfarkt, bei denen der Langzeitverlauf unter antiarrhythmischer Therapie mit Substanzen der Klasse I nach Vaughan Williams untersucht wurde (Tab. 22). In keiner dieser Untersuchungen konnte ein statistisch signifikanter Einfluß der medikamentösen Intervention auf die Überlebensrate oder die Inzidenz plötzlicher rhythmogener Todesfälle nachgewiesen werden. Im Gegenteil zeigen einige dieser Studien den Trend zu einer höheren Letalität in den Gruppen der mit Antiarrhythmika behandelten Patienten gegenüber denjenigen, die Placebo erhielten. Die aufgeführten Studien begründen eine Reihe von Kritikpunkten. Unter statistischen Gesichtspunkten sind die untersuchten Patientenkollektive teilweise zu klein. Weiterhin erfolgte keine differenzierte Erfassung der Patientencharakteristik, speziell der linksventrikulären Funktion und einer ggf. begleitenden Myokardischämie. In der Mehrzahl dieser Studien erfolgte die Einleitung der antiarrhythmischen Therapie ohne vorherige Analyse des Arrhythmieprofils oder die Effekte der Medikation auf die Extrasystolie wurde nicht untersucht. Spezielles Interesse gebührt deshalb der 1989 publizierten CAST-Studie, die diese Forderungen weitgehend erfüllt (Cardiac Arrhythmia Suppression Trial Investigators 1989). Ziel dieser Untersuchung war die Beurteilung einer Therapie mit den Klasse-I-Antiarrhythmika Encainid, Flecainid und Moricizin auf die Letalität und die Inzidenz lebensbedrohlicher Rhythmusereignisse bei Patienten nach Myokardinfarkt. Eingeschlossen wurden Patienten

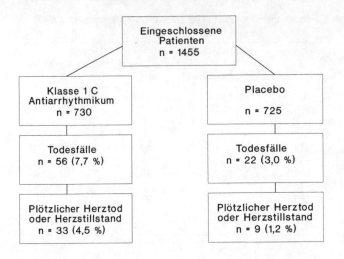

Abb. 56 Ergebnisse der CAST-Studie: Gesamtletalität und Inzidenz rhythmogener Todesfälle oder lebensbedrohlicher Arrhythmieereignisse unter medikamentöser Therapie mit den Klasse-1-C-Antiarrhythmika Flecainid und Encainid im Vergleich zu Placebo (Cardiac Arrhythmia Suppression Trial Investigators 1989)

mit gehäuften Extrasystolen (>6 VES/h) im Intervall von 2 Tagen bis 2 Jahren nach einem Myokardinfarkt mit einer linksventrikulären Auswurffraktion unter 55% bei einem Infarktereignis, das weniger als 3 Monate zurücklag, und unter 40% bei längerem Abstand. Ausschlußkriterien waren symptomatische Arrhythmien (Synkopen, Präsynkopen) und nichtanhaltende Kammertachykardien im Langzeit-EKG (>15 Aktionen). Bei 1727 Patienten gelang in der Titrationsphase eine effektive antiarrhythmische Suppression der Arrhythmien mit Reduktion singulärer Extrasystolen um mehr als 80% und komplexer Ektopien um mehr als 90% gegenüber dem Ausgangsbefund. Diese Patienten wurden anschließend randomisiert, wobei 730 Flecainid oder Encainid und 725 Placebo erhielten. Patienten mit einer linksventrikulären Auswurffraktion unter 30% wurden nicht mit Flecainid behandelt. Nach 10 Monaten mußte der Studienteil mit Flecainid und Encainid offengelegt und abgebrochen werden, da sowohl die Gesamtsterblichkeit mit 56 (7,7%) versus 22 (3,0%) als auch die Inzidenz plötzlicher rhythmogener Todesfälle in der Therapiegruppe signifikant höher war als in der Placebogruppe (Abb. 56). Für die höhere Sterblichkeit der mit Antiarrhythmika behandelten Patienten werden im wesentlichen proarrhythmische Effekte verantwortlich gemacht (s. S. 85f). Hierbei erscheint besonders bedeutsam, daß in der CAST-Studie rhythmogene Todesfälle über die gesamte Nachbeobachtungsperiode von im Mittel 300 Tagen verteilt in der Therapiegruppe häufiger auftraten. Auffällig ist weiterhin die niedrige Sterblichkeit in der Placebogruppe, die mit 3% deutlich unter der zu erwartenden Letalität des Patientenkollektivs lag.

Aus den Ergebnissen der aufgeführten Studien ist zusammenfassend zu entnehmen, daß weder durch eine unkontrollierte noch durch eine mittels Langzeit-EKG kontrollierte Therapie mit Antiarrhythmika der Klasse I lebensbedrohliche Rhythmusereignisse bei Patienten mit asymptomatischen ventrikulären Extrasystolen verhindert werden können oder die Prognose von Patienten nach einem Myokardinfarkt verbessert werden kann.

Theoretisch können singuläre und komplexe Extrasystolen in verschiedener Weise mit lebensbedrohlichen anhaltenden ventrikulären Tachykardien verknüpft sein.

1. Die Heterotopie stellt ein von Kammertachykardien unabhängiges Epiphänomen dar, das überdurchschnittlich häufig mit dem Auftreten vital gefährdender Arrhythmien assoziiert ist. In diesem Falle hätte die Supression der Extrasystolie keinen Einfluß auf die Prognose.

2. Extrasystolen fungieren als obligate Trigger einer anhaltenden Tachykardie. Eine Unterdrückung der spontanen Ektopien würde hier die Wahrscheinlichkeit des Auftretens maligner Arrhythmien reduzieren.

3. Extrasystolen, Paare und Salven stellen Teilmanifestationen einer anhaltenden Kam-

mertachykardie dar. Dies setzt die identische Konfiguration der Heterotopie im Vergleich zur anhaltenden Rhythmusstörung voraus. Bedeutung hätten in diesem Falle lediglich monomorphe Extrasystolen und repetitive Formen. Bei dieser Konstellation, die gelegentlich anzutreffen ist, über die jedoch keinerlei Studien vorliegen, würde die vollständige Suppression der Extrasystolen auch die Beseitigung des Arrhythmierisikos beinhalten.

Untersuchungen mit Antiarrhythmika der Klasse III

1990 wurde die BASIS-Studie veröffentlicht, in der der Effekt einer niedrig dosierten Behandlung mit dem Klasse-III-Antiarrhythmikum Amiodaron gegenüber einer konventionellen Therapie mit Klasse-I-Antiarrhythmika und gegenüber Placebo bei Patienten mit asymptomatischen komplexen Arrhythmien nach Myokardinfarkt überprüft wurde (Burkart u. Mitarb. 1990). Von insgesamt 312 eingeschlossenen Patienten erhielten 98 Amiodaron (nach initialer Aufsättigung 200 mg/d), bei 100 Patienten wurde eine individuelle Therapie mit verschiedenen Klasse-I-Antiarrhythmika sowie teilweise Sotalol durchgeführt, deren Effekt durch erneutes Holter-Monitoring überprüft wurde, 114 Patienten bildeten die Placebogruppe. Nach 1jähriger Nachbeobachtung zeigten sich statistisch signifikante Unterschiede in Hinblick auf die Überlebensraten und die Inzidenz gravierender Rhythmusereignisse zugunsten der mit Amiodaron behandelten Patienten. Aufgrund der relativ kleinen Fallzahl und einiger methodischer Mängel können aus dieser Untersuchung bisher keine therapeutischen Empfehlungen abgeleitet werden. Gegenwärtig werden andere Klasse-III-Antiarrhythmika mit vergleichbarer Fragestellung untersucht. Es bleibt abzuwarten, ob die Substanzen dieser Gruppe im Gegensatz zu Medikamenten der Klasse I geeignet sind, die Prognose von Patienten mit asymptomatischen ventrikulären Arrhythmien zu verbessern.

Proarrhytmische Effekte von Antiarrhythmika

Für die erhöhte Inzidenz von Todesfällen der medikamentös behandelten Patienten in einigen der aufgeführten Untersuchungen, speziell

Tabelle 23 Definition proarrhythmischer Effekte von Antiarrhythmika (nach Podrid 1988)

Aggravation präexistenter Arrhythmien

↑ Frequenz singulärer oder repetitiver ventrikulärer Extrasystolen
→ Nichtanhaltende → anhaltende Kammertachykardie
→ Kammertachykardie ⇄ höhere Frequenz / längere Dauer / häufigere Inzidenz
→ Schwerer oder nicht zu terminierende Kammertachykardie

Auftreten neuer Arrhythmieformen

→ Anhaltende monomorphe Kammertachykardie
→ Polymorphe Kammertachykardie/Torsade de pointes
→ Kammerflimmern

der CAST-Studie werden vor allem proarrhythmische Effekte der Antiarrhythmika verantwortlich gemacht. Derartige scheinbar paradoxe Auswirkungen von Antiarrhythmika sind seit langem unter dem Bild der Chinidinsynkope mit schnellen Kammertachykardien vom Typ der Torsade de pointes (Abb. 47) bekannt und erlangten in den letzten Jahren zunehmende Beachtung. Proarrhythmie wird nach Podrid definiert als eine Aggravation präexistenter Arrhythmien oder das Auftreten neuer, bis dahin nicht manifester Arrhythmieformen unter einer antiarrhythmischen Medikation (Podrid 1989). Die arrhythmogenen Wirkungen reichen von der relativ harmlosen Häufigkeitszunahme ventrikulärer Extrasystolen bis hin zur Erstmanifestation von Kammerflimmern oder einer auch durch elektrische Kardioversion nicht terminierbare Kammertachykardie (Tab. 23). Typisch für *frühzeitig* nach Therapiebeginn auftretende Formen ist entweder eine Verlängerung der QT-Dauer im Sinne eines medikamentös induzierten QT-Syndroms, das über den elektrophysiologischen Mechanismus der „early after depolarisation" zu Torsade-de-pointes-Tachykardien führen kann. Eine andere Variante früher Formen manifestiert sich durch eine Verlängerung der QRS-Dauer infolge einer ausgeprägten Verzögerung der Erregungsleitung bei nur geringer Verlängerung der Refraktärzeit, wodurch Reentry-Mechanismen begünstigt werden. Es ist durchaus verständlich, daß der medikamentöse Eingriff in die Leitungs- und Refraktäreigenschaften eines Arrhythmiesubstrates, dessen Auswirkungen im Einzelfall nicht vorhersehbar sind, die arrhythmogene Potenz dieser Strukturen erhöhen oder das Gewebe erst „reentryfähig" machen können. Für *späte* proarrhythmische Effekte, deren Gefahr durch die CAST-Studie eindrücklich belegt wurde, kommen die Begünstigung von Reentry-Mechanismen durch ischämisch induzierte Leitungsverzögerungen oder regionale Konzentrationsdifferenzen des Pharmakons infolge einer inhomogenen koronaren Perfusion bei Progression der Grunderkrankung in Betracht, weiterhin negativ inotrope Effekte der Substanzen, die eine verminderte hämodynamische Toleranz einer Tachykardie verursachen oder eine Beeinflussung des autonomen Nervensystems mit Alteration der Triggermechanismen (Akthar u. Mitarb. 1990).

Als diagnostische Methoden zur Erfassung arrhythmogener Effekte werden neben der Beurteilung von QRS- und QT-Dauer im Oberflächen-EKG das Langzeit-EKG und die elektrophysiologische Diagnostik in Form der programmierten Ventrikelstimulation angewandt. Aufgrund der Spontanvariabilität ventrikulärer Arrhythmien gelten für den Nachweis einer Proarrhythmie mittels Langzeit-EKG vergleichbare statistische Kriterien wie bei der Arrhythmiesuppression. Eine Aggravation ist gesichert, wenn unter der Therapie im Vergleich zum Ausgangsbefund eine 4fache Zunahme singulärer ventrikulärer Extrasystolen, eine 10fache Zunahme komplexer Heterotopien oder erstmalig eine anhaltende Kammertachykardie dokumentiert wird (Velebit u. Mitarb. 1982, Morganroth u. Horowitz 1984). Die Häufigkeit der mit diesen Verfahren nachweisbaren Proarrhythmien liegt bei nichtinvasiver Untersuchung in Abhängigkeit von den verschiedenen Antiarrhythmika zwischen 6 und 15%, bei invasiver Testung zwischen 5 und 37% (Tab. 23).

Im Einzelfall sind bedrohliche arrhythmogene Effekte nicht vorhersehbar. Das Risiko wird offensichtlich mehr durch das Ausmaß der kardialen Vorschädigung und die Arrhythmiecharakteristik bestimmt als durch das jeweils eingesetzte Antiarrhythmikum. Besonders gefährdet sind Patienten mit dokumentierten an-

Tabelle 24 Inzidenz proarrhythmischer Effekte verschiedener Antiarrhythmika bei nichtinvasiver Kontrolle durch das Langzeit-EKG und bei invasiver Kontrolle durch programmierte Ventrikelstimulation (nach Podrid 1988)

Antiarrhythmikum	nichtinvasiv (%)	invasiv (%)
Disopyramid	6	5
Encainid	15	37
Ethmozine	11	14
Flecainid	12	–
Indecainid	19	–
Lorcainid	8	24
Mexiletin	7	20
Procainamid	9	21
Propafenon	8	15
Chinidin	15	20
Tocainid	8	5

haltenden ventrikulären Tachyarrhythmien und solchen mit einer höhergradigen Einschränkung der linksventrikulären Funktion, demnach gerade die Gruppe mit der höchsten Arrhythmiegefährdung. In diesem Kollektiv ist in bis zu 20% der Fälle bei Einsatz eines Antiarrhythmikums mit einer lebensbedrohlichen Arrhythmieaggravation zu rechnen (Podrid 1990). Insgesamt stellt die Proarrhythmie eine häufige und gefährliche Komplikation der medikamentösen antiarrhythmischen Therapie dar. Gleich einer Schere nimmt mit zunehmender Einschränkung der Ventrikelfunktion die Effektivität der medikamentösen Therapie exponentiell ab und die Gefährdung durch arrhythmogene Effekte in vergleichbarer Weise zu.

Indikationen zur Therapie ventrikulärer Arrhythmien

Zusammenfassend können Patienten mit ventrikulären Arrhythmien in Abhängigkeit von der Art der Rhythmusstörungen und der kardialen Grunderkrankung in Hinblick auf die Prognose und die Indikation zur Therapie in 3 Klassen eingeteilt werden (Tab. 25).

Patienten mit ventrikulären Rhythmusstörungen ohne erhöhtes Arrhythmierisiko

Ventrikuläre Extrasystolen, Paare und Salven sind als gutartig einzustufen, wenn keine kar-

Tachykarde Herzrhythmusstörungen

Tabelle 25 Klassifizierung ventrikulärer Arrhythmien (nach Horowitz 1989)

	Benigne	prognostisch bedeutsam	Maligne
Risiko für den plötzlichen Herztod	minimal	mäßig *	hoch
Arrhythmietyp	VES, Paare, Salven	VES, Paare, Salven	Kammertachykardie/ Kammerflimmern
kardiale Grunderkrankung	keine oder geringgradig	ja	ja
Symptomatik	keine/mild	keine/mild	mäßig-schwer
Therapieindikation			
– Symptomatik	ja	ja	ja
– Prognose	nein	unklar	ja

* Risikoabhängig von der LV-Funktion und Häufigkeit singulärer und repetitiver VES

diale Grunderkrankung vorliegt oder wenn die linksventrikuläre Funktion nicht oder nur geringgradig eingeschränkt ist. Diese Arrhythmien verursachen keine oder nur geringe Beschwerden. Eine Therapieindikation ergibt sich nur bei erheblich subjektiver Beeinträchtigung, nicht aber unter prognostischen Gesichtspunkten. Das Langzeit-EKG ist hier das ideale Verfahren zur Steuerung der Therapie sowie zum Ausschluß proarrhythmischer Effekte.

Patienten mit prognostisch bedeutsamen Arrhythmien und mäßig erhöhtem Risiko

Singuläre oder komplexe ventrikuläre Arrhythmien bei Vorliegen einer kardialen Grunderkrankung mit reduzierter linksventrikulärer Funktion sind prognostisch bedeutsam. Das Arrhythmierisiko steigt sowohl mit der Häufigkeit und Komplexität der Arrhythmien als auch mit der Zunahme der myokardialen Funktionseinschränkung. Die Bedeutung des Langzeit-EKGs bei diesen Patienten ist zahlreichen Limitationen unterworfen. Für Patienten nach einem Myokardinfarkt werden bei einer Sensitivität von ca. 50% nur die Hälfte der vom Rhythmustod bedrohten Patienten durch die Methode erfaßt. Eine medikamentöse Therapie sämtlicher Patienten mit ventrikulären Arrhythmien ohne gravierende Beschwerden würde bei einem prädikativen Wert von etwa 15% bedeuten, daß mehr als 80% dieser Gruppe überflüssigerweise behandelt, jedoch dem nicht unerheblichen Risiko einer Proarrhythmie ausgesetzt werden. Eine Verbesserung der Prognose durch eine antiarrhythmische Therapie nach abgelaufenem Myokardinfarkt ist

Tabelle 26 Indikationen zur antiarrhythmischen Therapie ventrikulärer Herzrhythmusstörungen

Zwingende Indikation, da hohes Risiko *unabhängig* von der linksventrikulären Funktion

Zustand nach Reanimation
bei Ausschluß einer akuten Ursache

– Anhaltende ventrikuläre Tachykardie
– HOCM mit komplexen ventrikulären Arrhythmien
– kongenitales QT-Syndrom

Indikation möglich bei mittlerem Risiko, wenn linksventrikuläre Ejektionsfraktion < 40 %

– häufige singuläre ventrikuläre Extrasystolen
– häufige komplexe ventrikuläre Extrasystolen
– nichtanhaltende ventrikuläre Tachykardie (< 30 s)

keine Indikation, da Risiko fraglich
bei linksventrikulärer Ejektionsfraktion > 40 %

– jede geringe oder asymptomatische ventrikuläre Extrasystolie

bisher nicht gesichert und für andere kardiale Erkrankungen ungeklärt. Nicht zuletzt aufgrund der Daten der CAST-Studie existieren Hinweise, daß die Supprimierbarkeit ventrikulärer Arrhythmien durch Antiarrhythmika der Klasse I diejenigen Patienten selektioniert, die auch ohne Fortsetzung der Medikation eine gute Langzeitprognose besitzen, welche möglicherweise durch die arrhythmogene Potenz der Pharmaka negativ beeinflußt wird. Beim gegenwärtigen Kenntnisstand muß die Entscheidung zur Therapie in das Ermessen des behandelnden Arztes fallen (Tab. 26). Möglicherweise wird es in Zukunft durch Hinzuziehung weiterer Parameter der Arrhythmiegefährdung möglich sein, Untergruppen zu definieren, die einer invasiven elektrophysiologischen Diagnostik und Therapiesteuerung zuzuführen sind (Wilber u. Mitarb. 1990). Es sei darauf hingewiesen, daß eine Verbesserung der Prognose nach Myokardinfarkt durch die Gabe von β-Rezeptoren-Blockern auch in Hinblick auf die Gefährung durch rhythmogene Todesfälle durch mehrere große Studien gut dokumentiert ist. Die Bedeutung von Klasse-III-Antiarrhythmika bei dieser Patientengruppe ist derzeit noch nicht hinreichend bekannt. Hier sind weitere Studien abzuwarten.

Patienten mit hohem Arrhythmierisiko

Patienten mit anhaltenden ventrikulären Tachykardien und Kammerflimmern besitzen, sofern keine passagere Ursache der Arrhythmie vorliegt, ein hohes Rezidivrisiko. In diesen Fällen ist unabhängig von der Funktion des linken Ventrikels eine konsequente antiarrhythmische Therapie zwingend indiziert (Tab. 26). Nur etwa die Hälfte dieser Patienten weisen im Langzeit-EKG spontane Arrhythmien in ausreichender Häufigkeit auf, die eine Therapiekontrolle erlauben. Es ist somit ein Fehler, einen unauffälligen Langzeit-EKG-Befund im Anschluß an ein derartiges Rhythmusereignis als Hinweis auf eine günstige Prognose zu werten. In der Regel sollten diese Patienten der definitiven Abklärung der kardialen Grunderkrankung sowie der invasiven elektrophysiologischen Diagnostik in entsprechend ausgerüsteten Zentren zugeführt werden, um über die individuell geeignete Therapie entscheiden zu können. Da gerade in dieser Gruppe hochgefährdeter Patienten das Arrhythmierisiko durch medikamentöse Maßnahmen alleine oftmals nicht ausreichend kontrolliert werden kann, sind bei Therapieresistenz alternative Behandlungsformen wie die Implantation eines elektrotherapeutischen Systems mit der Möglichkeit der Defibrillation, die Katheterablation oder rhythmuschirurgische Maßnahmen zu erwägen.

Bradykarde Herzrhythmusstörungen

Bradykarde Herzrhythmusstörungen beruhen auf einer Störung der Sinusknotenfunktion als dem physiologischen Schrittmacher des Herzens oder auf einer Störung der intrakardialen Erregungsleitung im Bereich des sinuatrialen Überganges, der Vorhöfe, des AV-Knotens sowie der intraventrikulären Strukturen des spezifischen Erregungsleitungssystems wie dem His-Bündel, den Tawara-Schenkeln und den Fasern des Purkinje-Systems. Modifizierend wirken begleitende Störungen der Automatiefunktion sekundärer und tertiärer Ersatzschrittmacher im AV-Knoten und auf Ventrikelebene.

Intermittierende Bradykardien und Asystolien führen zu einer akuten kritischen Reduktion der zerebralen Perfusion unter dem klinischen Bild von Schwindelattacken bis hin zu Synkopen. Anhaltende Bradykardien oder Bradyarrhythmien können eine Verminderung des Herzzeitvolumens mit klinischen Symptomen wie Abgeschlagenheit, Müdigkeit und Leistungsschwäche bis zur kardialen Dekompensation verursachen sowie ebenfalls zu Zeichen einer unzureichenden zerebralen Perfusion mit subjektiven Beschwerden wie Schwindel, Gangunsicherheit, Absencen oder Nachlassen der intellektuellen Leistungsfähigkeit sowie bei hochgradiger Bradykardie zu unterschiedlichen Schweregraden der Bewußtlosigkeit führen. Das Ausmaß der Symptomatik wird durch die vielfältigen Interaktionen zwischen der Frequenzreduktion und der vorliegenden myokardialen, koronaren oder valvulären Grunderkrankung sowie gegebenenfalls gleichzeitiger peripherer Gefäßveränderungen, insbesondere der hirnzuführenden und intrakraniellen Arterien, bestimmt. Führt beim Herz- und Kreislaufgesunden erst ein längeranhaltendes Absinken der Herzfrequenz auf Werte unter 30/min zu einer symptomatischen Verminderung der kardialen, zerebralen und peripheren Durchblutung, so treten bradykardieassoziierte Beschwerden bei hämodynamisch wirksamen Stenosen der koronaren oder zerebralen Strombahn oder eine bedeutsame Minderung der kardialen Auswurfleistung bei vorbestehender myokardialer Schädigung oder einer Entleerungsbehinderung des Herzens bereits bei minder schwerer Bradykardie auf. Allgemein wird eine pathologische Bradykardie unter Ruhebedingungen als Abfall der Herzfrequenz auf Werte unter 40/min definiert.

Lassen sich anhaltende bradykarde Ar-

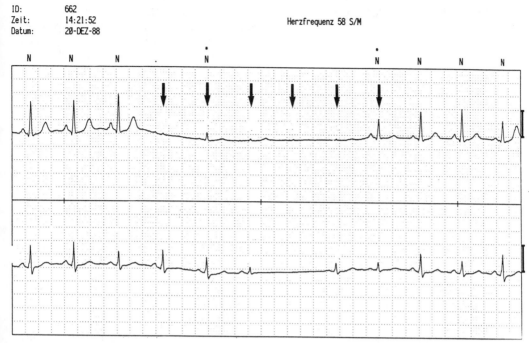

Abb. 57 Artefakt mit Vortäuschung einer Asystolie: Ausgeprägte Grundlinienschwankungen bedingen durch die Filter des Aufnahmerekorders eine Amplitudenreduktion der EKG-Signale. Durch die visuelle Analyse mit Vergleich der beiden Ableitungen läßt sich der Artefakt leicht erkennen. Es handelt sich um einen normalen Sinusrhythmus. Die regelmäßige Abfolge der Kammerkomplexe ist durch Pfeile markiert

rhythmien unschwer durch das Ruhe-EKG diagnostizieren, so stellt die Langzeitelektrokardiographie die ideale Methode zum Nachweis intermittierender bradykarder Herzrhythmusstörungen dar, die gleichzeitig die Korrelation zwischen der Arrhythmie und der klinischen Symptomatik unter Alltagsbedingungen ermöglicht. Da die Herzfrequenz unter Belastungsbedingungen die wesentliche Determinante des Herzzeitvolumens darstellt, kommt darüber hinaus in Anbetracht der Verfügbarkeit frequenzadaptiver Schrittmachersysteme, die biologische Signale oder künstliche Sensoren zur Steuerung der Stimulationsfrequenz verarbeiten, der Beurteilung des spontanen Frequenzverhaltens unter ambulanten Bedingungen therapeutische Bedeutung zu (Wirtzfeld u. Mitarb. 1987, Kochs u. Mitarb. 1987). Aufgrund der engen Korrelation zwischen dem Oberflächen-EKG und invasiv gewonnenen Befunden, z. B. bei der Differenzierung höhergradiger atrioventrikulärer Blockierungen, hat das Langzeit-EKG die intrakardiale elektrophysiologische Diagnostik bei der Indikationsstellung zur Herzschrittmachertherapie weitgehend abgelöst.

Die derzeit verfügbaren Langzeit-EKG-Systeme sind nicht in der Lage, mit für klinische Belange hinreichender Präzision Vorhofpotentiale zu erkennen und diese den Kammerkomplexen zuzuordnen. Der Arrhythmiecomputer erfaßt und präsentiert mit großer Zuverlässigkeit Bradykardien und Asystolien und ermöglicht über Frequenz- und RR-Histogramme die Beurteilung der Häufigkeit derartiger Ereignisse und das rasche Auffinden der zugehörigen EKG-Abschnitte (s. Abb. 36 a u. b). Die differentialdiagnostisch wesentliche Interpretation dieser Bradykardien und deren Abgrenzung von Artefakten, die für das therapeutische Vorgehen von entscheidender Bedeutung sind, kann jedoch nur durch die visuelle Analyse des aufgezeichneten EKGs in Echtzeitauflösung durch den Untersucher am Monior oder am EKG-Ausschrieb erfolgen (Abb. 57).

Sinusknotenfunktionsstörungen

Störungen der Sinusknotenfunktion beruhen entweder auf einer abnormen Generatorfunktion des Schrittmachers in Form einer pathologischen Sinusbradykardie, einem Sinusarrest oder einer inadäquaten Steigerung der Frequenz unter emotionalen, metabolischen und physischen Belastungssituationen im Sinne einer chronotropen Inkompetenz oder auf einer Blockierung der sinuatrialen Überleitung. Da die elektrische Aktivität des Sinusknotens im Oberflächen-EKG nicht erfaßt werden kann, ergeben sich Hinweise auf die Ursache einer Funktionsstörung der Automatie bzw. der Überleitung nur indirekt.

Sinusbradykardie

Eine Sinusbradykardie wird gewöhnlich bei Unterschreiten der Sinusfrequenz unter 60/min definiert. Aus Langzeit-EKG-Untersuchungen an herzgesunden jüngeren Menschen ist jedoch bekannt, daß Frequenzabfälle auf Werte unter 40/min sowie ausgeprägte Sinusbradyarrhythmien und Sinuspausen von ca. 1,2 Sekunden Dauer in vagotonen Phasen, insbesondere in den Nachtstunden physiologische Phänomene darstellen. Dahingegen sind länger als 2 Sekunden anhaltende Pausen als pathologisch zu werten (Bjerregaard 1983).

Differentialdiagnostisch ist eine Sinusbradykardie von einer sinuatrialen Blockierung im Verhältnis 2:1 abzugrenzen (s. u.), wobei das Auftreten einer plötzlichen Verdopplung der Frequenz die Unterscheidung erlaubt. Weiterhin können bigeminusartig einfallende blockierte atriale Extrasystolen eine Sinusbradykardie vortäuschen. Hier führt die sorgfältige Analyse der ST-Strecke und der T-Welle, in denen die blockierte Vorhofaktion meist nachgewiesen werden kann, zur richtigen Diagnose (Abb. 58). Die Abgrenzung von ektopen atrialen und junktionalen Ersatzrhythmen ist durch die Beachtung der P-Wellenkonfiguration möglich, die von der Morphologie der Vorhofpotentiale bei Sinusrhythmus abweicht. Die P-Wellen atrialer Rhytmen sind gegenüber den Sinusaktionen deformiert und unterscheiden sich wenn auch nur geringfügig durch das AV-Intervall. Bei junktionalen Rhythmen liegt die *negative* P-Welle mit verkürzter PQ-Zeit vor dem Kammerkomplex, wird durch diesen superponiert oder folgt ihm. Hier setzt das Ableitungsprogramm des Langzeit-EKGs gelegentlich Grenzen. Hilfreich ist oft der Nachweis des Schrittmacherwechsels mit abrupten Frequenzsprüngen.

Sinuatriale Blockierungen und Sinusknotenarrest

Die Nomenklatur der verschiedenen Grade sinuatrialer Blockierungen erfolgt in Analogie zur Terminologie der AV-Überleitungsstörungen (vgl. „AV-Leitungsstörungen"). Da das Potential der Sinusknotendepolarisation an der Körperoberfläche nicht erfaßt werden kann, ist eine Verlängerung der sinuatrialen Leitungszeit im Sinne eines SA-Blocks I. Grades im konventionellen EKG nicht nachweisbar.

Eine SA-Blockierung II. Grades Typ I mit *typischer Wenckebach-Periodik* ist gekennzeichnet durch eine zunehmende *Verkürzung* der PP-Intervalle, wobei der Ausfall einer Überleitung im Rahmen der Periodik durch eine abrupte Verlängerung des PP-Abstandes erkennbar ist. Bei *atypischer Wenckebach-Periodik* resultieren wechselnde Abstände der Vorhofpotentiale, die nur spekulativ von einer Sinusarrhythmie unterschieden werden können.

Einfacher zu diagnostizieren sind SA-Blockierungen II. Grades vom Typ II. Bei weitgehend konstanten PP-Intervallen erfolgt plötzlich eine Verdopplung der P-Wellenabstände (Abb. 59). Bei konstanter 2:1-Blockierung wird eine Sinusbradykardie vorgetäuscht (s. o.). Diese Variante ist dann erkennbar, wenn unter vegetativen Einflüssen (z. B. medikamentöse Parasympathikolyse durch Atropin, sympathische Stimulation bei körperlicher Belastung) durch Aufhebung der Blockierung eine Verdopplung der P-Abstände und damit der Herzfrequenz auftritt.

Von höhergradigen SA-Blockierungen ist dann auszugehen, wenn bei längerer artialer Asystolie die Pause zwischen 2 P-Wellen dem ganzen Vielfachen des normalen Zyklusintervalls entspricht.

Im Gegensatz hierzu ist bei einem *Sinusknotenarrest* infolge gestörter Automatie eine mathematische Beziehung zum Basisintervall nicht herzustellen. Die Differenzierung dieser

Bradykarde Herzrhythmusstörungen

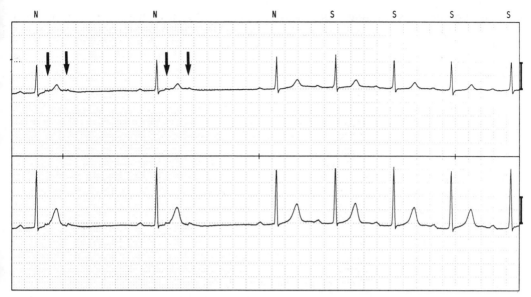

Abb. 58 Blockierte Vorhofextrasystolen (Pfeile), die paarweise kurz hinter dem Kammerkomplex einfallen und eine Sinusbradykardie vortäuschen können

```
ID:
Zeit:      07:27:51                              Herzfrequenz 38 S/M
Datum:     24-FEB-87
```

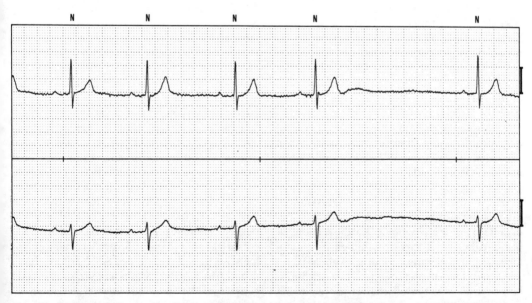

Abb. 59 SA-Block II. Grades Typ II, erkennbar an der Verdopplung des PP-Intervalls durch Blockierung einer Sinusknotenaktion

Formen wird durch das Auftreten von Ersatzsystolen erschwert und ist unter klinischen Aspekten ohne praktische Relevanz.

Sinusknotensyndrom

1967 prägte Lown den Begriff des *„sick sinus syndrome"* mit Bezug auf Störungen der Sinusknotentätigkeit im Anschluß an die elektrische Konversion tachykarder Arrhythmien (Lown 1967). Nachfolgend veröffentlichte Ferrer eine Einteilung verschiedener Rhythmusstörungen, die seither unter der Bezeichnung Sinusknotensyndrom (SKS) subsumiert werden (Ferrer 1968). Hierzu gehören:

1. eine ausgeprägte anhaltende Sinusbradykardie, die nicht auf andere Krankheitszustände definierter Ätiologie, eine ausgeprägte vagale Stimulation oder medikamentöse Einflüsse zurückgeführt werden kann;

2. der Sinusknotenstillstand (Sinuspause oder Sinusarrest);

3. intermittierende sinuatriale Blockierungen II. oder II. Grades;

4. chronisches Vorhofflimmern auf dem Boden eines permanenten Sinusknotenstillstandes;

5. intermittierendes Vorhofflimmern, das aus einer Pause oder Asystolie generiert;

6. die Kombination tachykarder supraventrikulärer Arrhythmien in Form von Vorhofflimmern, Vorhofflattern oder anderen Formen atrialer Tachykardien mit den aufgeführten bradykarden Störungen. Diese Manifestationsform als Tachykardie-Bradykardie-Syndrom wird bei 50–75% der Patienten mit SKS beobachet (Bleifeld u. Mitarb. 1974);

7. atriale Arrhythmien in Form wandernder Vorhofschrittmacher, erkennbar an einem ständigen Wechsel der P-Wellen-Morphologie und des AV-Intervalls;

8. entsprechend der Erstbeschreibung die Manifestation einer inadäquaten Sinusknotentätigkeit im Anschluß an eine elektrische, medikamentöse oder spontane Kardioversion supraventrikulärer Tachyarrhythmien als pathologische präautomatische Pause (Abb. **60**);

9. die chronotrope Inkompetenz des Sinusknotens, meist vergesellschaftet mit einer pathologischen Sinusbradykardie unter Ruhebedingungen, definiert als inadäquater oder fehlender Anstieg der Sinusknotenfrequenz unter körperlicher Belastung oder unter pharmakologischer adrenerger Stimulation bzw. Parasympathikolyse.

Die Ursache des Sinusknotensyndroms, das sich mehrheitlich im höheren Lebensalter manifestiert, ist unbekannt. Mit wenigen Ausnahmen, in denen die Ätiologie eindeutig erkennbar ist, z. B. bei traumatischer Läsion im Rahmen herzchirurgischer Eingriffe, bleibt die Ätiologie unklar. Die Assoziation mit der koronaren Herzerkrankung, einer diabetischen Stoffwechsellage oder einer anamnestisch eruierbaren Diphtherie ist spekulativ. Am ehesten handelt es sich um einen degenerativen Prozeß des gesamten Reizleitungssystems mit bevorzugtem Befall des Sinusknotens. Für die Mitbeteiligung extrasinunodaler Strukturen spricht das Auftreten langanhaltender präautomatischer Asystolien als Ausdruck einer begleitenden Störung der Generatorfunktion der sekundären und tertiären Schrittmacherzellen und die häufige Kombination mit atrialen Ektopien und Tachykardien. Apparent ist dieser Zusammenhang bei gleichzeitiger Störung der Sinus- und AV-Knotenfunktion im Sinne einer Zweiknotenerkrankung (binodal disease) und bei zusätzlichen faszikulären Blockierungen als sog. panconductional disease.

Über den Spontanverlauf der Erkrankung ist wenig bekannt. Allgemein wird angenommen, daß es sich um ein Leiden mit langsamer Progredienz handelt (Ferrer 1979). Nach eigenen Erfahrungen ist von dem Zeitpunkt ab, an dem die Symptomatik eine Indikation zur Schrittmachertherapie darstellt, ein weiteres Fortschreiten der Erkrankung nicht mehr nachzuweisen (Kochs u. Mitarb. 1990). Tritt im Rahmen eines Sinusknotensyndroms permanentes Vorhofflimmern auf, kann dies zum Verschwinden synkopaler Anfälle im Sinne einer „Spontanheilung" der Erkrankung führen, da bei meist ungestörter atrioventrikulärer Überleitung die Kammerfrequenz dieser Patienten überwiegend einer Tachyarrhythmie entspricht. Die dann erforderliche pharmakologische Beeinflussung des AV-Knotens durch negativ dromotrope Medikamente kann im Gegensatz zu Patienten mit intermittierenden tachykarden Arrhythmien im Rahmen des Tachykardie-Bradykardie-Syndroms ohne Be-

ID: 157
Datum: 23-AUG-88

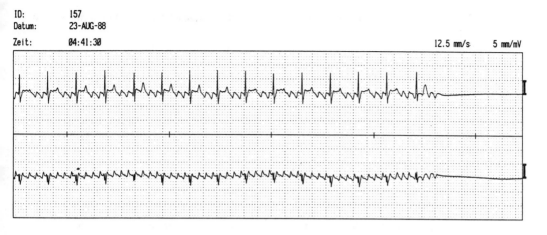

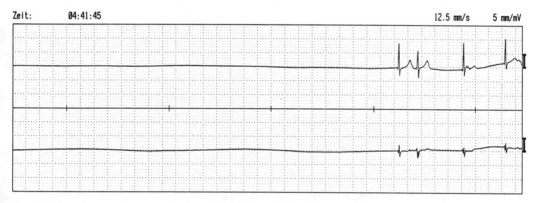

Abb. 60 Sinusknotensyndrom in der Form des Tachykardie-Bradykardie-Syndroms: Die spontane Terminierung von Vorhofflattern mit regelmäßiger 4:1-Überleitung führt zu einer präautomatischen asystolischen Pause von 14 s. Es folgen junktionale Extrasystolen (fortlaufende Registrierung)

denken erfolgen, da eine Aggravation bradykarder Rhythmusstörungen in Form von SA-Blockierungen, Sinusarresten oder langanhaltenden präautomatischen Pausen nicht mehr zu befürchten ist.

Nicht selten manifestiert sich ein „latentes" Sinusknotensyndrom bei bis dahin symptomatisch und elektrokardiographisch unauffälligen Patienten unter einer bradykardisierenden, die Sinusknotenautomatie oder die SA-Leitung hemmenden Medikation (Digitalisglykoside, Antiarrhythmika, β-Rezeptoren-Blocker, einige Antihypertensiva und Neuroleptika). Teilweise werden derartige Substanzen (z.B. Clonidin) diagnostisch zur Provokation bradykarder Arrhythmien bei ätiologisch unklarer Symptomatik verwandt. Leichtere Formen der oben aufgeführten Rhythmusstörungen, die gelegentlich als Zufallsbefund bei einer Langzeit-EKG-Registrierung auffallen, können ihrerseits auf eine latente Form des Sinusknotensyndroms hindeuten und zur Vorsicht beim Einsatz bradykardisierender Pharmaka Anlaß geben.

Insgesamt weisen Patienten mit Sinusknotensyndrom im Vergleich zu solchen mit höhergradiger AV-Blockierung oder bradykarder absoluter Arrhythmie eine günstige Prognose auf. Zehn Jahre nach Diagnosestellung unterscheidet sich die Überlebensrate von Schrittmacherpatienten mit SKS nicht von derjenigen der altersgleichen Normalbevölkerung (Alt u. Mitarb. 1982). Diese günstige Prognose ist jedoch nicht der Schrittmachertherapie zu verdanken, da die Prognose von Patienten mit SKS einschließlich derjenigen mit Synkopen mit und ohne Schrittmacher keine signifikanten Unterschiede aufweist (Alt u. Mitarb. 1983, Rasmussen 1981, Shaw u. Mitarb. 1980). Diese Daten implizieren, daß der weitverbreitete Einsatz der Schrittmachertherapie des SKS, das mittlerweile die häufigste Indikation zur antibradykarden Stimulation darstellt (Feruglio u. Mitarb. 1986), als rein symptomatische Therapieform anzusehen ist, die jedoch die Lebensqualität der Patienten wesentlich verbessern kann. Der ausschließliche symptomatische Charakter der Elektrotherapie bei SKS erfordert zum einen die eindeutige Dokumentation des zeitlichen und kausalen Zusammenhangs zwischen Rhythmusstörung und klinischer Symptomatik, wobei hier die Langzeitelektrokardiographie in Verbindung mit einem Patiententagebuch die Methode der Wahl darstellt, zum anderen die sorgfältige Auswahl des individuell optimalen Schrittmachersystems bzw. Stimulationsmodus, da gerade beim SKS die potentiell ungünstigen Effekte der Kammerstimulation bei Implantation von VVI-Schrittmachern durch Induktion von Vorhofflimmern mit konsekutiven thromboembolischen Komplikationen und die Entwicklung einer schrittmacherinduzierten Herzinsuffizienz sowie andere Erscheinungsbilder des *Schrittmachersyndroms* besondere Bedeutung erlangen können (Rosenquist u. Mitarb. 1986, Rosenquist u. Mitarb. 1988).

AV-Leitungsstörungen

Die atrioventrikuläre Überleitung, die im Oberflächen-EKG kumulativ als PQ-Intervall erfaßt wird, setzt sich aus der intraatrialen Leitungszeit (PA-Intervall: Normalbereich 25–45ms), der intranodalen Leitung (AH-Intervall: Normalbereich 50–120ms) und der Leitungszeit im His-Purkinje-System (HV-Intervall: Normalbereich 30–50ms) zusammen. Grundsätzlich ist festzustellen, daß proximale Leitungsstörungen im AV-Knoten (verlängertes AH-Intervall) prognostisch günstig einzuschätzen sind, wohingegen distale Leitungsverzögerungen (verlängertes HV-Intervall) aufgrund der Assoziation zu schwerwiegenden strukturellen kardialen Grunderkrankungen und der eingeschränkten Verfügbarkeit suffizienter Ersatzschrittmacher mit einer ernsten Prognose behaftet sind.

AV-Block I. Grades

Eine Verlängerung der AV-Leitungszeit auf mehr als 0,20s wird als AV-Block I. Grades bezeichnet, wobei dieser obere Grenzwert für eine physiologische Herzfrequenz im Bereich zwischen 60 und 80/min unter Ruhebedingungen Gültigkeit besitzt. Der Normalbereich ist in hohem Maße frequenz- und mit geringeren Schwankungen altersabhängig, wobei das Intervall mit steigendem Lebensalter zunimmt. Bei physiologischen Belastungstachykardien ist eine PQ-Dauer von 0,20s als pathologisch im Sinne eines AV-Blocks I. Grades zu werten.

Die exakte Analyse der PQ- oder PR-Dauer im Langzeit-EKG ist nur eingeschränkt möglich und derjenigen des konventionellen Ruhe-EKGs mit exakter simultaner Registrierung mehrerer Ableitungen unterlegen. Gröbere Veränderungen lassen sich jedoch bei guter Qualität des Vorhofsignals hinreichend genau erfassen. Bedeutsam ist, daß bei einem AV-Block I. Grades die PQ-Dauer nur äußerst selten 0,40s überschreitet. Bei Nachweis längerer Intervalle ist an der Überleitung des atrialen Impulses auf die Kammern zu zweifeln. Der nachfolgende QRS-Komplex entspricht dann mit hoher Wahrscheinlichkeit einer Ersatzsystole. Die Diagnose eines AV-Blocks I. Grades ist in der Regel auch anhand des Langzeit-EKGs leicht möglich. Differentialdiagnostische Probleme kann die Abgrenzung von T- und U-Wellen und die Verschmelzung der P-Welle mit der Endstrecke der vorangehenden Aktion bereiten. Liegt die Vorhoffrequenz höher als es dem aktuellen vegetativen Tonus entspricht, z.B. bei ektopen atrialen Tachykardien, ist im Gegensatz zur physiologischen Verkürzung des AV-Intervalls unter Belastungssituationen eine Verlängerung der PQ-Dauer als Normalbefund zu interpretieren.

Die Zuordnung eines AV-Blocks I. Grades zu einem oder mehreren Kompartimenten der atrioventrikulären Überleitung ist nach elektrokardiographischen Kriterien nicht zuverlässig möglich. Isolierte Verlängerungen der intraatrialen Leitung sind selten, am häufigsten finden sich Störungen der Überleitung im AV-Knoten (AH-Intervall). Isolierte distale Leitungsverzögerungen im His-Purkinje-System werden in Abhängigkeit vom Untersuchungskollektiv in 7—33% der Fälle angegeben, kombinierte Störungen finden sich bei etwa jedem 5. Patienten (Narula 1979). Da ein AV-Block I. Grades in der überwiegenden Mehrzahl auf einer junktionalen Leitungsverzögerung beruht, ist die Prognose als günstig einzuschätzen.

Aktrioventrikuläre Leitungsstörungen werden nicht selten iatrogen durch kardial wirksame Pharmaka, speziell Digitalisglykoside, β-Rezeptor-Blocker, Kalziumantagonisten vom Verapamiltyp sowie die Mehrzahl der Antiarrhythmika induziert. Die Auswirkungen auf die Überleitung sind zum einen dosisabhängig, zum anderen disponiert eine präexistente Leitungsstörung in Abhängigkeit von ihrer Lokalisation zu einer pharmakologisch ausgelösten Gefährdung durch Bradykardien und Asystolien. Von wesentlicher Bedeutung ist hier die Kenntnis der für die verschiedenen Substanzen charakteristischen Beeinflussung der verschiedenen Strukturen der AV-Überleitung. Pharmaka, die die distale Überleitung hemmen, dürfen bei höhergradigen AV-Leitungsstörungen nicht oder bei zwingender Indikation nur unter Schutz eines elektrischen Herzschrittmachers eingesetzt werden.

AV-Block II. Grades

Die AV-Blockierung II. Grades ist charakterisiert durch den *intermittierenden* Ausfall der Überleitung von den Vorhöfen auf die Kammern und elektrokardiographisch dadurch gekennzeichnet, daß bei konstantem supraventrikulärem Rhythmus einzelnen P-Wellen kein Kammerkomplex folgt. Die Entstehung eines AV-Blocks II. Grades ist einerseits abhängig von der Vorhoffrequenz, andererseits vom Refraktärverhalten der Strukturen der AV-Leitung. Hieraus ergibt sich, daß AV-Blockierungen II. Grades zum einen physiologische Phänomene bzw. Schutzmechanismen bei supraventrikulären Tachykardien und Tachyarrhythmien wie z.B. Vorhofflattern darstellen, die die schnelle Überleitung auf die Kammern im 1:1-Verhältnis verhindern, zum anderen jedoch bei normfrequentem Sinusrhythmus Ausdruck einer pathologisch verlängerten Refraktärzeit in einem oder mehreren Anteilen des AV-Leitungsweges sind. In erstgenannter Situation sollte die Terminologie der höhergradigen AV-Blockierung nicht angewandt werden, um die Assoziation mit pathologischen und ggf. prognostisch bedeutsamen Überleitungsstörungen zu vermeiden. Besser erscheint die Klassifizierung, beispielsweise als Vorhofflattern, mit 2:1-, 3:1- etc. -Überleitung bzw. -Blockierung.

Die Charakterisierung der verschiedenen Formen der AV-Blockierung II. Grades erfolgt über die Zuordnung der P-Wellen zu den Kammerkomplexen und die Beurteilung des Verhaltens der PQ-Dauer im Verlauf eines Überleitungszyklus. Diese Relationen sind bei der Auswertung des Langzeit-EKGs nur durch die visuelle Analyse des EKGs in Echtzeit am Monitor oder anhand von Ausdrucken auf Papier möglich.

Von großer klinischer Bedeutung ist die sichere Differenzierung zwischen der AV-Blockierung vom Typ I und II nach Mobitz, wobei im klinischen Alltag der Typ I häufig als Wenckebach-Block und der Typ II als Mobitz-Block bezeichnet wird. Die Unterscheidung zwischen den beiden Varianten ist nur bei Beurteilung der PQ-Intervalle von mindestens 2 konsekutiv übergeleiteten Vorhofaktionen möglich. Dies bedeutet, daß das Vorhof-Kammer-Verhältnis nicht größer als 2:3 werden darf. Diese bereits von Wenckebach und Mobitz zu Anfang des Jahrhunderts formulierte Voraussetzung für die Unterscheidung beider Formen wurde oftmals nicht ausreichend beachtet, so daß auch 2:1- und 3:1-Blockierungen als Typ II des AV-Blocks II. Grades beschrieben werden.

Typ I des AV-Blocks II. Grades, sog. Wenckebach-Block

Die Wenckebach-Periodik ist gekennzeichnet durch eine sukzessive Verlängerung des PQ-Intervalls über mehrere Zyklen, bis schließlich eine Vorhofdepolarisation nicht auf die Kammer übergeleitet wird. Die vollständige Blockierung der Überleitung einer P-Welle ermöglicht eine Erholung der AV-Leitungskapazität, so daß die folgende Vorhoferregung mit einem kürzeren PQ-Intervall auf die Kammern über-

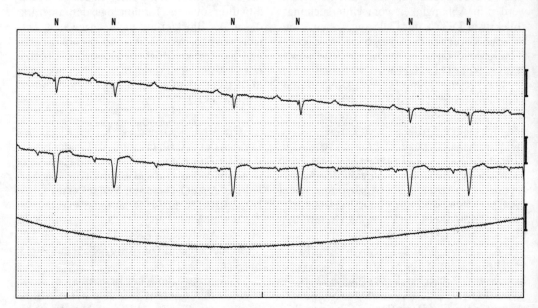

Abb. 61 AV-Block II. Grades Typ I: Wesentlich für die Einordnung als proximale Form des AV-Blocks ist die Verkürzung des AV-Intervalls nach nicht übergeleiteten Vorhofaktionen (250 ms) im Vergleich zum Intervall vor der Blockierung (340 ms)

geleitet wird als die Aktion vor der nicht übergeleiteten Vorhofaktion (Abb. 61).

Hieraus resultieren die wesentlichen Kriterien des AV-Blocks II. Grades Typ I:

1. Das PQ-Intervall der Vorhofaktion, die vor der blockierten P-Welle auf die Ventrikel übergeleitet wird, ist länger, als dasjenige im Gefolge der blockierten Vorhofaktion. Hierbei kann das AV-Intervall der nachfolgend übergeleiteten P-Welle normal oder verlängert sein.

2. Die Abfolge der Kammerkomplexe ist im Gegensatz zum AV-Bock III. Grades unregelmäßig.

3. Das Kammerintervall, das die blockierte Vorhofaktion einschließt, ist kürzer als 2 Vorhofintervalle.

Aus der Gegenüberstellung zwischen invasiv durch His-Bündel-Elektrokardiographie erhobenen Befunden und dem Oberflächen-EKG ist bekannt, daß die aufgeführten Kriterien eng mit einer Leitungsverzögerung im proximalen Abschnitt des atrioventrikulären Leitungsweges, namentlich des AV-Knotens, korrelieren (Narula 1975, Puech 1975).

In der klassischen Elektrophysiologie wird zwischen einer „typischen" und „atypischen" Wenckebach-Periodik bei AV- und SA-Blokkierungen unterschieden. Die „typische" Form ist charakterisiert durch eine progressive Verlängerung des PQ-Intervalls bei Abnahme des Inkrements der Leitungsverzögerung, so daß eine zunehmende Verkürzung der RR- bzw. PP-Intervalle vor Ausfall der Überleitung resultiert. Da der Erregungsablauf durch die Einflüsse des vegetativen Nervensystems modifiziert wird, ist der klassische Ablauf der Periodik nur selten zu beobachten. In der Regel finden sich „atypische" Formen mit zunehmenden RR-Abständen bei Progression des PQ-Intervalls.

Typ II des AV-Blocks II. Grades, sog. Mobitz-Block

Bei dieser Form sind die der periodisch ausfallenden Überleitung vorangehenden PQ-Intervalle konstant und identisch mit dem AV-Intervall der Aktion, die dem blockierten Vor-

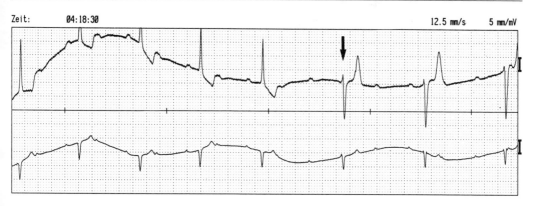

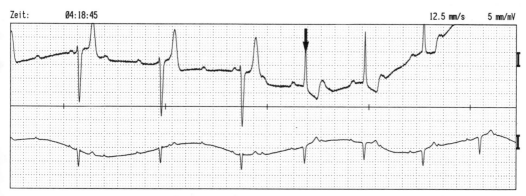

Abb. 62 AV-Block II. Grades mit Übergang in einen totalen AV-Block (Pfeil), erkennbar an der Dissoziation zwischen Vorhöfen und Kammern. Tertiärer ventrikulärer Ersatzschrittmacher mit einer Frequenz von 25/min. Der 2. Pfeil markiert das Wiedereinsetzen der zweitgradigen Blockierung

hofimpuls folgt. Hierbei kann die PQ-Dauer übergeleiteter Aktionen normal oder verlängert sein. Da die Dauer des physiologischen HV-Intervalls wesentlich kürzer ist als diejenige der AH-Zeit, liegt in der Mehrzahl der Fälle isolierter Mobitz-Blockierungen die PQ-Dauer im Normbereich.

Diese Form des AV-Blocks II. Grades ist praktisch ausnahmslos distal des AV-Knotens im His-Bündel oder im peripheren His-Purkinje-System lokalisiert (Narula 1975, Puech 19767. Die distale Lokalisierung der Leitungsstörung bedingt die im Vergleich zur Wenckebach-Periodik wesentlich ungünstigere Prognose. Diese wird bestimmt durch die hohe Inzidenz, in der der Mobitz-Block in eine symptomatische Form des AV-Blocks III. Grades mit ventrikulärem Ersatzrhythmus übergeht, und durch die oftmals schwere kardiale Grunderkrankung (Abb. 62).

Höhergradige AV-Blockierungen

Wie dargestellt, ist bei einer Blockierung im Verhältnis 2:1 oder 3:1 die Differenzierung zwischen den AV-Blockierungen II. Grades vom Typ I und II aus dem Oberflächen-EKG nicht möglich (Abb. 63). Aus diesem Grunde werden diese Blockformen unter dem Begriff der „höhergradigen AV-Blockierungen" zusammengefaßt. Mit Einschränkungen gelingt die Lokalisation der Störung mit nichtinvasiven klinischen Mitteln durch den Atropintest, das Belastungs-EKG, den Karotisdurckversuch und das Langzeit-EKG. Eine Steigerung der Vorhoffrequenz bewirkt bei infranodaler Leitungsstörung in der Regel eine Zunahme der Blockierung, da die in kürzerem Intervall eintreffenden atrialen Impulse auf refraktäre Strukturen treffen. Dahingegen verbessert die medikamentöse Parasympathikolyse durch

3. Herzrhythmusstörungen

ID: 4496
Zeit: 23:43:37
Datum: 27-JUN-91

Herzfrequenz 35 S/M

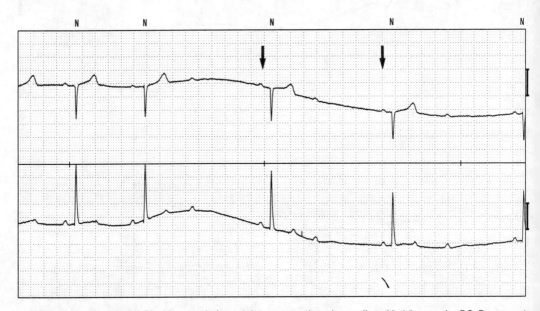

Abb. 63 Höhergradige AV-Blockierung: Aufgrund der wenn auch geringgradigen Verkürzung der PQ-Dauer nach der nicht übergeleiteten P-Welle handelt es sich bei der vorliegenden 2:1-Blockierung um eine proximale Blockierung im junktionalen Übergang mit günstiger Prognose

Atropin oder die sympathische Aktivierung durch physische Belastung bei junktionalen Blockformen die Überleitungseigenschaften. Umgekehrt bedingt die Verlangsamung der Sinusknotenfrequenz durch Karotisdurck beim AV-Block II. Grades Typ I eine Zunahme, bei Typ II eine Abnahme der Blockierung (Hombach u. Mitarb. 1979, Narula 1975, Zipes 1979). Ein schlanker Kammerkomplex spricht eher für eine proximale, eine QRS-Verbreiterung für eine distale Leitungsstörung.

In größeren Kollektiven konnte nachgewiesen werden, daß bei spontanen 2:1- und 3:1-Blockierungen die Störung in ca. 30% in der junktionalen Übergangszone, in ca. 20% im His-Bündel und bei etwa der Hälfte der Patienten im distalen Purkinje-Netz lokalisiert ist (Narula 79, Puech 76). Aufgrund des hohen Anteils distaler Blockformen sollte im Zweifelsfall von der prognostisch bedeutsameren Variante ausgegangen werden.

AV-Block III. Grades

Bei dieser Form besteht eine vollständige Unterbrechung der Überleitung von den Vorhöfen auf die Kammern. Elektrokardiographisch besteht eine Dissoziation zwischen Vorhof- und Kammerrhythmus. Eine Beziehung zwischen Vorhöfen und Kammern läßt sich nicht herstellen, im typischen Fall wandern die P-Wellen durch den QRS-Komplex (s. Abb. 62). Im Gegensatz zur Wenckebach-Periodik ist der ventrikuläre Ersatzrhythmus meist regelmäßig. Die Unterscheidung der AV-Dissoziation (s. S. 102ff) gelingt durch die genaue Bestimmung der atrialen und ventrikulären Frequenz. Bei kompletter AV-Blockierung liegt die Vorhoffrequenz höher als diejenige der Kammern. Bei der AV-Dissoziation ist das Verhältnis umgekehrt, wobei die oftmals geringen Differenzen der PP- und RR-Intervalle eine exakte Analyse erfordern. Häufiger als in der Literatur angegeben liegt ein AV-Block III. Grades bei Vorhofflimmern vor, der mit einer bradykarden Form der absoluten Arrhythmie verwechselt werden kann. Diagnostisch wegweisend ist der weitgehend regelmäßige Kammerrhythmus mit nur geringfügigen Frequenzschwankungen im 24-Stunden-Trend oder unter der Ergometrie.

In der überwiegenden Mehrzahl sind komplette AV-Blockierungen distal des AV-Knotens lokalisiert, lediglich etwa 20% beruhen auf einer junktionalen Störung (Narula 79, Puech 76). Die Frequenz des Ersatzzentrums sowie die Breite des Kammerkomplexes werden wesentlich durch die Lokalisation des Blockes bestimmt. Ein schmaler QRS-Komplex ist Hinweis auf eine suprabifurkale Leitungsunterbrechung im AV-Knoten oder im His-Bündel-Stamm, eine Beschleunigung des Ersatzrhythmus unter Belastungsbedingungen deutet auf die Lokalisation im AV-Knoten hin.

Die Ursachen höhergradiger und kompletter AV-Blockierungen sind vielfältig. Aufgrund histologischer Untersuchungen überwiegen degenerative Veränderungen des Erregungsleitungssystems, die in unterschiedlicher Ausprägung auch das Ventrikelmyokard miterfassen. In etwa 30−50% der Fälle liegt eine idiopathische Fibrosierung des Leitungsgewebes vor (Davies 1971). Der ausschließliche Befall des spezifischen Reizleitungsgewebes wurde von Lenègre beschrieben (Lenègre 1964). Als Lev-Erkrankung bezeichnet man die Fibrose des Reizleitungssystems mit zusätzlicher Sklerosierung des gesamten Herzskeletts (Lev 1964). Als weitere Ursachen sind, neben der koronaren Herzerkrankung, Kardiomyopathien und Myokarditiden, bakterielle Infektion mit Einbeziehung des Reizleitungssystems, Kollagenosen, Herzklappenvitien, hier speziell die Aortenstenose, infiltrative Prozesse, neuromuskuläre Erkrankungen wie das Kearns-Sayre-Syndrom, eine genetische Disposition und iatrogene Läsionen durch herzchirurgische Eingriffe aufzuführen.

Die klinische Symptomatik wird durch die spontane Depolarisationsfrequenz des tertiären Ersatzzentrums sowie durch die ggf. begleitenden kardialen und extrakardialen Erkrankungen bestimmt. Gerade bei den idiopathischen Formen der AV-Blockierungen II. und III. Grades ist die Myokardfunktion meist nicht oder nur unwesentlich beeinträchtigt. In der Regel ist die kardiale Förderleistung bei kompletter AV-Blockierung durch die resultierende Bradykardie und den Ausfall der atrioventrikulären Synchronisation deutlich vermindert, so daß sich gerade bei dieser Indikation die eindrücklichsten Ergebnisse der Elektrostimulation mit rascher Rückbildung einer bradykarden Herzinsuffizienz oder Verbesserung der zerebralen Perfusion zeigen, die denen der medikamentösen Behandlung zweifelsfrei überlegen sind (Zoll und Linenthal 1960, Seipel u. Mitarb. 1977). Vor Einführung der Schrittmachertherapie betrug die 1-Jahres-Letalität bei Patienten mit erworbenen totalem AV-Block im Anschluß an den ersten Adam-Stokes-Anfall annähernd 50% (Johanson 1969, Sulg u. Mitarb. 1969). Es ist eindeutig belegt, daß die Prognose von Patienten mit AV-Block III. Grades durch die permanente Elektrostimulation wesentlich verbessert werden kann. Die Überlebensraten liegen nach 10jähriger Nachbeobachtung zwischen 34 und 50% (Seipel u. Mitarb. 1977, Effert u. Sigmund 1987, Simon u. Sloto 1978). Während die Langzeitprognose bei idiopathischen Blockbildern nach Schrittmacherimplantation nahezu derjenigen der Normalbevölkerung entspricht, erliegen die Patienten mit Leitungsstörungen auf dem Boden fortgeschrittener kardialer Erkrankung ihrem Grundleiden.

Ungeachtet der elektrophysiologischen Lokalisation stellt der Nachweis einer kompletten AV-Blockierung in den meisten Fällen eine Indikation zur Schrittmacherimplantation dar, sofern die Leitungsunterbrechung nicht als Folge eines akuten inferioren Infarktes auftritt oder durch leitungsverzögernde Pharmaka induziert ist. Eine Ausnahme bildet der als Zufallsbefund durch das Langzeit-EKG während der Nachtstunden nachgewiesene passagere AV-Block III. Grades mit junktionalem Ersatzrhythmus bei beschwerdefreien Personen.

Eine Sonderstellung nimmt der asymptomatische kongenitale AV-Block III. Grades des Erwachsenen ein. In der Regel zeigt das Langzeit-EKG einen suprabifurkalen Ersatzrhythmus mit schmalem Kammerkomplex, dessen Frequenz unter Ruhebedingungen bei etwa 40−55/min liegt (Abb. **64**). Bei ungestörter Myokardfunktion kann das Herzzeitvolu-

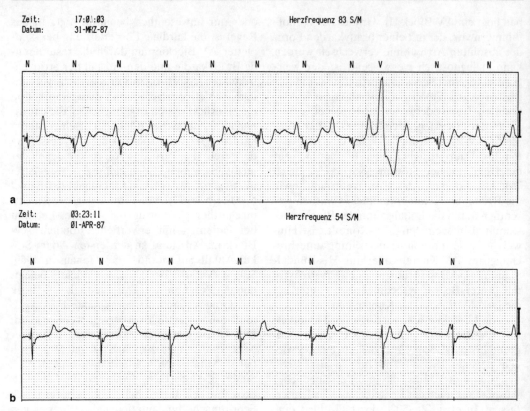

Abb. 64 a u. b Kongenitaler AV-Block bei einem 24jährigen Patienten mit einem komplexen angeborenen Vitium (singulärer Ventrikel mit Eisenmenger-Reaktion): In den Tagstunden maximaler Frequenzanstieg auf Werte um 85/min (**a**), während der Nachtstunden keine pathologische Bradykardie (**b**). Junktionaler Ersatzschrittmacher mit schmalem Kammerkomplex. Als Nebenbefund P-dextroatriale

men unter Belastungsbedingungen durch die Zunahme des Schlagvolumens und eine begrenzte Frequenzbeschleunigung annähernd adäquat gesteigert werden. Bei günstiger Prognose ergibt sich die Indikation zur Schrittmachertherapie nur bei hohem physischen Leistungsbedarf oder zusätzlicher kardialer Schädigung (Alt 1985). In der Regel entwickeln diese Patienten jedoch spätestens im 4. und 5. Dezenium Beschwerden, die auf eine unzureichende Frequenzsteigerung oder gehäuften belastungsabhängigen ventrikulären Extrasystolen beruhen, so daß dann die Implantation eines bifokalen Schrittmachers angezeigt ist.

Faszikuläre Blockierungen

Die Diagnose einer faszikulären Blockierung ist die Domäne des Oberflächen-EKGs. Bei der üblichen Langzeit-EKG-Registrierung mit 2 Ableitungen lassen sich zwar recht gut intermittierende Rechts- und Linksschenkelblokkierungen nachweisen, das inkonstante Auftreten eines linksanterioren oder linksposterioren Hemiblocks und bifaszikulärer Blockbilder ist jedoch nur begrenzt möglich. Größere Bedeutung besitzt die Langzeitregistrierung für den Nachweis intermittierender höhergradiger AV-Blockierungen bei bekanntem bifaszikulärem Block (linksanteriorer oder linksposteriorer Hemiblock in Kombination mit komplettem Rechtsschenkelblock). Prognostisch besonders ungünstig ist der Nachweis eines trifaszikulären Blocks als Folge einer komplexen

Leitungsstörung des His-Purkinje-Systems, der bei sporadischem Auftreten nur ausnahmsweise im Oberflächen-EKG gelingt. Diese Blockform ist gekennzeichnet durch den wechselnden Nachweis eines vollständigen Links- und Rechtsschenkelblocks bei unverändertem Grundrhythmus. Diese schwerwiegende Diagnose ist von seltenen Situationen abzugrenzen, in denen ein supraventrikulärer Grundrhythmus bei komplettem Schenkelblock (z. B. RSB) mit einem ventrikulären Parasystoliezentrum ähnlicher Frequenz mit diskordantem Blockbild (z. B. LSB) konkurriert.

Das Risiko, bei Vorliegen faszikulärer Blockierungen mit oder ohne Verlängerung der PQ-Dauer im Oberflächen-EKG eine vollständige AV-Blockierung zu entwickeln, wurde in der Vergangenheit überschätzt. Nur bei etwa 4% der Patienten mit diesem Befund ist innerhalb eines Zeitraums von 3 Jahren mit einer totalen AV-Blockierung zu rechnen, ein Faktum, das bei den häufig in hohem Lebensalter stehenden Patienten keine große klinische Relevanz besitzt (McAnulty u. Mitarb. 1982). Das bradykardieassoziierte Risiko läßt sich durch keine klinische, elektrokardiographische oder elektrophysiologische Variable sicher vorhersagen. Liegt ein begleitender AV-Block I. Grades vor, so ist diese Leitungsverzögerung meist proximal im AV-Knoten lokalisiert. Eine Korrelation zwischen der PQ-Dauer und einer Verlängerung des HV-Intervalls als Parameter infranodaler Leitungsstörungen besteht nicht (Scheinman u. Mitarb. 1977, Denes u. Mitarb. 1975, McAnulty u. Mitarb. 1982). Selbst bei Nachweis eines verlängerten HV-Intervalls ist die Gefährdung durch Progression zum AV-Block III. Grades gering. Diese periphere Leitungsverzögerung ist ebenso wie die faszikuläre Blockierung Teilerscheinung der regelhaft zugrundeliegenden kardialen Grunderkrankung, die die ungünstige Prognose dieser Patienten entscheidend bestimmt, wohingegen der Gefährdung durch eine komplette AV-Blockierung nur untergeordnete Bedeutung zukommt. Somit ist in dieser Situation im Gegensatz zu älteren Empfehlungen die prophylaktische Schrittmachertherapie bei Patienten ohne bradykardiebedingte Beschwerden nicht erforderlich. Auch bei faszikulären Blockierungen besitzt die Langzeitelektrokardiographie zentrale Bedeutung für die Indikationsstellung zur Schrittmachertherapie, die im wesentlichen denen bei AV-Blockierungen II. und III. Grades ohne faszikuläre Beteiligung entspricht (Stangl u. Mitab. 1990).

Bradykarde Form der absoluten Arrhythmie

In Ergänzung zu den Ausführungen im Abschnitt „Supraventrikuläre Tachyarrhythmien" sei an dieser Stelle auf Probleme bei bradykarden Formen der absoluten Arrhythmie bei Vorhofflimmern hingewiesen. Die Kammerfrequenz bei Vorhofflimmern und -flattern wird alleine durch die Funktion der AV-Überleitung bestimmt. Dementsprechend beruhen bradykarde Formen der absoluten Arrhythmie auf kombinierten Störungen der Vorhofelektrophysiologie und der AV-Leitung als Folgeerscheinungen fortgeschrittener kardialer Erkrankungen, in erster Linie auf dem Boden der rheumatischen und koronaren Herzerkrankungen, sofern nicht eine medikamentös induzierte Hemmung der AV-Leitung bei primär tachykardem oder normofrequentem Vorhofflimmern vorliegt. Die Schrittmachertherapie kann bei dieser Form der Symptome eine Herzinsuffizienz günstig beeinflussen oder eine zwingend indizierte Behandlung mit leitungsverzögernden Substanzen wie Digitalisglykosiden oder Antiarrhythmika erst ermöglichen. Eine Verbesserung der Lebenserwartung durch die Elektrostimulation konnte bisher nicht nachgewiesen werden (Gajewski u. Singer 1981).

Eine basale Grenzfrequenz, bei der die Schrittmachertherapie bei Bradyarrhythmie angezeigt ist, wurde bisher nicht definiert. Unzweifelhaft besteht die Indikation bei langanhaltenden pathologischen Bradykardien nach gegebener Definition. Dahingegen sind der kurzfristige Abfall der Herzfrequenz bis auf Werte um 30/min sowie asystolische Pausen während nächtlicher Schlafperioden regelhaft zu erhebende Befunde bei der Langzeit-EKG-Registrierung von Patienten mit absoluter Arrhythmie. Diese Beobachtung besitzt auch für diejenigen Patienten Gültigkeit, die während der Tagstunden zur tachykarden Absoluta neigen und demzufolge eine intakte AV-Leitung aufweisen. Ganz offensichtlich werden die

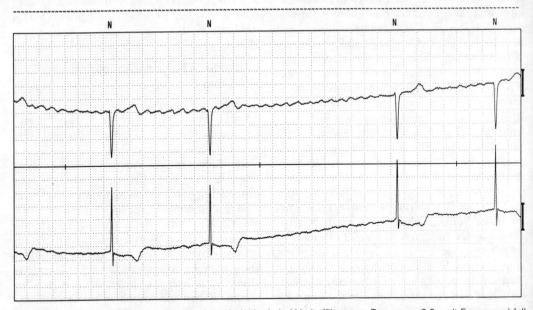

Abb. 65 Nächtliche Bradykardie bei absoluter Arrhythmie bei Vorhofflimmern. Pause von 2,8 s mit Frequenzabfall auf 30/min. Derartige Befunde sind bei absoluter Arrhythmie oftmals zu erheben und bei asymptomatischen Patienten nicht zwingend behandlungsbedürftig

nächtlichen Bradykardien durch eine parasympathikotone Hemmung der junktionalen Leitungsstrukturen verursacht (Abb. 65).

Uebis u. Mitarb. (1985) analysierten systematisch die Bedeutung langzeitelektrokardiographisch dokumentierter asystolischer Pausen bei Patienten mit absoluter Arrhythmie in Abhängigkeit von der kardialen Grunderkrankung. Asystolien von mehr als 2 Sekunden fanden sich bei 57% der Untersuchten. Besonders betroffen waren Patienten mit permanentem Vorhofflimmern und solche mit rheumatischen Herzklappenfehlern, wohingegen Pausen vergleichbarer Dauer bei paroxysmaler absoluter Arrhythmie, idiopathischem Vorhofflimmern und anderen kardialen Grunderkrankungen (koronare und hypertensive Herzerkrankung, dilatative Kardiomyopathie) signifikant seltener und nahezu ausschließlich während der Nachtstunden auftraten. Pausen von mehr als 4 Sekunden ohne zirkadiane Schwankungen fanden sich nur bei rheumatischer Herzkrankheit. Weiterhin zeigte sich eine Koinzidenz zwischen subjektiven Beschwerden wie Schwindel und dem langzeitelektrokardiographischen Befund ausschließlich in der letztgenannten Gruppe. Die Autoren folgern, daß Asystolien von bis zu 4 Sekunden Dauer bei Vorhofflimmern als „Normalbefund" anzusehen sind und daß nur längere Pausen, insbesondere bei rheumatischen Vitien, eine Herzschrittmacherimplantation erfordern. Die in der Bundesrepublik Deutschland häufig geübte Praxis, bei Patienten mit passagerem nächtlichem Frequenzabfall ohne bradykardiebedingte Beschwerden oder ohne sicheren kausalen Zusammenhang zwischen Schwindel oder Synkopen und Bradyarrhythmien die Indikation zur Schrittmacherimplantation zu stellen, ist in ihrem Ausmaß sicher nicht gerechtfertigt.

AV-Dissoziation

Eine AV-Dissoziation als Variante der Parasystolie (vgl. „Tachykarde Herzrhythmusstörungen") liegt vor, wenn Vorhöfe und Kammern 2

Patient:
ID: 2541
Zeit: 00:59:30   Herzfrequenz 34 S/M
Datum: 08-FEB-90

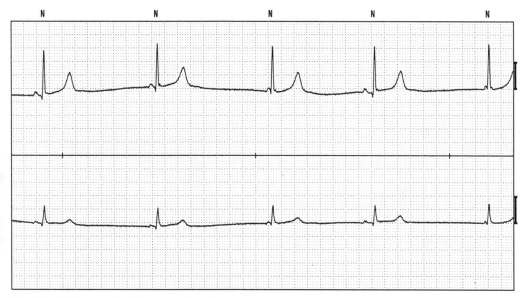

Abb. 66 AV-Dissoziation: Die 1. und die 5. P-Welle wird auf die Kammern übergeleitet, bei den anderen Zyklen führt der AV-Knoten. In diesem Fall ein harmloser Befund während nächtlicher Parasympathikotonie

unterschiedlichen Schrittmachern folgen. Im Gegensatz zur Dissoziation zwischen Atrium und Ventrikel bei AV-Blockierungen III. Grades, bei denen die Vorhoffrequenz höher liegt als diejenige der Kammern, sind die Frequenzunterschiede bei den AV-Dissoziationen im engeren Sinne umgekehrt, wobei die Differenzen teilweise sehr diskret sind.

Einfache AV-Dissoziation

Bei Absinken der Sinusknotenfrequenz unter die spontane Depolarisationsfrequenz des AV-Knotens übernimmt dieser die Schrittmacherfunktion. Die Kammerdepolarisation wird durch den AV-Knoten gesteuert, während die Vorhöfe im Sinusrhythmus schlagen. Überschreitet die Sinusfrequenz die junktionale, erfolgt die Kammererregung wieder im Sinusrhythmus. Da sich die Frequenzen der beiden Schrittmacher nur geringfügig unterscheiden, findet in der Regel über kürzere oder längere Phasen ein ständiger Wechsel der Rhythmen statt. Da sich die Vorhöfe gegenüber der von der AV-Region ausgehenden Erregung in der Refraktärperiode befinden, ist eine retrograde atriale Depolarisation nicht möglich. Die positiven und nicht deformierten P-Wellen zeigen keine Beziehung zu den ebenfalls gegenüber dem Normalrhythmus unveränderten Kammerkomplexen, wobei die Vorhofpotentiale im typischen Fall durch den QRS-Komplex hindurchwandern (Abb. 66). Die einfache AV-Dissoziation wird als harmlose Anomalie bei ausgeprägter Parasympathokotonie sowie als Zufallsbefund während der Nachtstunden im Langzeit-EKG erfaßt, seltener im Rahmen eines Sinusknotensyndroms oder unter vorhofwirksamer antiarrhythmischer Medikation, z. B. nach erfolgreicher Konversion einer absoluten Arrhythmie. Therapeutische Konsequenzen resultieren in den meisten Fällen nicht. Bei medikamentös induzierten Formen mit signifikanter Ruhebradykardie sollte eine Dosisreduktion erwogen werden. Die exakte Bestimmung der PP- und RR-Intervalle schützt vor

Verwechslung zwischen dieser benignen Rhythmusstörung und dem totalen AV-Block.

Komplette AV-Dissoziation

In seltenen Fällen schlagen Sinusknoten und sekundärer oder tertiärer Schrittmacher mit identischer Frequenz. Hieraus resultiert meist nur kurzfristig eine feste zeitliche Beziehung zwischen der unauffällig konfigurierten P-Welle und dem je nach Ursprung schmalen oder deformierten Kammerkomplex, wobei das Vorhofpotential vor oder hinter dem QRS-Komplex nachweisbar ist. Verwechslungsmöglichkeiten bestehen zu junktionalen Rhythmen (hierbei negative P-Wellen mit verkürzter PQ-Dauer vor oder hinter dem Kammerkomplex) sowie ektopen Vorhofrhythmen und zu ventrikulären Parasystolien.

Interferenzdissoziation

Diagnostische Schwierigkeiten kann als weitere Variante die Interferenzdissoziation bereiten. Im Gegensatz zu den aufgeführten Formen besteht hierbei ein im Vergleich zum Sinusknoten relativ schnellerer junktionaler oder ventrikulärer Rhythmus. Beide Automatiezentren schlagen für kürzere oder längere Zeitspannen unabhängig voneinander. Ist jedoch bei Eintreffen der vom Sinusknoten ausgehenden Vorhofdepolarisation auf den AV-Knoten die Refraktärzeit des distalen Leitungssystems und der Ventrikel abgeschlossen, wird die Sinusaktion mit in der Regel verlängertem PQ-Intervall auf die Kammern übergeleitet. Durch diese intermittierenden „capture beats" werden die Kammern gleichsam eingefangen, woraus eine unregelmäßige Abfolge der Kammerdepolarisation resultiert, die palpatorisch als Extrasystolie imponiert. Ursächlich kommen neben vegetativen Einflüssen organische Herzerkrankungen unterschiedlicher Ätiologie in Betracht. Therapeutische Konsequenzen resultieren ebensowenig wie bei der kompletten AV-Dissoziation.

Auf weitere Formen potentiell bradykarder Rhythmusstörungen wie Ersatzrhythmen oder blockierte Vorhofextrasystolen wird in den entsprechenden Abschnitten dieses Kapitels näher eingegangen. Die Diagnostik des Karotissinussyndroms ist die Domäne entsprechender Provokationsmanöver unter gleichzeitiger Registrierung des konventionellen EKGs. Gelegentlich werden Bradykardien im Rahmen dieser Erkrankung im Langzeit-EKG dokumentiert. Die Zuordnung zu einer Irritation des Sinus caroticus ist in diesen Fällen nur in Kenntnis der auslösenden Situation möglich. Die Bedeutung des Langzeit-EKGs bei Herzschrittmachern ist Gegenstand von Kapitel 4.

Bedeutung des Langzeit-EKGs für die Indikationsstellung zur permanenten Herzschrittmachertherapie

Zusammenfassend stellt die Langzeitelektrokardiographie die zentrale Methode der Diagnostik intermittierender bradykarder Herzrhythmusstörungen dar. Eine invasive elektrophysiologische Untersuchung ist nur in wenigen Ausnahmefällen erforderlich und dient heute mehr der Differenzierung tachykarder Arrhythmien als Ursache synkopaler und präsynkopaler Zustände. Der evidente Vorteil des Langzeit-EKGs beruht auf der Möglichkeit, den kausalen Zusammenhang zwischen Symptomatik und Rhythmusstörung nachweisen zu können. Aufgrund der limitierten Wirkung medikamentöser Maßnahmen besteht die antibradykarde Therapie aus symptomatischer und prognostischer Indikation in der Implantation eines Schrittmachersystems. Diese Indikation stellt hohe Anforderungen an den Auswerter des Langzeit-EKGs, der sich der Mühe unterziehen muß, die Rhythmusstörung hinsichtlich ihrer elektrophysiologischen Genese (AV-Leitungsstörung, Sinusknotendysfunktion u.a.m.) anhand der visuellen Kontrolle des EKGs einzuordnen und die Korrelation zum Beschwerdebild herzustellen. Nur so wird es in Zukunft möglich sein, fehlerhafte Indikationsstellungen zur Schrittmacherbehandlung, die in bis zu 30% der Fälle dazu führen, daß die präoperativen Symptome nach der Implantation fortbestehen, zu vermeiden (Hoffmann u. Mitarb. 1984, Brinker u. Mitarb. 1987, Höher u. Mitarb. 1988). Bei Verfügbarkeit der verschiedenen Stimulationsarten unter Einschluß vorhofbeteiligter und frequenzadaptiver Schrittmacher ermöglicht die Langzeitelektrokardiographie durch den Nachweis des zu erwartenden Stimulationsbedarfs oder einer chronotropen

Inkompetenz darüber hinaus wertvolle Hinweise für die Wahl des individuell optimalen Schrittmachersystems (Kochs u. Mitarb. 1990).

Bezüglich der Indikation zur Schrittmachertherapie und der Differentialindikation der verschiedenen Stimulationsarten bzw. Schrittmachertypen sei auf die Empfehlungen der Fachgesellschaft verwiesen (Frye u. Mitarb. 1984, Breithardt u. Mitarb. 1989b, Stangl u. Mitarb. 1990).

4. Langzeit-EKG bei Herzschrittmacherträgern

Technische Voraussetzungen des Langzeit-EKG-Systems

Herzschrittmachersysteme werden routinemäßig durch Abfrage der Stimulationsparameter, Messung der Reizschwelle, Provokationstests (z.B. Muskelinhibition) und einen EKG-Rhythmusstreifen kontrolliert (Kutalek u. Michelson 1991). Zum besseren Verständnis der verschiedenen Schrittmachertypen und Stimulationsarten sind in Tab. **27** der sog. Schrittmachercode und in Tab. **28** die wichtigsten programmierbaren Stimulationsparameter erläutert. In bestimmten Situationen, wie z.B. beim Verdacht auf intermittierende Schrittmacherfunktionsstörungen, ist die routinemäßige Kontrollmethode nicht ausreichend, so daß ein Langzeit-EKG indiziert ist (s. unten). Soll die Stimulations- und Wahrnehmungsfunktion von Herzschrittmachern mit einem Langzeit-EKG analysiert werden, muß das Langzeit-EKG-System jedoch bestimmte technische Voraussetzungen erfüllen.

Langzeit-EKG-Systeme, die über ein computergestütztes Programm zur Herzschrittmacherüberprüfung verfügen, zeichnen die vom Herzschrittmacher abgegebenen Impulse zusätzlich zu 2 EKG-Ableitungen auf. Um eine optimale Registrierung der Schrittmacherimpulse zu erreichen, werden die Standardableitungen leicht modifiziert (Abb. **67** u. **68**). Dadurch wird gewährleistet, daß die niedrigamplitudigen Schrittmacherimpulse exakt erfaßt werden können. Nach der Analyse des Langzeit-EKGs erstellt der Auswertungscomputer ein sog. „Impuls-QRS-Impuls"-Histogramm. Dieses Histogramm erlaubt bei VVI-Schrittmachern die genaue Zuordnung jedes Schrittmacherimpulses zu den QRS-Komplexen. Es werden 2 Zeitintervalle bestimmt: 1. das Intervall vom QRS-Komplex bis zum folgenden Schrittmacherimpuls und 2. das Intervall vom Schrittmacherimpuls bis zum nachfolgenden QRS-Komplex (Abb. **69**). Im Histogramm wird der QRS-Komplex als Punkt „0" auf der Zeitachse dargestellt, die auf den „Impuls-QRS-Komplex" bezogenen Daten erscheinen links und die auf den „QRS-Komplex-Impuls" bezogenen Daten rechts des Nullpunktes.

Tabelle **27** Herzschrittmachercode: Der 1. Buchstabe benennt die stimulierte Herzkammer, der 2. Buchstabe die Kammer, die den Schrittmacher steuert, und der 3. Buchstabe den Stimulationsmodus. Mit dem 4. und 5. Buchstaben werden spezielle Funktionen (z.B. multiprogrammierbare Parameter, frequenzadaptive Stimulation, antitachykarde Stimulation) angegeben

Stimulation	Wahrnehmung	Stimulationsmodus	Programmierbare Parameter	Antitachykarde Funktion
A	A	I	P	P*
V	V	T	M	S*
D	D	D*	T*	D**
o	o	o	R	
S	S		o	

A – Atrium, V – Ventrikel, D – dual (Atrium oder ventrikel), o – keine, S – 1-Kammer-System, I – Inhibierung, T – Triggerung, D* – Inhibierung oder Triggerung, P – programmierbar, M – multiprogrammierbar, T* – antitachykarder Stimulationsmodus, R – frequenzvariable Stimulation, P* – antitachykarde Stimulation, S* – Schock, D** – Schock oder antitachykarde Stimulation

Tabelle **28** Programmierbare Standardparameter bei 2-Kammer-Herzschrittmacher-Systemen (PVARP = postventrikuläre Vorhofrefraktärperiode; VRP = ventrikuläre Refraktärperiode)

Parameter	Normalwerte	
minimale Herzfrequenz	40	–100 Schläge/min
maximale Herzfrequenz	100	–180 Schläge/min
AV-Intervall	50	–250 ms
Impulsdauer	0,05	– 2,0 ms
Impulsamplitude	0,5	– 3,0 V
Vorhofempfindlichkeit	0,5	– 2,5 mV
Kammerempfindlichkeit	1,0	– 7,0 mV
PVARP	150	–520 ms
VRP	150	–475 ms

Technische Voraussetzungen des Langzeit-EKG-Systems

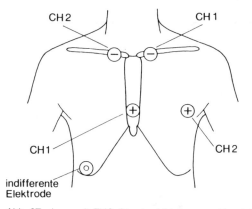

Abb. 67 Langzeit-EKG-Standardableitungen: Kanal 1 (CH 1) entspricht dabei Ableitung V2 und Kanal 2 (CH 2) Ableitung V5

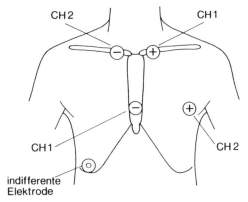

Abb. 68 Langzeit-EKG-Ableitungen zur Herzschrittmacheranalyse. Die Ableitungspunkte der Kanäle 1 und 2 bleiben unverändert. Es wurde lediglich die Polarität von Kanal 1 geändert, um den Schrittmacherspike in der Registrierung besser sichtbar zu machen

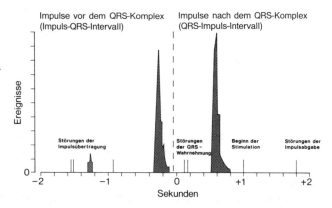

Abb. 69 Impuls-QRS-Komplex-Impuls-Diagramm zur rechnergestützten Analyse von VVI-Schrittmachern. Der Zeitpunkt „0" auf der Zeitachse repräsentiert den Beginn des QRS-Komplexes. Links davon sind alle Schrittmacherimpulse aufgetragen, die vor einem QRS-Komplex abgegeben worden sind. Die hohe Säule mit einem kurzen Impuls-QRS-Intervall zeigt eine korrekte Stimulationsfunktion an. Links zwischen −2 s und −1 s aufgetragene Impulse haben nicht zu einer Kammerdepolarisation geführt (Störungen der Impulsübertragung). Rechts vom Zeitpunkt „0" sind alle Schrittmacherimpulse aufgetragen, die nach einem QRS-Komplex abgegeben worden sind. Die hohe Säule zeigt eine korrekte Wahrnehmungsfunktion an. Kurze Zeit nach dem QRS-Komplex abgegebene Schrittmacherimpulse sind ein Zeichen für Wahrnehmungsfehler. Die rechts zwischen +1 s und +2 s aufgetragenen Spikes repräsentieren entweder den Beginn der Schrittmacheraktion (Hysteresefunktion, Einzelheiten im Text) oder Störungen der Impulsabgabe des Schrittmachers

Bei einer korrekten Schrittmacherfunktion werden in der Regel zwei Intervalle dargestellt. Die kurzen „Impuls-QRS-Komplex"-Intervalle repräsentieren alle Schrittmacherimpulse, die zu einer Kammerstimulation geführt haben. Sie kennzeichnen die effektive Stimulation des Schrittmachers. Das längere „QRS-Komplex-Impuls"-Intervall stellt die Schrittmacherimpulse dar, die einem QRS-Komplex folgen. Der Abstand vom QRS-Komplex entspricht dabei der programmierten Stimulationsfrequenz des Schrittmachers. Dieses Intervall dient zur Überprüfung der Wahrnehmungsfunktion des Schrittmachers. Bei kammergesteuerten Herzschrittmachern können einige etwas längere „QRS-Komplex-Impuls"-Intervalle auftreten, wenn es sich um einen Schrittmacher mit Hysteresefunktion handelt (Abb. 70). Unter Hysteresefunktion des Schrittmachers versteht man ein gegenüber dem Stimulationsintervall längeres Auslaßintervall. In der Praxis bedeutet dies, daß ein auf 60 Schläge pro Minute programmierter Schrittmacher erst einsetzt, wenn der Eigenrhythmus

4. Langzeit-EKG bei Herzschrittmacherträgern

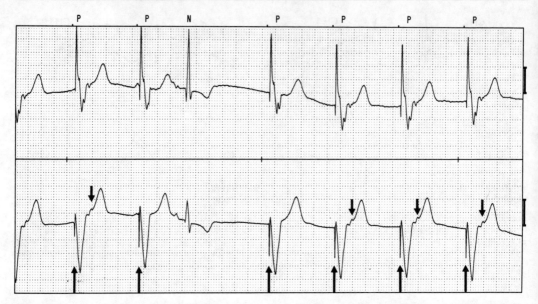

Abb. 70 Korrekte Funktion eines VVI-Schrittmachers (große Pfeile) mit einer programmierten Stimulationsfrequenz von 59/min (Impulsintervall 1017 ms). Die Eigenaktion wird erkannt, und nach Pause von 1250 ms (Auslaßintervall) beginnt der Schrittmacher wieder mit der Stimulation (Hysterese). Die Hystereseschaltung bedeutet, daß das Auslaßintervall länger als das Stimulationsintervall ist. In diesem Fall beginnt die Stimulation erst unterhalb einer Eigenfrequenz von 48/min, obwohl die Stimulationsfrequenz 59/min beträgt. Zusätzlich sieht man in der Registrierung eine retrograde Leitung von der Kammer in den Vorhof (kleine Pfeile)

des Patienten z. B. 45 Schläge pro Minute unterschreitet. Durch die Hysteresefunktion soll der Spontanrhythmus des Herzens erhalten bleiben.

Störungen der Impulsübertragung erscheinen auf der linken Seite im Histogramm. Dies bedeutet, daß der Schrittmacher zwar einen Impuls abgegeben hat, dieser aber nicht zu einer Kammerkontraktion geführt hat (Abb. 71). Störungen der QRS-Erkennung des Herzschrittmachers werden im Histogramm innerhalb des regelrechten „QRS-Komplex-Impuls"-Intervalls dargestellt. Dies bedeutet, daß der Schrittmacher eine spontane Kammerkontraktion nicht erkennt und der Stimulationsimpuls, bezogen auf das normale Stimulationsintervall, frühzeitig abgegeben wird (Abb. 72). Störungen der Schrittmacherimpulsabgabe bedeuten, daß kein Stimulationsimpuls abgegeben wird, obwohl dies entsprechend der programmierten Funktion notwendig gewesen wäre. Hieraus resultieren sehr lange „QRS-Komplex-Impuls"-Intervalle, die auf der rechten Histogrammseite außerhalb des normalen Intervalls registriert werden.

Indikationen zum Langzeit-EKG mit Schrittmacheranalyse

Ein Langzeit-EKG bei Schrittmacherträgern ist entweder zur Abklärung von subjektiven Beschwerden und einer möglichen intermittierenden Schrittmacherfunktionsstörung oder zur Überprüfung einer speziellen Schrittmacherfunktion indiziert (Tab. 29).

Tabelle 29 Indikationen für die Ableitung eines Langzeit-EKGs mit spezieller Herzschrittmacheranalyse

1. Subjektive Symptomatik des Patienten nach Herzschrittmacherimplantation
2. Verdacht auf intermittierende Schrittmacherfunktionsstörung
3. Überprüfung spezieller Schrittmacherfunktionen

Indikationen zum Langzeit-EKG mit Schrittmmacheranalyse

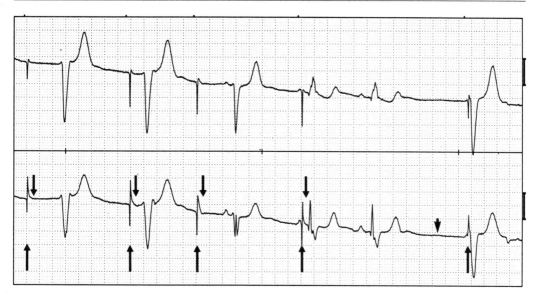

Abb. 71 Komplexe Funktionsstörung eines VVI-Schrittmachers (programmierte Stimulationsfrequenz 60/min, keine Hysteresefunktion). Der Schrittmacher gibt ohne Beeinflussung durch Eigenaktionen Impulse ab (Störungen der QRS-Wahrnehmung, großer Pfeil), keine Impulsabgabe trotz langer Pause (1520 ms, kleiner Pfeil), Störung der Impulsübertragung auf das Myokard (mittlere Pfeile). Die Ursache für die Funktionsstörung war ein Bruch der Stimulationssonde

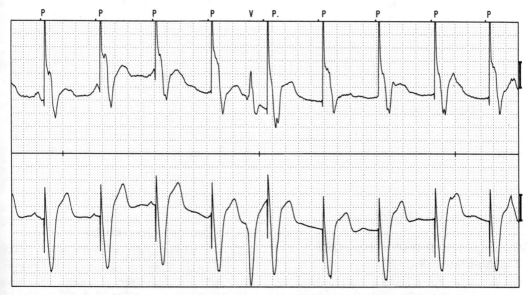

Abb. 72 Wahrnehmungsfehler eines VVI-Schrittmachers bei korrekter Stimulationsfunktion. Eine ventrikuläre Extrasystole wird nicht erkannt, so daß der Schrittmacherrhythmus (70/min) durchläuft. Ein derartiger Fehler läßt sich in der Regel durch Umprogrammierung der Empfindlichkeit beheben

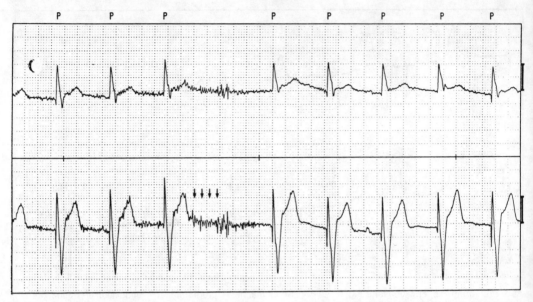

Abb. 73 Unipolarer VVI-Schrittmacher, Stimulationsfrequenz 70/min. Muskelpotentiale (kleine Pfeile) werden fälschlich als „Eigenaktionen" des Myokards interpretiert, so daß es durch „Muskelinhibition" zu einer Pause von 1700 ms kommt. Wenn sich dieser Wahrnehmungsfehler nicht durch Umprogrammierung der Empfindlichkeit beheben läßt, muß der Schrittmacher revidiert und durch ein bipolares System ersetzt werden

Knapp 10% aller Patienten mit Herzschrittmachern haben nach der Implantation persistierende Symptome wie Schwindel, Palpitationen oder Synkopen (Hoffmann u. Mitarb. 1984, Yeh u. Mitarb. 1982). Derartige Beschwerden können natürlich nichtkardialer Genese sein und unabhängig vom Herzschrittmachersystem auftreten. Die Symptomatik kann aber auch durch intermittierende Störungen des implantierten Schrittmachersystems induziert werden. Als Ursachen kommen Störungen der Impulsabgabe und Störungen der Impulsübertragung oder Störungen der QRS-Erkennung des Schrittmachersystems in Frage.

Diagnostische Möglichkeiten

Störungen der P-Wellen- bzw. QRS-Zacken-Erkennung

Herzschrittmacher können durch körpereigene Signale (z. B. Muskelpotentiale) oder äußere Störquellen hinsichtlich der Wahrnehmungsfunktion von QRS-Komplexen gestört werden (Jost u. Mitarb. 1984). Die fälschliche Wahrnehmung von Signalen, die nicht einem QRS-Komplex entsprechen und die Ursache für eine Inhibierung des Schrittmachers sind, wird als „oversensing" bezeichnet (Barold u. Mitarb. 1985). In der Praxis wird dieses Phänomen am häufigsten durch eine sog. Muskelinhibition (Anspannen der Pektoralismuskulatur) bei unipolaren Herzschrittmachern hervorgerufen. Im Langzeit-EKG werden dann Asystolien registriert (Abb. 73). Die Muskelinhibition läßt sich in den meisten Fällend durch Umprogrammierung des Schrittmachersystems beseitigen. Wenn dies nicht gelingt, muß der unipolare Schrittmacher durch einen bipolaren Schrittmacher ersetzt werden.

Störungen der Impulsabgabe

Werden P-Wellen und/oder QRS-Komplexe vom Schrittmacher nicht richtig erkannt, wird dies als „undersensing" bezeichnet. Der Schrittmacher gibt dann Stimulationsimpulse trotz spontaner Herzaktionen ab (Abb. 72). Bei VVI-Systemen kann dies zur Induktion von

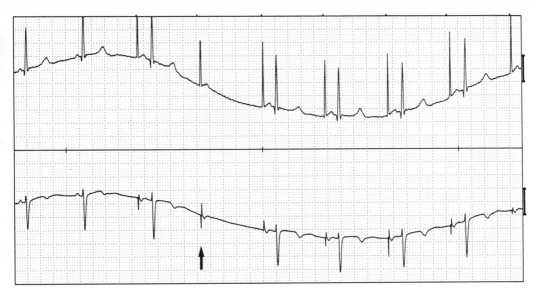

Abb. 74 AAI-Schrittmacher mit korrekter Wahrnehmungs- und Stimulationsfunktion. Auffallend ist die Zunahme der AV-Überleitungszeit von der 2. zur 3. Herzaktion. Die 4. regelgerecht stimulierte P-Welle (Pfeil) wird nicht auf die Kammer übergeleitet (AV-Block II. Grades Typ I [Wenkebach]). Sollte der Patient über Symptome (z. B. Schwindel) klagen oder höhergradige AV-Leitungsstörungen aufweisen (AV-Block II. Grades Typ II [Mobitz] oder AV-Block III. Grades), ist eine Umwandlung des AAI-Systems in ein DDD-System indiziert

ventrikulären Arrhythmien bis hin zum Kammerflimmern führen (Kaden 1986). Ursachen für ein „undersensing" können Fehler an der Schrittmachersonde oder eine plötzliche Änderung des intrakardialen EKG-Signals, z.B. durch einen akuten Myokardinfarkt oder einen intermittierenden Schenkelblock, sein. Sehr kurz nach einer spontanen Herzaktion einfallende Schrittmacheraktionen können auch Folge einer Störung der Schrittmacherelektronik sein.

Störungen der Impulsübertragung

Die häufigste Ursache für eine Störung der Übertragung eines korrekt abgegebenen Schrittmacherimpulses auf das Myokard sind Fehler an der Schrittmachersonde (Sondenbruch, Sondendislokation, Sondenperforation, Sondenkonnektion, Sondenisolation) oder ein Anstieg der Reizschwelle. Darüber hinaus kann auch die Erschöpfung der Schrittmacherbatterie zu Impulsübertragungsfehlern führen, die im Langzeit-EKG als Asystolien registriert werden (Abb. 71).

Störungen der AV-Überleitung

Bei Patienten mit AAI-Schrittmacher können intermittierend auftretende AV-Überleitungsstörungen im Langzeit-EKG als Pause erkannt werden (Abb. 74). Als Konsequenz aus einem derartigen Befund müßte der Patient statt mit dem Vorhofschrittmacher (AAI-System) mit einem 2-Kammer-Schrittmacher (DDD-System) versorgt werden (Abb. 75).

Schrittmacherinduzierte Herzrhythmusstörungen

Bei Patienten mit 2-Kammer-Schrittmachern kann es zu schrittmacherinduzierten Tachykardien kommen. In einer Untersuchung von Höhler (1987) wird die Häufigkeit dieser Komplikation mit 8% angegeben. Ursache der Tachykardie kann eine Vorhoftachykardie mit schneller Überleitung auf die Herzkammer sein, wenn der Schrittmacher im VAT-Modus arbeitet (Bathen u. Mitarb. 1979). Eine andere mögliche Ursache bei Schrittmachern im DDD-Modus ist die retrograde Leitung einer

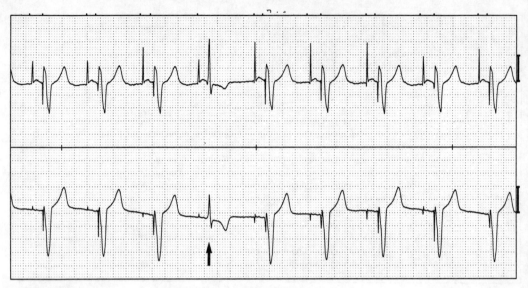

Abb. 75 Korrekte Stimulations- und Wahrnehmungsfunktion eines DDD-Schrittmachers. Alle Vorhofaktionen sind durch Stimuli induziert; Das Schrittmachersystem erkennt die Kammereigenaktion (Pfeil) und gibt regelgerecht keinen Kammerimpuls ab

Kammeraktion in den Vorhof, die dort wiederum eine Vorhofkontraktion auslöst und entsprechend der Schrittmacherprogrammierung zu einer neuen Kammerstimulation führt (Furman u. Mitarb. 1982). So entsteht mit Hilfe des Schrittmachersystems quasi eine Reentry-Tachykardie, die als Endless-loop-Tachykardie bezeichnet wird. Schrittmacherinduzierte Tachykardien können darüber hinaus durch ventrikuläre Extrasystolen und Wahrnehmungsfehler hervorgerufen werden (Abb. **76**).

Die schrittmacherinduzierten Tachykardien sind für den Patienten oft asymptomatisch, jedoch können durch die tachykarden Rhythmusstörungen auch pektanginöse Beschwerden hervorgerufen werden. Sollte im Schrittmacher-Langzeit-EKG eine derartige Tachykardie dokumentiert sein, läßt sich ein erneutes Auftreten in der Regel durch Umprogrammierung des Schrittmachersystems verhindern (Sabin u. Mitarb. 1983, Keung und Sudduth 1985).

Frequenzvariable Herzschrittmacher

Das korrekte Funktionieren frequenzvariabler 1-Kammer- und 2-Kammer-Schrittmacher läßt sich im Schrittmacher-Langzeit-EKG sehr gut dokumentieren (Kristensson u. Mitarb. 1985, Humen u. Mitarb. 1985, Levine 1989). Unter Einbeziehung des Patiententagebuchs ist dann einfach festzustellen, ob die Stimulationsfrequenz bei körperlicher Belastung zunimmt und während der Ruhephasen entsprechend der Programmierung wieder abfällt.

Antitachykarde Herzschrittmacher

Bei speziellen Formen von supraventrikulären Tachykardien kann nach entsprechender elektrophysiologischer Abklärung die Implantation eines Herzschrittmachers mit antitachykarder Stimulationsfunktion indiziert sein. Die regelrechte antitachykarde Stimulation läßt sich bei selten auftretenden Tachykardien nur durch Langzeit-EKG-Registrierungen, die ggf. mehrfach wiederholt werden müssen, dokumentieren (Fisher u. Mitarb. 1987, Frye u. Mitarb. 1984).

Diagnostik von Herzrhythmusstörungen

Nach der Implantation eines Herzschrittmachers können Patienten natürlich supraventri-

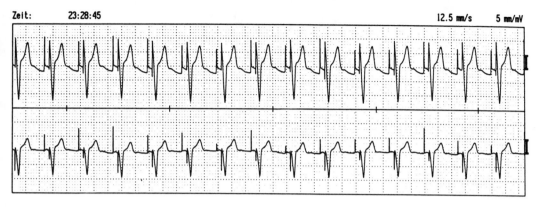

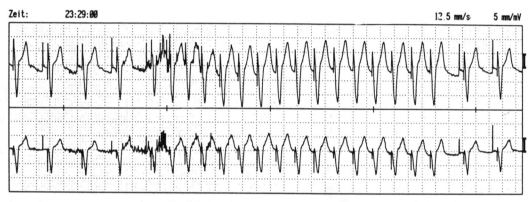

Abb. 76 Schrittmacherinduzierte Tachykardie bei DDD-System. Normale DDD-Stimulation im oberen Streifen. Durch die Fehlwahrnehmung von Störsignalen kommt es zu einer kurzen Schrittmachertachykardie, die durch automatische Änderung des Stimulationsmodus sistiert. Derartige Arrhythmien lassen sich in der Regel durch Umprogrammierung des Schrittmachers (z. B. Änderung von maximaler Stimulationsfrequenz, postventrikulärer Vorhofrefraktärperiode, ventrikulärer Refraktärperiode oder Sensitivität) beheben

kuläre oder ventrikuläre Arrhythmien aufweisen, die unabhängig vom Herzschrittmacher auftreten (Phibbs u. Marriott 1985). Bei Patienten mit intaktem Schrittmachersystem, die über Palpitationen oder Herzrasen klagen, sollten daher immer Arrhythmien als Ursache der Symptomatik ausgeschlossen werden (Abb. 77).

Therapeutische Konsequenzen

Es liegen nur wenige größere Untersuchungen über die Häufigkeit von kurzfristig auftretenden Schrittmacherfunktionsstörungen vor (Höher u. Mitarb. 1985, Hoffmann u. Mitarb. 1984, Kotzur u. Mitarb. 1985, Kotzur u. Mitarb. 1986). Kotzur u. Mitarb. (1985) fanden bei 71% der symptomatischen Patienten mit Herzschrittmachern intermittierende Funktionsstörungen, 80% der symptomatischen Patienten waren nach Umprogrammierung des Schrittmachersystems beschwerdefrei.

In der Studie von Höher u. Mitarb. (1985) gaben 79% der Patienten mit Herzschrittmachern kardiale Beschwerden an (Tab. 30), die mit einer Schrittmacherfunktionsstörung oder Arrhythmie zusammenhängen könnten. Bei der Analyse der entsprechenden Langzeit-EKG-Aufzeichnungen fanden sich zwar bei 60% der Registrierungen intermittierend auftretende Schrittmacherfunktionsstörungen, die Korrelation dieser Funktionsstörungen zur subjektiv angegebenen Symptomatik war jedoch sehr gering. Diese Tatsache wird ver-

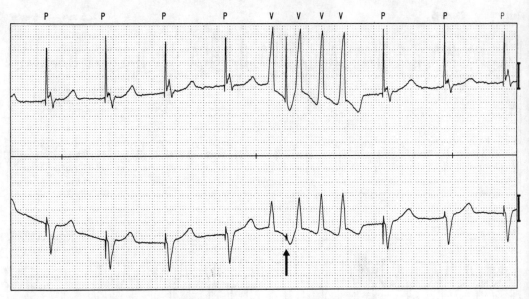

Abb. 77 Registrierung einer kurzen ventrikulären Tachykardie (LOWN IV B) bei einem Patienten mit VVI-Schrittmacher. Darüber hinaus zeigt sich ein Wahrnehmungsfehler: Die 1. ventrikuläre Extrasystole (VES) wird vom Schrittmacher nicht erkannt und ein Stimulus abgegeben. Ob die folgenden 3 VES spontan oder als Folge des in die Repolarisationsphase abgegebenen Stimulus (Pfeil) aufgetreten sind, kann nicht bewiesen werden. Der Wahrnehmungsfehler läßt sich in der Regel durch Umprogrammierung beheben

Tabelle 30 Häufigkeit subjektiv empfundener Beschwerden bei 157 konsekutiven Patienten nach Implantation eines Herzschrittmachers. Jeder Patient konnte mehrere Symptome angeben (nach Höher u. Mitarb. 1985)

Belastungsdyspnoe	35%
Schwindelsymptomatik	30%
Knöchelödeme	25%
Angina pectoris	20%
Tachykardien	17%
Palpitationen	9%
Synkopen	3%

Tabelle 31 Prozentuale Häufigkeit von intermittierend auftretenden Schrittmacherfunktionsstörungen bei 169 konsekutiven Patienten (nach Höher u. Mitarb. 1985)

Häufigkeit	Störung der P-/QRS-Erkennung	Störung der Impulsabgabe	Störung der Impulsübertragung
0	40%	47%	82%
1/h	34%	30%	13%
1–30/h	16%	19%	4%
>30/h	10%	4%	1%

ständlich, wenn man die Häufigkeit der Schrittmacherfunktionsstörungen pro Stunde betrachtet (Tab. 31). Lediglich bei 26% der Patienten traten die Funktionsstörungen in nennenswertem Umfang auf, und bei etwa 10% der Patienten war aufgrund des Langzeit-EKG-Befundes eine Umprogrammierung bzw. Revision des Schrittmachersystems erforderlich. Treten die Schrittmacherfunktionsstörungen sehr selten auf (0–1/h) und sind die betroffenen Patienten beschwerdefrei, kann in Abhängigkeit von der Art der Funktionsstörung (z. B. Störung der P- bzw. QRS-Wahrnehmung ohne Gefährdung des Patienten) auf eine Umprogrammierung des Schrittmachers verzichtet werden. Der Langzeit-EKG-Befund muß dann regelmäßig kontrolliert werden.

Durch eine Umprogrammierung des Schrittmachersystems kann, wenn notwendig, in den meisten Fällen die Symptomatik des Patienten und die Funktionsstörung des Schrittmachersystems behoben werden. Notwendig ist eine Umprogrammierung immer bei schrittmacherinduzierten Tachykardien (z. B. Änderung des AV-Stimulations-Intervalls und der oberen Kammerstimulationsfrequenz) oder bei Patienten mit DDD-Schrittmacher, die eine anhaltende absolute Arrhythmie entwickelt haben (Umprogrammierung in einen VVI-Stimulationsmodus).

Lassen sich Störeinflüsse auf einen unipolaren Schrittmacher (z. B. durch Muskelpotentialinhibierung) nicht durch eine Umprogrammierung beheben, ist eine operative Revision mit Implantation eines bipolar stimulierenden Systems unumgänglich. Dadurch lassen sich Wahrnehmungsstörungen signifikant verringern (Hauser 1982).

Zusammenfassend kann man feststellen, daß das Langzeit-EKG keine Routinemethode zur Schrittmacherkontrolle ist. Lediglich bei symptomatischen Patienten kann ein Langzeit-EKG indiziert sein. Wenn ein Schrittmacher-Langzeit-EKG vorgenommen werden soll, muß man sich immer vergegenwärtigen, daß für eine technisch gute und klinisch valide Langzeit-EKG-Registrierung zur Analyse der Herzschrittmacherfunktion besondere Sorgfalt bei der Wahl der Ableitungen und beim Anlegen der Elektroden notwendig ist. Nur so kann das Langzeit-EKG-System die niedrigamplitudigen Schrittmacherimpulse richtig erkennen, aufzeichnen und analysieren. Die automatische Auswertung der Registrierung muß unbedingt vom untersuchenden Arzt validiert werden, damit aus einer fehlerhaften Auswertung keine falschen Konsequenzen (d. h. Umprogammierung oder operative Revision) gezogen werden. Die Korrelation zwischen der Symptomatik des Patienten und den registrierten Schrittmacherfunktionsstörungen ist sehr gering. Die meisten Funktionsstörungen treten sehr selten auf und stellen für den Patienten keine Gefahr dar. Nur bei etwa 10% der registrierten Funktionsstörungen (Höher u. Mitarb. 1985) ist eine Umprogrammierung des Schrittmachersystems oder eine operative Revision erforderlich.

5. ST-Strecken-Analyse im Langzeit-EKG

Der elektrokardiographische Nachweis myokardialer Ischämien manifestiert sich durch Veränderungen im Bereich der ST-Strecke und T-Welle, die im Ruhe-EKG, Belastungs-EKG und Langzeit-EKG dargestellt werden können.

Üblicherweise wird das Ruhe-EKG zum Nachweis persistierender ST-Strecken-Veränderungen wie beim Myokardinfarkt oder bei Perikarditis eingesetzt. Das Belastungs-EKG weist potentiell durch die Belastungssitutation induzierbare Ischämien nach. Im Gegensatz dazu dient das Langzeit-EKG der Untersuchung myokardialer Ischämien, die während der täglichen Aktivitäten oder spontan innerhalb einer 24-Stunden-Registrierung auftreten. Häufigkeit und Dauer der aufgezeichneten Ischämien können so beurteilt werden.

Einflußgrößen auf die ST-Strecke

Klinische Faktoren

Die Zahl der nachgewiesenen Einflußgrößen auf das ST-Segment sind zahlreich. Neben der myokardialen Ischämie kann eine Veränderung der ST-Strecke durch Myokardhypertrophie, Elektrolytverschiebungen, Überleitungsstörungen, das autonome Nervensystem und Pharmaka (z.B. Digitalis) hervorgerufen sein. Grundsätzlich müssen diese Faktoren bei allen Arten der elektrokardiographischen Aufzeichnung vor der Bewertung von ST-Strecken-Veränderungen in Betracht gezogen werden. Verschiedene physiologische Veränderungen, die die ST-Strecke beeinflussen, kommen besonders bei der langzeitelektrokardiographischen Aufzeichnung über einen gesamten Tagesverlauf durch den physiologischen Tageszyklus zum Tragen. So können sekundär hervorgerufene ST-Strecken-Veränderungen durch Lagewechsel, Temperaturveränderungen, postprandiale Veränderungen und Hyperventilation bedingt sein. Der Protokollführung des Patienten kommt hinsichtlich dieser Aspekte gerade bei der Langzeit-EKG-Untersuchung zur Erfassung von ST-Strecken-Veränderungen eine besondere Bedeutung zu (Tab. 32).

Tabelle 32 Einflußgrößen auf das elektrokardiographische ST-Segment allgemein und zusätzlich im Langzeit-EKG (nach Kennedy u. Wiens 1989)

Alle EKG-Methoden	Langzeit-EKG
Ischämie	physiologische Schwankungen:
Myokardinfarkt	
ventrikuläre Hypertrophie	Lagewechsel
Elektrolytverschiebungen	postprandial
Überleitungsstörungen	autonomes Nervensystem
autonome Schwankungen	
Pharmakologika	Variabilität des Auftretens
	Signalcharakteristika:
	Frequenzantwort
	Phasenantwort
	Amplitudenrauschunterdrückung
	Grundlinienschwankungen
	Interpretative Faktoren:
	Ableitekombination
	Episodendefinition
	Computertechnologie
	visuelle Kontrolle

Technische Einflußgrößen

Die Aufnahmetechnik basiert auf dem Prinzip der amplituden- oder frequenzmodulierten Signalverarbeitung. Zahlreiche Untersuchungen konnten zeigen, daß beide Prinzipien der primären Signalverarbeitung eine valide Aufzeichnung vornehmen können. Dies erscheint erwähnenswert, da initial die amplitudenmodulierten Systeme minimale Veränderungen im Bereich der Grundlinie nicht ausreichend differenziert darstellen konnten. Die Gefahr der Signalverfälschung innerhalb der Systeme ist jedoch ein kritischer Punkt der ST-Strecken-Analyse. So kann es durch Phasenverschiebungen im Aufzeichnungs-Wiedergabe-System zu Verfälschungen des ST-Segmentes kommen. Es resultiert daraus z. B. eine Verschiebung der ST-Strecke vom horizontalen zum aszendierenden Verlauf. Ein weiterer technischer Fehler kann sich in Unter- oder Überschätzung der ST-Strecke manifestieren. Die dargestellten Senkungen oder Hebungen erreichen eine mV-Ausdehnung, die dem tatsächlichen Signal nicht entspricht (Frey u. Mitarb. 1988).

Durch die konsequente Weiterentwicklung sind die technischen Voraussetzungen geschaffen worden, so daß heute beide Systeme als gleichwertig anzusehen sind. Voraussetzung zum Einsatz von Langzeit-EKG-Systemen bei der ST-Strecken-Analyse ist jedoch eine entsprechende Validierung des Gerätes, um die technische Präzision mit Überwindung der systemtypischen Probleme unter Beweis zu stellen (Shook u. Mitarb. 1987, Hinderliter u. Mitarb. 1989).

Wie bereits im Eingangskapital ausgeführt, haben die digitalen Festspeichersysteme den Vorteil einer direkten Analyse des digitalisierten Signals, so daß mögliche Signalverfälschungen durch Aufzeichnung und anschließende Play-Back-Verarbeitung entfallen. Ein Teil dieser Systeme arbeitet nach dem Prinzip der Real-time-Analyse (Einzelschlaganalyse) durch einen im Rekorder integrierten Mikrocomputer. Anschließend erfolgt die 1- bis 2kanalige Speicherung repräsentativer QRS-Komplexe, je nach Speicherkapazität in unterschiedlichem Ausmaß. Die Limitierung der Technik liegt in der begrenzten Speicherkapazität, da nur eine Auswahl der analysierten Daten gespeichert werden kann und keine lückenlose Aufzeichnung erfolgt. Wenn auch durch die rasante Weiterentwicklung der Mikro-Chip-Technik und Algorithmen zur Datenkompression eine kontinuierliche 1kanalige Speicherung mit nachfolgender Komplettdarstellung möglich ist, so muß jedoch gerade im Bereich der ST-Strecken-Analyse, deren Sensitivität mit der zunehmenden Zahl der Ableitungen steigt, die Überlegenheit der konventionellen Rekordertechnik festgehalten werden. Hier können bis zu 3 Kanäle mit konstanter Aufzeichnung gespeichert werden. Es ist jedoch eine Frage der Zeit, bis die Festspeichertechnik mit entsprechenden Algorithmen zur Datenkompression gleichermaßen leistungsfähige und valide Systeme anbieten kann.

Allen Systemen gemeinsam ist das Problem auftretender Grundlinienschwankungen, die die Bewertung der ST-Strecke beeinträchtigen und in der Analyse zu falsch positiven und falsch negativen Befunden führen können. Die Voraussetzung einer möglichst konstanten Grundlinie wird durch entsprechende Filter geschaffen. Es ist klar, daß bei zu ausgeprägter Filterung zur Rauschunterdrückung eine Veränderung der ST-Strecke resultiert. Abb. **78** zeigt ein typisches Bild einer Originalregistrierung, die die Problematik der Beurteilung einer Grundlinienschwankung verdeutlicht.

Die Stabilität der Grundlinie ist bei der ST-Analyse notwendige Voraussetzung zur Festlegung der Meßpunkte. Die Auswerteeinheit definiert die isoelektrische Linie, die vor dem QRS-Komplex unmittelbar hinter der P-Welle liegt. Hinter dem QRS-Komplex wird dann der J-Punkt festgelegt, der als sog. Onset-point im Normalfall den Wiederanstieg der S-Zacke zur isoelektrischen hin darstellt. Im Abstand von 60 oder 80 ms folgt als 3. Meßpunkt der eigentliche Referenzpunkt, dessen Lage eine Aussage über Senkung, Hebung bzw. isoelektrischen Verlauf der ST-Strecke darstellt. Je nach System erfolgt die Festlegung der einzelnen Punkte manuell oder automatisch durch den Computer (Abb. **79**). Verschiedentlich sind auch Korrekturen der Meßpunkte im Verlauf der Auswertung möglich. Dies erscheint insofern sinnvoll, als Veränderungen der Herzfrequenz mit unterschiedlichen QT-Zeiten einhergehen, so daß es zur Verschiebung der Meßpunkte kommt. Typische resultierende Fehler sind Verschiebungen des ST-Meßpunktes in die T-Welle, so daß z. B. der aufsteigende Schenkel einer T-Welle falsch positiv als ST-Hebung für den Computer erscheint (Abb. **80**). Erfahrungen dieser Art haben dazu geführt, daß verschiedene Untersucher als Meßpunkt der ST-Strecke J + 60 ms definiert haben. Andere Geräte arbeiten mit einer frequenzadaptiven Veränderung des ST-Meßpunktes zwischen 60 und 80 ms nach dem J-Punkt. Eine einheitliche Auswertetechnik diesbezüglich

118   5. ST-Strecken-Analyse im Langzeit-EKG

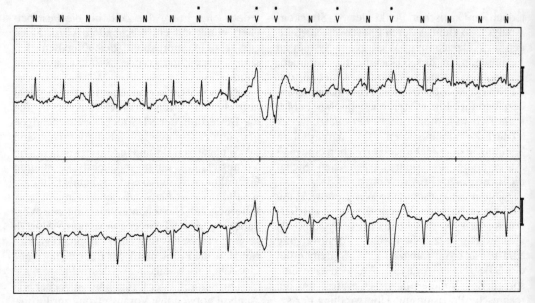

Abb. 78 Beispiel der Langzeit-EKG-Registrierung bei einer 61jährigen Patientin mit koronarer Herzkrankheit. Stark schwankende Grundlinie in beiden Kanälen, so daß die Festlegung der Meßpunkte zur Durchführung einer ST-Strecken-Analyse nicht valide vorgenommen werden kann

steht noch aus. Der Bewerter muß hier durch visuelle Kontrolle selbst die Befundüberprüfung zur Ausschaltung von Fehlerquellen vornehmen.

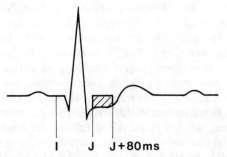

Abb. 79 Meßpunkte der ST-Strecken-Analyse. I = Festlegung der isoelektrischen Linie vor dem QRS-Komplex. Hinter dem QRS-Komplex der J-Punkt, der dem Wiederanstieg der S-Zacke zur isoelektrischen Linie entspricht. Im Abstand von 80 ms davon der eigentliche Meßpunkt J + 80 ms. Verschiedentlich erfolgt die Messung auch bei J + 60 ms. Die Art der ST-Strecken-Alteration (aszendierender, deszendierender oder horizontaler Verlauf) wird nicht erfaßt. Zusätzlich kann noch die Quantifizierung der Fläche unter der isoelektrischen Linie im Bereich von J bis J + 80 ms erfolgen (schraffierter Bereich)

Ein selten auftretender, jedoch typischer Computerfehler liegt bei extremer Veränderung des QRS-Komplexes, wie sie z.B. bei massiven ST-Hebungen im Sinne einer Prinz-Metal-Angina auftritt, vor. Der durch die Hebung massiv deformierte QRS-Komplex erfüllt nicht die Kriterien des erwarteten QRS-Ablaufes entsprechend der Algorithmen zur QRS-Identifizierung, so daß eine solche Episode – dann als Artefakt eingestuft – der Beurteilung verloren geht (Abb. **8**). Der speziellen ST-Analyse durch den Untersucher sollte daher auch eine Überprüfung der QRS-Klassifizierung des Computers vorangehen.

Die aufwendige Kontrolle der automatischen ST-Strecken-Analyse kann nicht ohne die Hilfe der Trenddarstellungen vorgenommen werden. Diese Darstellungen beinhalten den ST-Strecken-Verlauf über den Aufzeichnungszeitraum. Je nach Gerätetyp erfolgt die Trenddarstellung in unterschiedlich hoher Trendauflösung. Meßpunktdarstellung alle 5 Minuten oder in kürzeren Abständen bei den hochauflösenden Trends ist für den Untersucher der Orientierungspunkt zur visuellen Nachkontrolle. Die Kontrolle ist unerläßlich

Patient:
ID: 0111
Zeit: 05:46:55
Datum: 22-JAN-88

Herzfrequenz 69 S/M

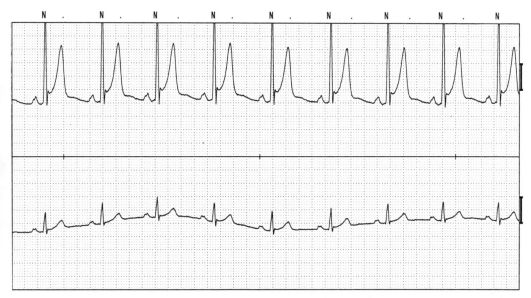

Abb. 80 Langzeit-EKG-Aufzeichnung eines 24jährigen gesunden Probanden. Zum Zeitpunkt J + 80 ms liegt der Meßpunkt der ST-Strecke im steil ansteigenden Schenkel der T-Welle, so daß die Computeranalyse eine Hebung von 4 mm verzeichnet

aufgrund der oben beschriebenen zahlreichen Fehlermöglichkeiten bei der computerassistierten Auswertung der ST-Strecke und zum anderen, um eine Beurteilung der vorliegenden Form der ST-Alteration vorzunehmen. Der festgelegte ST-Meßpunkt erlaubt keine Aussage darüber, welche Verlaufsform der Alteration vorliegt: horizontaler, aszendierender oder deszendierender Verlauf (Abb. **81 a u. b**).

Die Fülle der klinischen und technischen Einflußgrößen auf das ST-Segment und deren Beurteilung macht deutlich, daß die ST-Analyse im Langzeit-EKG eine aufwendige Methode darstellt. Das Ziel einer Untersuchung mit qualitativ und quantitativ validem Befund erfordert einen hohen Zeitaufwand, der der Methode neben den klassischen Verfahren zum Nachweis myokardialer Ischämien eine untergeordnete Stellung zuweist. Die zum jetzigen Zeitpunkt noch verbesserungswürdigen automatischen Auswertesysteme bedürfen konsequenter Weiterentwicklung, um dem Verfahren einen sicheren Platz in der klinischen und praktischen Routine zu ermöglichen.

Wahl der Ableitungen

Während sich bei der Rhythmusanalyse im Langzeit-EKG die Ableitungen CM2 und CM5 allgemein durchgesetzt haben, ist die Wahl der Ableitungen zur Durchführung einer ST-Streckenanalyse noch kontrovers. Obwohl zahlreiche Erfahrungen bipolarer Ableitungen zur Detektion von ST-Senkungen im Belastungs-EKG vorliegen, gibt es im Hinblick auf die Sensitivität und Spezifität solcher Ableitungen im Langzeit-EKG wenig veröffentlichte Daten. Üblicherweise stehen 2 oder 3 bipolare Ableitungen im Langzeit-EKG zur Verfügung, so daß hypothetisch anteriore oder laterale (V3- und V5-äquivalente Ableitungen) sowie inferiore Ischämien (AVF- und II-äquivalente Ableitungen) nachweisbar wären. Über die tatsächliche Korrelation dieser Ableitungen im

120 5. ST-Strecken-Analyse im Langzeit-EKG

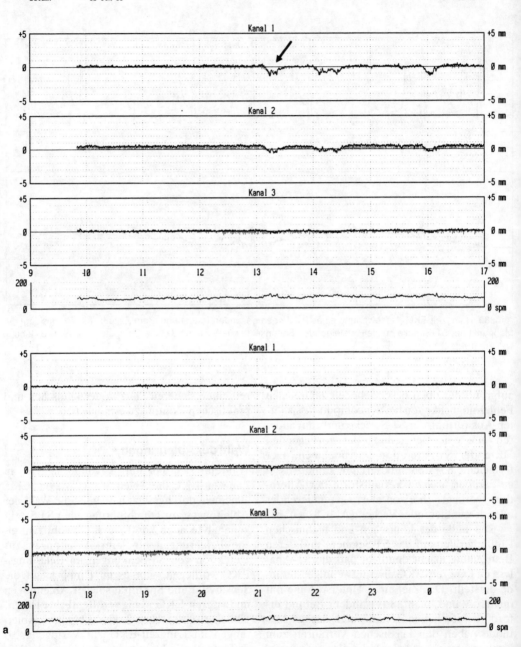

Abb. **81 a** u. **b**
a Beispiel eines ST-Strecken-Trends. Vom Computer detektierte ST-Strecken-Senkung in Kanal 1 (CM 5) (Pfeil)

Patient:
ID: 2052/ Pat 6
Zeit: 13:14:15   Herzfrequenz 108 S/M
Datum: 30-JUN-88

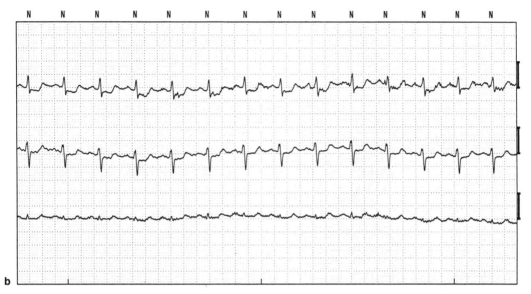

b Kontrolle des Befundes anhand der Registrierung. Nachweis einer horizontalen ST-Strecken-Senkung zum angegebenen Zeitpunkt

Langzeit-EKG mit entsprechenden Ischämien wissen wir wenig. Die Ableitung CM5, die, obwohl als bipolare Ableitung angelegt, dem Bild der unipolaren Ableitung V5 nach Wilson entspricht, ist in mehreren Arbeiten als sensitive Ableitung zum Nachweis von Ischämien im Bereich der Vorder- und Seitenwand überprüft worden (Eggeling u. Mitarb. 1988, Tzivoni u. Mitarb. 1985).

Verschiedene Arbeitsgruppen verglichen bei simultaner Registrierung der unipolaren V5-Ableitung nach Wilson auf dem Standard-EKG-Schreiber und der bipolaren CM5-Ableitung im Langzeit-EKG den Nachweis und das Ausmaß provozierter Ischämien. Triggermechanismus war eine Belastungsuntersuchung oder das Auftreten myokardialer Ischämien während einer Ballondilatation mit vorübergehender Okklusion des Gefäßes. Die nachgewiesene Sensitivät der Ableitung lag im Bereich von 81–93%. Quyyumi führte darüber hinaus noch eine Korrelation mit dem koronaren Versorgungsgebiet durch und zeigte, daß insbesondere Ischämien im Bereich der linken Herzkranzarterie erfaßt werden. Diese Korrelationen bestätigten sich in einer eigenen Untersuchung. Interessant erscheint die Beobachtung von Quyyumi, daß auch bei Ableitungen des Spektrums der Wilson-Ableitungen V1–V6 und der Einthoven-Ableitungen I, II, III die V5 als sensitivste Ableitung im Vorderwandbereich nachweisbar war. Dies unterstreicht den Stellenwert der CM5-Ableitung im Langzeit-EKG (Quyyumi u. Mitarb. 1986, Osterhues u. Mitarb. 1990).

Weitere Untersuchungen zur Bewertung anderer typischer Langzeit-EKG-Ableitungen wie zum Beispiel CM2 oder AVF bestätigten die höchste Sensitivität der CM5-Ableitung. Ischämien im Bereich der Herzhinterwand können durch diese Ableitung jedoch nur in geringem Maß erfaßt werden. Aus der Erfahrung der Belastungsuntersuchungen wurde dazu die bipolare AVF-Ableitung eingesetzt. Kunkes u. Mitarb. beschrieben in einer Untersuchung eine gleichartige Sensitivität ihrer Ab-

122   5. ST-Strecken-Analyse im Langzeit-EKG

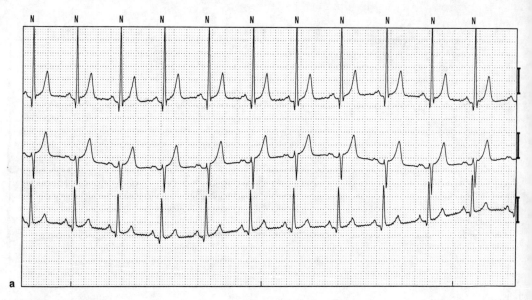

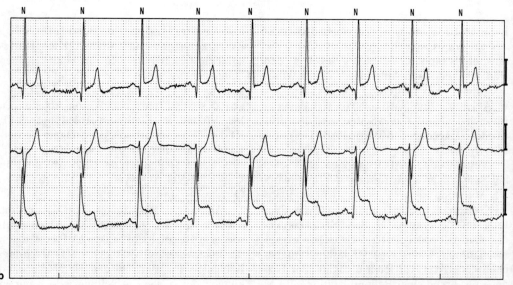

Abb. **82 a** u. **b** Langzeit-EKG-Registrierung eines 62jährigen Patienten mit unauffälligem Koronarangiogramm bei intermittierenden Angina-pectoris-Beschwerden
a 3kanalige Aufzeichnung (CM5/CM2/Nehb D); unauffälliger EKG-Streifen, Zeitpunkt 13.25 Uhr (Herzfrequenz 86 Schläge/min)
b Einsetzen von subjektiven Beschwerden des Patienten mit Nachweis eines typischen Vasospasmus, detektiert in Kanal 3 und geringer in Kanal 1 (Herzfrequenz 69 Schläge/min)

leitekombination mit der CM5- und der AVF-Ableitung im Vergleich zur konventionellen 12-Kanal-Ableitung bei der Belastungsuntersuchung, führten jedoch keine Korrelation mit dem Ort der aufgetretenen Ischämie durch, so daß eine Aussage über die Hinterwandspezifität der Ableitung nicht getroffen werden kann (Kunkes u. Mitarb. 1983). Egstrup dagegen zeigte bei einer Ableitekombination vom CM5 und AVF die geringe Sensitivität der AVF-Ableitung im Langzeit-EKG (Egstrup 1988). Geringe Erfahrungen liegen mit der Langzeit-EKG-spezifischen CC5-Ableitung in bezug auf deren Repräsentativität bei Hinterwandischämien vor. Erstmals beschrieb Balasubramanian diese bipolare Ableitung, die von der rechten 5. oder 6. Rippe, vordere Axillarlinie (Minuspol) zur linken 5. oder 6. Rippe, vordere Axiallarlinie (Pluspol) angelegt wird. Die Sensitivität im Bereich von Vorderwandischämien konnte nachgewiesen werden. Darüber hinaus erbrachte Hoberg bei Patienten mit koronarer Eingefäßerkrankung während einer Ballondilatation und dadurch bedingten passageren Ischämien der Herzhinterwand den Nachweis von ST-Senkungen bei 3 von 5 Patienten in der Ableitung CC5 (Balasubramanian u. Mitarb. 1980, Hoberg u. Mitarb. 1987). In einer eigenen Untersuchung an 30 Patienten mit signifikanten Stenosen (>60%) der rechten Herzkranzarterie zeigte sich nur eine geringe Sensitivität der CC5-Ableitung zu Hinterwandischämien. Neuere Ergebnisse zeigen, daß einer Nehb-D-äquivalenten Ableitung (Minuspol medioklavikular rechts, Pluspol unterhalb der linken Skapula dorsal) Bedeutung zuzumessen ist. In einer Untersuchung an 60 Patienten mit angiographisch nachgewiesener koronarer Herzerkrankung bei Stenosen im Bereich der rechten Herzkranzarterie zeigte sich eine verbesserte Erfassung von Hinterwandischämien (Osterhues u. Mitarb. 1990, Hombach u. Mitarb. 1990). Wenn auch eine eindeutige Zuordnung zum Versorgungsareal der rechten Herzkranzarterie nicht möglich ist, erscheint die Erweiterung der Ableitekombination um die Nehb-D-Ableitung im Hinblick auf die Steigerung der Sensitivität als sinnvoll (Abb. **82a** u. **b**).

Zusammenfassend kann man zur Erfassung myokardialer Ischämien entgegen der Rhythmusdetektion eine Ableitekombination, bestehend aus der Ableitung CM5 und Nehb D, anwenden. Sollte die Ischämieanalyse bei gleichzeitiger Rhythmusanalyse durchgeführt werden, empfiehlt sich eine 3-Kanal-Analyse mit der Kombination CM2, CM5 und Nehb D.

Abb. 83 zeigt einen Überblick über die gebräuchlichen Ableitekombinationen zur Detektion von ST-Strecken-Senkungen im Langzeit-EKG.

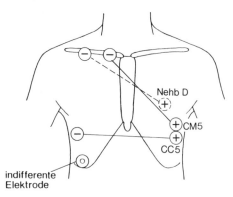

Abb. **83** Ableitekombination zur Erfassung von ST-Strecken-Veränderungen. CM5 und CC5 werden ventral angelegt, während die Nehb-D-äquivalente Ableitung von ventral (Minuspol) nach dorsal (Pluspol, gestrichelte Zeichnung) verläuft

Definition einer ST-Strecken-Alteration im Langzeit-EKG

Die große Anzahl darstellbarer ST-Strecken-Veränderungen im Langzeit-EKG haben zur Definition von Kriterien geführt, die eine als pathologisch zu bewertende Veränderung der ST-Strecke festlegen. Insbesondere die häufig kurzfristig auftretenden ST-Strecken-Veränderungen, die z. B. durch autonome Einflüsse bedingt sind und nur einige Herzschläge lang anhalten, haben zur Ausklammerung solcher Veränderungen von denen als ST-Strecken-Senkung bezeichneten Episoden im Langzeit-EKG geführt. Eine ST-Strecken-Alteration im Langzeit-EKG muß nach allgemeingültigen Kriterien folgende Charakteristika erfüllen:
1. die ST-Strecken-Alteration muß zum Zeitpunkt 0,08 (0,06)s hinter dem J-Punkt ≥ 1 mm Senkung von der Grundlinie aufzeigen;

124   5. ST-Strecken-Analyse im Langzeit-EKG

Patient:
ID: 2023
Zeit: 21:48:35
Datum: 22-JUN-88

BIGEMINUS

Herzfrequenz 132 S/M

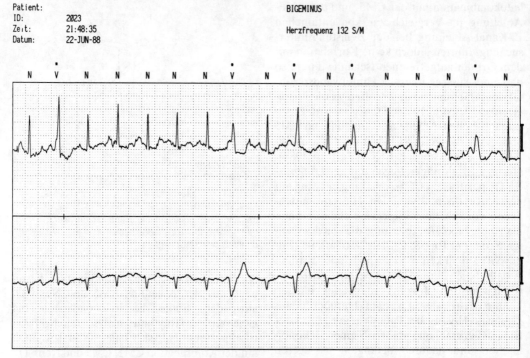

Abb. 84 Langzeit-EKG-Registrierung bei einem 55jährigen Patienten mit gesicherter koronarer 3-Gefäß-Erkrankung. Kontrolle des ST-Strecken-Trends, der zu diesem Zeitpunkt eine ST-Strecken-Senkung angibt. Durch die Grundlinienschwankungen in Kanal 1 (CM5) ist jedoch eine sichere Interpretation, ob es sich tatsächlich um eine ST-Strecken-Senkung handelt, nicht möglich

2. die Dauer der ST-Strecken-Veränderung sollte ≥ 1 Minute anhalten;
3. Episoden transienter Ischämien werden quantifiziert durch eine Rückkehr zur Grundlinie von mindestens 1minütiger Dauer zwischen den Episoden (Cohn 1986) (Tab. 10).

Die Bewertung über die Verlaufsform der Alteration muß zusätzlich erfolgen. Obwohl diese Kriterien eine geringere Sensitivität bei der Erfassung von ST-Strecken-Veränderungen zur Folge haben, kann dadurch doch eine höhere Spezifität erreicht werden, verbunden mit einem höheren prediktiven Wert der Langzeit-EKG-Untersuchung. Allgemein haben sich diese Regeln durchgesetzt. Dennoch ist es wichtig, bei Bewertung und Vergleich von Untersuchungen zu überprüfen, ob diese Kriterien zugrunde gelegt wurden, da verschiedene Autoren eigene Ansatzpunkte, wie z. B. eine 30-sekündige Episodendauer, favorisiert haben.

Nicht unerwähnt dürfen die interpretativen Einflüsse von seiten des Untersuchers bleiben. Wie in Abb. 84 sichtbar, kann allein die zugrundeliegende Aufzeichnung mit den zahlreichen Schwankungen im Bereich der Grundlinie die Interpretation des ST-Strecken-Verlaufes erschweren. Rein objektive Kriterien zur Einstufung pathologisch oder aufzeichnungsbedingter Veränderungen sind nicht immer möglich. Im Hinblick auf wissenschaftliche Fragestellung ist daher eine unabhängige Beurteilung der ST-Analyse durch 2 Untersucher zu fordern. Für die Praxis sollte in jedem Fall die Untersuchung im Zusammenhang mit dem jeweiligen Patienten und entsprechender Information über dessen Grundkrankheit, Medikamenteneinnahme, Protokoll etc. bewertet werden. Ein isolierter Langzeit-EKG-Befund ist ohne klinische Korrelation wertlos. Deutlich macht dies z. B. die hohe Zahl von 39% falsch positiver ST-Strecken-Veränderungen bei asymptomatischen, gesunden Probanden

Abb. 85 Zeitliche Reihenfolge der Veränderungen am Herzen bei vorübergehender Okklusion einer Koronararterie im Rahmen von Ballondilatationen. Als letztes Symptom treten die Angina-pectoris-Beschwerden auf, nachdem bereits ST-Strecken-Veränderungen im EKG nachweisbar sind (nach Sigwart u. Mitarb. 1986)

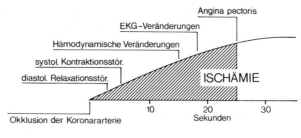

(Armstrong u. Mitarb. 1982). Grundsätzlich ist natürlich die Bewertbarkeit der ST-Strecke, was z. B. bei Patienten nach Myokardinfarkt, ventrikulärer Hypertrophie oder Schenkelblockierungen unmöglich sein kann, Voraussetzung der Interpretation.

Wertigkeit der Befunde

Die große Zahl asymptomatischer ST-Strecken-Senkungen im Langzeit-EKG in Form meist kurzer Episoden wirft immer wieder die Frage nach der Wertigkeit dieser „stummen Ischämien" auf. Mehr als zwei Drittel aller registrierten ST-Strecken-Veränderungen waren bei den Untersuchungskollektiven asymptomatisch. Der Nachweis, daß das Auftreten von EKG-Veränderungen noch vor dem Auftreten von Beschwerden in Form von Angina pectoris zu beobachten ist, wurde durch Sigwart u. Mitarb. erbracht. Die Arbeitsgruppe beobachtete die Veränderungen am Herzen, die durch Okklusion einer Koronararterie im Laufe einer Ballonangioplastie auftreten. Die frühesten myokardialen Veränderungen zeigen sich in Form von Relaxationsstörungen während der Diastole. Es folgen Störungen des Kontraktionsverhaltens in der Systole. Daraufhin stellen sich hämodynamische Veränderungen mit Erhöhung des linksventrikulären, enddiastolischen Druckes ein. Als nächstes lassen sich ST-Strecken-Veränderungen im EKG nachweisen. Zuletzt, nach dem Nachweis der ST-Strecken-Veränderungen, zeigen sich subjektive Schmerzsymptome der Patienten in Form von Angina pectoris oder äquivalenten Symptomen (Abb. 85). Ein unterschiedlicher Ablauf dieser Kaskade bei Patienten mit symptomatischen oder asymptomatischen ST-Strecken-Veränderungen konnte nicht nachgewiesen werden (Sigwart u. Mitarb. 1986). In anderen Untersuchungen konnte außerdem gezeigt werden, daß asymptomatische wie symptomatische Ischämien gleiche pathophysiologische Mechanismen zur Folge haben (myokardiale Perfusionsveränderung etc.). Durchgeführte Thalliumszintigramme während des Auftretens der verschiedenen Ischämieformen belegen, daß es zum Perfusionsausfall kommt (Deanfield u. Mitarb. 1984). Dennoch besteht trotz der vorliegenden großen Zahl von Studien kein Konsensus darüber, ob bei Vorliegen asymptomatischer Ischämien eine geringere Gefährdung des Myokards gegenüber symptomatischen Ischämien besteht. Weiterhin ist es fraglich, ob die Erkenntnisse auf die Vielzahl der zu verzeichnenden asymptomatischen ST-Strecken-Senkungen im Langzeit-EKG übertragbar sind. Der Stellenwert des Nachweises von ST-Strecken-Senkungen im Langzeit-EKG kann also nicht abschließend definiert werden.

Morphologische Unterschiede der ST-Strecken-Senkung (unterschiedlich tiefe ST-Senkung) zur Unterscheidung von symptomatischen oder asymptomatischen Senkungen können ebenfalls nicht postuliert werden. Es ist zum jetzigen Zeitpunkt ungeklärt, welche unterschiedlichen pathophysiologischen Anteile das Auftreten von symptomatischen und asymptomatischen ST-Strecken-Senkungen bedingt. In einer von Droste u. Mitarb. durchgeführten Untersuchung zeigt sich, daß Patienten mit asymptomatischen Ischämien im Vergleich zu Patienten mit symptomatischen Ischämien unterschiedliche Schmerzschwellen aufweisen. Patienten mit stummen Ischämien brauchten wesentlich höhere Schmerzreize, um entsprechende Schmerzsensationen zu berichten. In der Diskussion steht der Einfluß von Endorphinen auf das Schmerzverhalten (Droste u. Roskamm 1983).

Im Hinblick auf die veränderte Ausgangssituation beim Auftreten von ST-Senkungen im Langzeit-EKG, ohne den Triggermechanismus der körperlichen Belastung, werden heute 2 Auslösefaktoren der myokardialen Ischämie diskutiert:
1. gesteigerte myokardiale O_2-Nachfrage bei arbeitsbedingtem, erhöhtem Verbrauch;
2. verändertes O_2-Angebot, bedingt durch vasomotorische Veränderungen, insbesondere im Bereich koronarer Engstellen.

Beide Mechanismen müssen heute als gleichwertig eingestuft werden. Dies wird unterstrichen durch Untersuchungen, bei denen als Charakteristikum der ST-Strecken-Senkungen im Langzeit-EKG ein veränderter Herzfrequenzbereich im Vergleich zur Belastungsischämie nachweisbar war. Trotz des Anstiegs der Herzfrequenz über den Ruhewert waren die ST-Strecken-Senkungen im Langzeit-EKG unterhalb der Belastungsfrequenz (Deanfield u. Mitarb. 1983).

Die Festlegung der Wertigkeit von ST-Strecken-Senkungen im Langzeit-EKG kann ebenso wie bei der Beurteilung von Rhythmusereignissen nicht ohne die vergleichende Untersuchung herzgesunder Probanden erfolgen. In Kapitel 2 wurde bereits auf die Häufigkeit falsch positiver Befunde in Form von ST-Strecken-Senkungen in den Kollektiven hingewiesen. Der Nachweis von falsch positiv zu wertenden ST-Strecken-Senkungen im Langzeit-EKG lag in den Studien zwischen 6 und 39%. Falsch positive ST-Hebungen wurden mit einer Häufigkeit bis zu 54% registriert. Ebenso wie die hohe Spontanvariabilität beim Auftreten von ST-Strecken-Senkungen, die bis zu 100% betragen kann, weisen die Zahlen auf eine eingeschränkte Bewertbarkeit der Methode hin. Wie bereits ausgeführt eignet sich die ST-Streckenanalyse im Langzeit-EKG nicht als Screening-Methode oder zur Untersuchung von bestehenden Angina-pectoris-Beschwerden (Quyyumi u. Mitarb. 1983, Treis-Müller u. Mitarb. 1988).

Prognostische Bedeutung der asymptomatischen ST-Strecken-Senkung im Langzeit-EKG

Das Auftreten von stummer Ischämie ist für zahlreiche Patientengruppen belegt. Erste Beobachtungen des Phänomens wurden bei Belastungsuntersuchungen gemacht. Patienten mit belastungsinduzierter ST-Strecken-Senkung zeigten sich dabei beschwerdefrei. Mit wachsendem Interesse erfolgte die zunehmende Untersuchung des Phänomens. Auftreten und Häufigkeit der asymptomatischen Ischämie wurden für spezielle Patientengruppen untersucht, nicht zuletzt im Hinblick auf die prognostische Bedeutung im Zusammenhang mit der Grunderkrankung. Neben der ergometrischen Untersuchung werden thalliumszintigraphische Untersuchungen und seit Validierung der Methode das Langzeit-EKG zur Erfassung der Ischämien eingesetzt. Die vorliegende Literatur mit Filterung der verschiedenen Patientengruppen, wie z.B. Patienten mit bekannter koronarer Herzkrankheit, stabiler/instabiler Angina pectoris, nach Myokardinfarkt, mit eingeschränkter linksventrikulärer Funktion, nach kardialem Arrest, nach koronarer Bypass-Operation, erlauben eine genaue Dimensionierung des Problems im Hinblick auf die verschiedenen Gruppen (Hausmann u. Mitarb. 1987, Mahmarin u. Pratt 1990, Mulcaty u. Mitarb. 1988, Singh u. Nademanee 1987, Whitaker u. Sheps 1989).

Cohn beschreibt 3 Gruppen von Patienten mit stummer Myokardischämie und unterschiedlicher Häufigkeit (Cohn 1986):

1. stumme Ischämie bei total asymptomatischen Patienten
Häufigkeit: 2–4%;
2. stumme Ischämie bei asymptomatischen Patienten nach Myokardinfarkt, aber mit persistierenden Ischämiezeichen
Häufigkeit: 10%;
3. stumme Ischämie bei symptomatischen Patienten
Häufigkeit: 60–90%.

Wenn auch durch die langzeitelektrokardiographischen Beobachtungen dem Phänomen der asymptomatischen Ischämie erneute Aufmerksamkeit zuteil wurde, so fußt doch der größte

Teil der Untersuchungen auf Belastungsuntersuchungen als Nachweismethode. Aufgrund der Fülle der Literatur muß hier auf die entsprechenden Monographien verwiesen werden (Cohn 1986, Kellermann u. Braunwald 1990, Singh 1988). Im folgenden sollen die prognostischen Ergebnisse in bezug auf die stumme Ischämie erläutert werden, die durch das Langzeit-EKG als Untersuchungsmethode gewonnen wurden. Im Gegensatz zu den klassischen Ischämienachweismethoden mit sicheren Aussagen zur Prognose auch über längere Zeiträume kann zu der durch das Langzeit-EKG ableitbaren Prognose nur auf einen relativ kurzen Zeitraum bis etwa 5 Jahre zurückgegriffen werden. Zusätzlich ist zu bemerken, daß ein Teil der Studien retrospektiv durchgeführt wurden, die den heute gestellten Anforderungen an methodische Voraussetzungen nicht entsprechen.

In gleicher Weise wie bei den Rhythmusereignissen ist eine allgemeinverbindliche Aussage zur prognostischen Bedeutung der nachweisbaren Episoden mit ST-Strecken-Alteration im Langzeit-EKG nicht möglich. Auch hier ist die Prognose eng im Zusammenhang mit der bestehenden Herzerkrankung zu sehen. Zum jetzigen Zeitpunkt liegen nur für wenige Patientengruppen verwertbare Daten in Form von Nachbeobachtungen über einen längeren Zeitraum vor.

Folgende Gruppen wurden untersucht:

1. Patienten mit stabiler Angina pectoris,
2. Patienten mit instabiler Angina pectoris,
3. Patienten nach Myokardinfarkt,
4. Patienten nach koronarer Bypass-Operation.

Patienten mit stabiler Angina pectoris

Bei Patienten mit stabiler Angina pectoris und nachgewiesener koronarer Herzkrankheit liegt das Auftreten von ischämischen Episoden in einem Bereich von 55–84%, wobei der größte Anteil dieser Episoden (50–90%) asymptomatisch verläuft.

Bereits 1982 wurden erste Studien veröffentlicht, die bei Patienten mit stabiler Angina pectoris oder nach Myokardinfarkt eine Untergruppe mit spotanen ST-Segment-Veränderungen und erhöhtem Risiko kardialer Ereignisse aufzeigten. Viele dieser Untersuchungen waren retrospektiv und im Hinblick auf die technische Durchführung kritisch beurteilt. Obwohl nur bedingt verwertbar, muß der dargestellte Zusammenhang zwischen stummer Myokardischämie und verschlechterter Prognose als evident angesehen werden (Stern u. Tzivoni 1974, Johnson u. Mitarb. 1982, DeWood u. Rozanski 1986).

Von Arnim u. Mitarb. veröffentlichten die prognostischen Daten von 296 Patienten mit koronarangiographisch nachgewiesener Herzkrankheit. 70 Patienten zeigten vorübergehende Ischämieepisoden die nur zu 35% von Angina-pectoris-Symptomatik begleitet waren. 80 Patienten wurden weiter verfolgt unter Aufteilung in 2 Gruppen: Gruppe 1 umfaßte 40 Patienten mit asymptomatischen Ischämien und Gruppe 2 40 Patienten ohne auftretende Ischämien. Die Gruppen wiesen eine gleiche Verteilung in bezug auf Alter, Geschlecht und Ausmaß der koronaren Herzkrankheit auf. Nach einem Follow-up von 28 Monaten hatten 15 der 40 Patienten mit Ischämieepisoden kardiale Ereignisse in Form von plötzlichem Herztod, Tod nach Myokardinfarkt, akutem Myokardinfarkt, Ballondilatation oder Bypass-Operation erlitten. In der Kontrollgruppe lag die Zahl bei 20 von 40 Patienten. Ein statistisch signifikanter Unterschied zeigte sich bei dieser Untersuchung nicht (v. Arnim u. Mitarb. 1987).

Rocco u. Mitarb. untersuchten 86 Patienten mit stabiler Angina pectoris und positivem Belastungs-EKG. Bei den Langzeit-EKG-Untersuchungen ohne antiischämische Medikation zeigten sich bei 49 Patienten ST-Strecken-Senkungen gegenüber 37 unauffälligen Befunden. Auch hier war nur ein geringer Teil der Ischämieepisoden symptomatisch (14%). Im Nachbeobachtungszeitraum von 12,5 Monaten ± 7,5 Monate ereigneten sich in der Ischämiegruppe 2 Herztode, 4 Myokardinfarkte, 11 notwendige Bypass-Operationen und 3 Fälle neu aufgetretener instabiler Angina pectoris. In der ischämiefreien Gruppe kam es als einziges kardiales Ereignis bei einem Patienten zum Auftreten einer instabilen Anginasymptomatik. Schon die Zahl von 20 kardialen Ereignissen der Ischämiegruppe gegenüber einem Ereignis der Kontrollgruppe hebt den signifikanten Unterschied hervor. In einer weiterhin durchgeführten Multivarianzanalyse mit den Variablen Alter, Geschlecht, klinische Einordnung der Anginasymptomatik und ST-Senkung im Langzeit-EKG erwies sich das Langzeit-EKG-Ergebnis als bester Prediktor für das Auftreten der kardialen Ereignisse. Das Belastungs-EKG erwies sich demgegenüber als nicht sensibler Parameter (Rocco u. Mitarb. 1988).

Eine neuere Untersuchung von Deedwania bestätigt die Ergebnisse. Von 107 untersuchten Patienten mit anhaltend stabiler Angina pectoris ließen sich bei 46 stumme Ischämien nachweisen gegenüber 61 unauffälligen Langzeit-EKGs. Im Follow-up von 23 ± 8 Monaten verstarben 11 der Ischämiepatienten an einem Herztod im Vergleich zu 5 der initial unauffälligen Patienten. Auch die hier durchgeführte Multivarianzanalyse kristallisierte den Ischämienachweis im Langzeit-EKG als sensibelsten Parameter zur Vorhersagbarkeit kardialer Ereignisse heraus. Im Gegensatz zu den von Rocco untersuchten Patienten, waren hier alle Patienten zum Zeitpunkt der Langzeit-EKG-Untersuchung antianginös therapiert (Deedwania u. Mitarb. 1990).

Der längste Beobachtungszeitraum wird von Yeung u. Mitarb. berichtet. Die Arbeitsgruppe überprüfte die Langzeitprognose von 138 Patienten mit stabiler Angina pectoris über einen Zeitraum von 5 Jahren. Bei 105 Patienten wurden die Langzeit-EKG-Registrierungen über 48 Stunden ohne antiischämische Medikation vorgenommen und zum Teil nach therapeutischer Einstellung wiederholt (26 Patienten). 33 Patienten wurden nur unter antiischämischer Medikation untersucht. Es zeigte sich eine schlechtere Prognose für Patienten mit ST-Strecken-Senkungen im medikamentenfreien Langzeit-EKG bezogen auf einen Zeitraum von 2 Jahren. Myokardinfarkt und Herztod waren signifikant häufiger als in der ischämiefreien Gruppe. Bei einem Zeitraum von 5 Jahren war die Häufigkeit aller kardialen Ereignisse (Herztod, Myokardinfarkt, notwendige Ballondilatation oder herzchirurgische Versorgung) signifikant höher in der Langzeit-EKG-positiven Gruppe. Interessant ist die Beobachtung, daß die Patienten, bei denen eine Langzeit-EKG-Untersuchung unter antiischämischer Medikation vorgenommen wurde, ohne Nachweis von ST-Strecken-Senkungen, keine verbesserte Prognose hatten (Yeung u. Mitarb. 1991).

Diese vorliegenden prospektiven Studien weisen einen hohen prognostischen Wert nachweisbarer ST-Strecken-Veränderungen im Langzeit-EKG bei Patienten mit stabiler Angina pectoris und koronarer Herzkrankheit auf (Tab. 33).

Patienten mit instabiler Angina pectoris

Für Patienten mit instabiler Angina pectoris liegen bereits größere Fallzahlen vor. S. Gottlieb berichtet von 70 Patienten, die durch kontinuierliches, elektrokardiographisches Monitoring während des Aufenthaltes auf der Intensivstation beobachtet wurden. Alle Patienten wurden maximal antianginös therapiert mit Nitraten, β-Blockern und Kalziumantagonisten. 37 Patienten zeigten stumme Ischämieepisoden, gegenüber 33 Patienten ohne Episoden. Am Ende des kurzen Nachbeobachtungszeitraumes von 30 Tagen war bei 6 Patienten der Ischämiegruppe ein Infarkt aufgetreten und bei 10 Patienten eine Ballondilatation oder Bypass-Operation notwendig. Patienten ohne stumme Ischämien erlitten nur in einem Fall einen Myokardinfarkt und in 3 Fällen mußte eine Operation oder Intervention durchgeführt werden. Auch hier zeigte die statistische Analyse als Multivarianztest den Ischämienachweis im Langzeit-EKG als besten Prediktor zur Abschätzbarkeit des Auftretens kardialer Ereignisse. Darüber hinaus definiert Gottlieb in seiner Arbeit für Patienten mit auftretenden Ischämien über 60 Minuten pro 24 Stunden eine schlechtere Prognose im Vergleich zu den Ischämiepatienten mit weniger als 60 Minuten Ischämiedauer in 24 Stunden (Gottlieb u. Mitarb. 1986).

Die inzwischen vorliegenden Zahlen über einen Nachbeobachtungszeitraum von 2 Jahren dokumentieren die initialen Ergebnisse. Die Zahl der Infarkte in der Ischämiegruppe stieg auf 10 (2 davon tödlich), die Zahl der Interventionen oder Bypass-Operation auf 11. Die Vergleichsgruppe hatte weiterhin einen Patienten mit Infarkt und jetzt 5 Patienten nach Operation oder Intervention (Gottlieb u. Mitarb. 1987).

Tabelle 33 Prognostische Langzeit-EKG-Studien bei Patienten mit stabiler Angina pectoris. (LZ-EKG = Langzeit-EKG; negativ = keine symptomatischen oder asymptomatischen Ischämien im Langzeit-EKG nachweisbar; positiv = nachweisbare Ischämien; n = Anzahl beobachteter Patienten; Follow-up = Nachbeobachtungszeitraum der Patienten; kardiale Ereignisse = Herztod, Myokardinfarkt, notwendige Ballondilatation oder herzchirurgische Versorgung, neu aufgetretene instabile Angina pectoris). Soweit nicht gesondert gekennzeichnet, sind die Werte des Auftretens der kardialen Ereignisse statistisch signifikant unterschiedlich

Autor	n	LZ-EKG negativ	LZ-EKG positiv	Follow-up (Monate)	Kardiale Ereignisse LZ-EKG negativ	Kardiale Ereignisse LZ-EKG positiv
v. Arnim (1987)	(296) 80	40	40	28	20	15*
Rocco (1988)	86	49	37	12,5 ± 7,5	1	20
Deedwania (1990)	107	61	46	23 ± 8	5 (nur Herztod) 26	11 26*
Yeung (1991)	(138) 105	43	62	24 37 ± 17	0 (Myokardinfarkt/Herztod) 7	6 25

* = Werte statistisch nicht signifikant unterschiedlich

Eine ähnliche Tendenz liefert eine Untersuchung, über die von Arnim berichtet hat. Bei 38 Patienten mit instabiler Angina pectoris wiesen 16 stumme Ischämien auf gegenüber 22 ohne Ischämien. Kardiale Ereignisse in oben beschriebener Weise traten bei 14 der Patienten mit Ischämie und 10 der ischämiefreien Patienten innerhalb des Nachbeobachtungszeitraumes von einem Monat auf (v. Arnim u. Mitarb. 1988).

Nademanee konnte bei 49 von 52 Patienten mit instabiler Angina pectoris Langzeit-EKG-Aufzeichnungen mit ST-Strecken-Analyse auswerten. Die Patienten mit stummer Ischämie unterteilte er in Untergruppen mit Ischämie >60 Minuten in 24 Stunden (18 Patienten) und <60 Minuten in 24 Stunden (11 Patienten). Demgegenüber standen 20 Patienten mit unauffälligen Registrierungen. Auch seine Zahlen spiegeln die Ergebnisse von Gottlieb wider. In der ischämiefreien Gruppe trat 1 Herztod auf. In der Ischämiegruppe <60 Minuten 2 notwendige Bypass-Operationen und eine Ballondilatation. Die höchste Risikogruppe (>60 Min Ischämie) verzeichnete 5 Infarkte (2 tödlich, 2 mit operativer Versorgung im Anschluß), 11 Bypass-Operationen und eine Ballondilatation. Nur bei einem Patienten stellte sich eine stabile Angina pectoris ein. Zusammengefaßt stellte sich ein günstiger Verlauf nur bei 6% der Patienten mit anhaltendem Ischämienachweis (>60 Minuten) ein, im Vergleich zu 70% der Gruppe mit Ischämien <60 Minuten und 95% der Patienten ohne Ischämienachweis (Nademanee u. Mitarb. 1987).

Alle vorliegenden Studien verknüpfen das Vorliegen von stummer Ischämie im Langzeit-EKG mit entgegengesetzter Langzeitprognose (Tab. 34).

Patienten nach Myokardinfarkt

Die bisherigen Erfahrungen zur Prognose bei Patienten mit durchgemachtem Myokardinfarkt basieren auf 2 Untersuchungen, die von Tzivoni u. Mitarb. und von Gottlieb u. Mitarb. veröffentlicht wurden.

Tzivoni untersuchte 224 Postinfarkt-Patienten mit geringem Risiko (keine Zeichen von Herzinsuffizienz oder instabiler Angina pectoris) über einen Nachbeobachtungszeitraum von im Mittel 28 Monaten. Da es sich um eine retrospektive Studie handelt, lag der Nachbeobachtungsbereich im Bereich von 3 Monaten bis zu

5. ST-Strecken-Analyse im Langzeit-EKG

Tabelle 34 Prognostische Langzeit-EKG-Studien bei Patienten mit instabiler Angina pectoris (Abkürzungen s. Tab. 33)

Autor	n	LZ-EKG negativ	LZ-EKG positiv	Follow-up (Monate)	Kardiale Ereignisse LZ-EKG negativ	Kardiale Ereignisse LZ-EKG positiv
Gottlieb (1987)	70	33	37	1–24	4–6	16–21
Nademanee (1987)	49	20	11* / 18**	3–6	1	3 / 17
v. Arnim (1988)	38	22	16	1	10	14

* = < 60 min Ischämie/24 h
** = > 60 min Ischämie/24 h

20 Jahren, nur 11 Patienten wurden 3–12 Monate nach Infarktgeschehen eingeschlossen. 74 der Patienten (33%) hatten transiente Ischämiephasen in der Langzeit-EKG-Aufzeichnung. Zielparameter war auch hier das Auftreten kardialer Ereignisse (kardialer Tod, Reinfarkt, Hospitalisation wegen instabiler Angina pectoris, Ballonangioplastie oder koronare Bypass-Operation). Der Anteil der kardialen Ereignisse lag bei 51% der 74 Langzeit-EKG-positiven Patienten gegenüber 12% der unauffälligen Patienten. Als weitere Differenzierung wurden die Patienten in Gruppen mit positivem und negativem Belastungs-EKG und positivem und negativem Langzeit-EKG unterteilt. 74 Patienten, die belastungspositiv und Langzeit-EKG-positiv waren, hatten in 51% kardiale Ereignisse. Patienten mit nur positivem Belastungs-EKG bei negativem Langzeit-EKG hatten nur in 20% kardiale Ereignisse. Bei in jedem Fall negativem Untersuchungergebnis zeigte sich nur eine Ereignishäufigkeit von 8,5%. Zusätzlich konnte Tzivoni darlegen, daß die langzeitelektrokardiographische Vorhersagbarkeit des kardialen Geschehens unabhängig von einer guten (>40%) oder reduzierten (<40%) linksventrikulären Ejektionsfraktion war. Der prognostische Wert des Langzeit-EKGs rangiert nach dieser Untersuchung noch über dem Wert des Belastungs-EKGs (Tzivoni u. Mitarb. 1988).

In der von Gottlieb u. Mitarb. durchgeführten Untersuchung wurden Patienten mit hohem Risiko nach Myokardinfarkt eingeschlossen. Die 103 Patienten hatten eine linksventrikuläre Ejektionsfraktion, die nach dem Infarkt < als 40% war und/oder ventrikuläre Arrhythmien der Lown-Klasse III oder höher. In 30 Langzeit-EKG-Registrierungen zeigten sich ST-Strecken-Veränderungen (28mal asymptomatisch und 2 mit Angina pectoris-Symptomatik). Die übrigen 73 Patienten waren diesbezüglich unauffällig. Der Follow-up-Zeitraum lag bei einem Jahr und zeigte, daß zu diesem Zeitpunkt 9 der 30 Ischämiepatienten verstorben waren (30%) gegenüber 8 der 73 ischämiefreien Patienten (11%). Die durchgeführte Multivarianz, Cox' Zufallsvariablentestung unter Einbeziehung von 18 Variablen, zeigte, daß nachweisbare ST-Segment-Veränderungen im Langzeit-EKG eine signifikante Variable für das Auftreten einer 1-Jahres-Letalität sind, bezogen auf die Gesamtgruppe und die Untergruppe der 59 Patienten, bei denen postinfarkt keine Belastungsuntersuchung durchführbar war. Fazit der Autoren ist, daß bei etwa 30% der Postinfarkt-Patienten mit hohem Risiko ischämietypische, zumeist asymptomatische ST-Strecken-Veränderungen auftreten. Diese nachweisbaren Ischämien sind mit einer signifikanten 1-Jahres-Letalität verbunden (Gottlieb u. Mitarb. 1988) (Tab. 35).

Patienten nach koronarer Bypass-Operation

Die Durchführung von Langzeit-EKG-Untersuchungen bei Patienten nach koronarer Bypass-Operation lösten Überraschung und kontroverse Diskussionen aus. Die Studien zeig-

Tabelle 35 Prognostische Langzeit-EKG-Untersuchungen bei Patienten mit durchgemachtem Myokardinfarkt (Abkürzungen s. Tab. 33)

Autor	n	LZ-EKG		Follow-up (Monate)	Kardiale Ereignisse LZ-EKG	
		negativ	positiv		negativ	positiv
Gottlieb (1988)	103*	73	30	24	8 (alle Herztod)	9
Tzivoni (1988)	224**	150	74	12 Bereich von 12–58 Monaten	18	38

* = High-risk-Patienten (s. Text)
** = Low-risk-Patienten (s. Text), retrospektiv untersucht

ten, daß ein Drittel der Patienten postoperativ stumme Ischämien aufweisen, nachgewiesen durch ST-Strecken-Alteration im Langzeit-EKG. Eine Veränderung der Bypass-Durchgängigkeit konnte jedoch nicht festgestellt werden. Wenn auch ein großer Anteil der Patienten durch die operative Versorgung asymptomatisch wurde mit nachgewiesenen offenen Bypass-Gefäßen, so konnten doch bei weiterer Untersuchung stumme Ischämien auch im Belastungs-EKG nachgewiesen werden. Die Ergebnisse der Studien sind widersprüchlich. Zum einen liegen Ergebnisse vor, die dem Langzeit-EKG im Vergleich zum Belastungs-EKG eine geringere Sensitivität zur Identifikation von Patienten mit inkompletter myokardialer Revaskularisation zusprechen. Dem entgegen fanden andere Untersucher eine gleiche Wertigkeit von Belastungs- und Langzeit-EKG. Die prognostische Bedeutung des Langzeit-EKGs bei Patienten nach Bypass-Operation als Indikator für das Auftreten kardialer Ereignisse im Zusammenhang mit nachgewiesener stummer Ischämie zeigte sich in einer kleineren Studie. Dem widersprechen die Ergebnisse einer größeren Untersuchung, die im 1-Jahres-follow-up und im erweiterten Follow-up bis zu 4 Jahren keine prognostische Bedeutung initial nachweisbarer stummer Ischämien feststellten (Weiner u. Mitarb. 1987, Quyyumi u. Mitarb. 1985, Ribierro u. Mitarb. 1984, Egstrup 1988, Crea u. Mitarb. 1987, Kennedy u. Mitarb. 1986). Die großen Unterschiede bei den vorliegenden Ergebnissen erlauben keine klaren Aussagen und bedürfen weiterer Überprüfung des Einsatzes des Langzeit-EKGs bei dieser Patientengruppe.

Prognostische Relevanz und therapeutische Konsequenz

Die Beurteilung der therapeutischen Konsequenz der stummen Myokardischämie kann nicht allein auf dem Hinterrund der Langzeit-EKG-Untersuchungen erfolgen. Die vorliegenden Studien verfügen zumeist über kleinere Fallzahlen und kurze Beobachtungszeiträume, die eine verbindliche Aussage nicht zulassen. Die hohen technischen Anforderungen an das Langzeit-EKG-System bei der ST-Segment-Analyse sowie die methodisch zum Teil kritisch zu beurteilenden Ausführungen der Untersuchungen limitieren darüber hinaus die Wertigkeit. Dennoch soll im folgenden mit Hilfe des Wissens über die stumme Myokardischämie das Problem der prognostischen Wertigkeit und der damit verbundenen therapeutischen Relevanz umrissen werden.

Grundsätzlich läßt sich feststellen, daß bei definierten Patientengruppen der stummen Ischämie eine Bedeutung im Krankheitsverlauf zukommt. Inwieweit die stumme Ischämie Zeichen der kardialen Ereignisse oder verantwortlich für deren Entwicklung ist, muß vor Festlegung einer therapeutischen Konsequenz geklärt werden.

Die Frage, welche pathophysiologischen Auslöser der stummen Myokardischämie zugrunde liegen, wurde oben bereits angesprochen. Es läßt sich von den 2 möglichen Auslösern (erhöhter Sauerstoffbedarf bei Belastung und Veränderung des Sauerstoffangebotes) keiner als alleinig verantwortlich für das Auftreten der stummen Ischämie festlegen. Die Erfahrungen zeigen, daß diese Mechanismen von Patient zu Patient in ihrer Bedeutung variieren. Man muß jedoch davon ausgehen, daß sowohl die stumme Myokardischämie als auch die Angina pectoris den gleichen pathophysiologischen Ausgang haben, so daß der pharmakotherapeutische Ansatz gleich ist. Die Wirksamkeit einer antianginösen Therapie zeigt ebenso einen positiven Effekt auf die stumme Myokardischämie. Dennoch bedeutet die Unterdrückung der Angina pectoris-Symptomatik nicht auch das Verschwinden der stummen Myokardischämien. Obwohl eine Reduktion der Ischämieepisoden unter den verschiedenen Therapieregimen nachweisbar war, zeigen Patienten trotz der Therapie weiterhin asymptomatische ST-Strecken-Veränderungen (Frishman u. Teicher 1987, Imperi u. Mitarb. 1987, Mulcahy u. Mitarb. 1987). Es erhebt sich daher die Frage, ob die Detektion dieser verbliebenen Ischämien wirklich sinnvoll ist. Bekannt ist, daß das Eintreten eines akuten Myokardinfarktes verbunden ist mit der Ruptur einer atherosklerotischen Plaque; der plötzliche Herztod scheint einen ähnlichen Ausgangspunkt zu haben. Inwieweit kann hier eine antianginöse Therapie effektiv werden? Zum jetzigen Zeitpunkt läßt sich nicht belegen, daß der Schutz vor ischämischen Episoden weder durch Senkung der myokardialen Sauerstoffnachfrage noch durch Verbesserung des koronaren Blutflusses einen Effekt auf die Ruptur einer Plaque und eine nachfolgende Thrombose haben. Einzig wenn die Häufigkeit stummer Ischämieepisoden den Übergang einer stabilen Plaque zur Instabilität mit Rupturgefahr markieren sollte, kann dies eine therapeutische Konsequenz haben.

Die prognostische Bedeutung stummer Ischämien bei Patienten mit stabiler Angina pectoris und medikamentöser Therapie wird vielleicht nach Abschluß der europäischen Multicenterstudie TIBET (Total Ischemic Burden European Trial) deutlicher. Der Effekt von Atenolol, Nifedipin oder deren Kombination zur Ischämiereduktion wird im Hinblick auf die Prognose über einen Zeitraum von 2 Jahren untersucht. Die ersten klinischen Erfahrungen von Yeung deuten auf einen fehlenden Effekt der antiischämischen Medikation im Hinblick auf die Langzeitprognose (Yeung u. Mitarb. 1991).

Durch die Langzeit-EKG-Untersuchungen wissen wir, daß eine zirkardiane Rhythmik im Auftreten stummer Myokardischämien besteht. Rocco und Mitarbeiter konnten zeigen, daß bei Patienten mit stabiler Angina pectoris ein Peak in den Morgenstunden (6.00 bis 12.00 Uhr und ein weiterer in den Abendstunden besteht (Rocco u. Mitarb. 1987). Der morgendliche Peak korrespondiert mit frühmorgendlich erhöhtem Katecholaminspiegel und hämodynamischen Veränderungen (Herzfrequenz- und Blutdruckveränderungen). Interessant wird diese Beobachtung, da der Peak deckungsgleich mit dem erhöhten Auftreten von akuten Myokardinfarkten und plötzlichem Herztod ist (Abb. **86 a** u. **b**) (Muller u. Mitarb. 1987, Rocco u. Mitarb. 1987). Obwohl bisher ein direkter Zusammenhang im Sinne einer ursächlichen Auslösung der Infarkte und Herztodesfälle durch die stumme Myokardischämie wenig wahrscheinlich ist, scheint dennoch eine Verbindung der beiden Phänomene zu bestehen. Die pathophysiologische und therapeutische Wertigkeit dieser Phänomene sollte weiter abgeklärt werden. Versuche, die stummen Myokardischämien therapeutisch zu unterdrücken, zeigten durch die langzeitelektrokardiographischen Kontrolluntersuchungen, daß durch die Therapie mit Kalziumantagonisten eine Veränderung der Tagesrhythmik nicht erreicht wird. Bei Therapie mit β-Blockern wurde der morgendliche Peak im Auftreten stummer Ischämien unterdrückt, der abendliche Peak blieb weitestgehend unbeeinflußt. Diese Beobachtung konnte von verschiedenen Untersuchern bestätigt werden. Korrespondierend dazu zeigte sich, daß die β-Blocker-Therapie die Zahl der plötzlichen Herztode und der akuten Myokardinfarkte beeinflußt. Auch hier läßt sich eine Verbindung zwischen den Myokardischämien und dem Auftreten akuter Myokardinfarkte und plötzlicher Herztode vermuten. Dies sollte Ausgangspunkt weiterer Untersuchungen sein (Fox u. Mulcahy 1990, Pepine 1990).

Es läßt sich also zusammenfassend feststel-

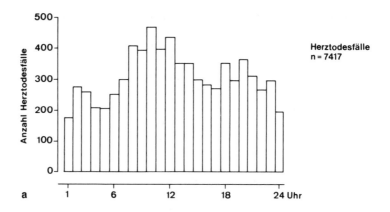

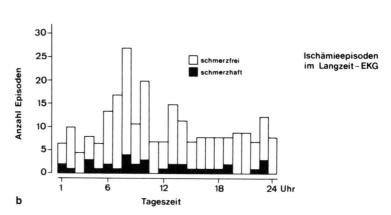

Abb. **86 a u. b**
Gegenüberstellung des tageszeitlichen Auftretens von Herztodesfällen außerhalb des Krankenhauses (**a**) und der tageszeitlichen Rhythmik dokumentierter Ischämieepisoden im Langzeit-EKG (**b**). Auffällig ist der übereinstimmende Peak in den Morgenstunden. Verschiedentlich werden auch Übereinstimmungen im abendlichen Peak berichtet (nach Muller u. Mitarb. 1987, Rocco u. Mitarb. 1987)

len, daß die stumme Myokardischämie als wichtiges Manifestationszeichen bei koronarer Herzkrankheit zu werten ist. Dennoch sind weitere Untersuchungen notwendig, bevor definitive therapeutische Strategien festgelegt werden können. Insbesondere die Frage, ob die asymptomatische Ischämie Ausdruck des Krankheitsverlaufes oder unabhängiger Begleitfaktor ist oder eine ursächliche Rolle beim Auslösen kardialer Ereignisse als Endpunkt der koronaren Herzkrankheit hat, muß in methodisch sicheren Studien überprüft werden. Erst dann kann beurteilt werden, ob die stumme Myokardischämie einer therapeutischen Intervention bedarf.

Therapiekontrolle mit dem Langzeit-EKG?

Bereits in Kapitel 2 wurde auf die bestehende Variabilität im Auftreten stummer Myokardischämien hingewiesen. Das Auftreten myokardialer Ischämien unterliegt, ebenso wie die Rhythmusereignisse, einer hohen Spontanvariabilität. Ziel einer Untersuchung von E. Nabel war daher die Dimensionierung der Variabilität im Auftreten von ST-Strecken-Veränderungen. Bei 42 Patienten mit stabilen Angina pectoris-Beschwerden bei bekannter koronarer Herzkrankheit wurden Langzeit-EKG-Untersuchungen in den Intervallen von Tagen, Wochen und Monaten durchgeführt. Nabel konnte zeigen, daß die Dauer der Registrierungen und das Intervall zwischen den Untersuchungen einen Einfluß auf die Erfassung von signifikanten ST-Strecken-Veränderungen hat.

Ursache dafür ist die Spontanvariabilität der Ereignisse im zeitlichen Verlauf. Wichtig erscheint die Feststellung, daß die Therapieüberprüfung einer antiischämischen Medikation, gemessen an der Reduktion auftretender ST-Episoden, abhängig ist von der Größe der untersuchten Gruppe und von der Dauer der Untersuchung. Bei einer Gruppe von 25 Patienten mit einem Registrierzeitraum von 48 Stunden und der Therapiekontrolle nach einer Woche muß eine Reduktion der Ereignisse von 65% vorliegen, um von einem therapeutischen Erfolg zu sprechen (bezogen auf die Gesamtgruppe). Andernfalls ist die Differenzierung zur spontanen Variabilität der ST-Episoden nicht möglich. Bei der Überprüfung eines einzelnen Patienten ist der Berechnung zur Folge eine Reduktion von 100% erforderlich, um einen Therapieerfolg zu definieren. Therapieeffekte müssen also das Ausmaß wahrscheinlicher Variabilitäten signifikant übersteigen.

Tzivoni kam in einer Untersuchung zu ähnlichen Ergebnissen, wobei er zur Therapieüberprüfung eine 48-Stunden-Registrierung empfiehlt. Auch Osterspey bestätigt die mindestens 95% individuelle Reduktion der ST-Episoden bei der Therapieüberprüfung (Nabel u. Mitarb. 1988, Osterspey u. Mitarb. 1988, Tzivoni u. Mitarb. 1987).

Die Konsequenz daraus ist, daß bei dem Ziel der Therapieüberprüfung einer antiischämischen Medikation durch das Langzeit-EKG eine Reduktion der Ischämieepisoden im Bereich von 95–100% erreicht werden müßte, um sicher von einem therapeutischen Effekt sprechen zu können. Dies scheint aufgrund der vorliegenden therapeutischen Erfahrungen jedoch nicht möglich. Der Stellenwert des Langzeit-EKGs als diagnostisches Mittel und Instrument der Therapiekontrolle ist daher fraglich.

Anhang

Langzeit-EKG-Richtlinien der Kassenärztlichen Bundesvereinigung (1987)

1. Durchführung des Langzeit-EKG:

Das Langzeit-EKG beinhaltet folgende Schritte:

1.1 Indikationsstellung, optimales Anlegen der Elektroden unter Sicht des abgeleiteten EKG zur Überprüfung der Ableitungsqualität am EKG-Ausschrieb oder am Bildschirm, Anschluß und Inbetriebnahme des Aufnahmegerätes, Instruktion des Patienten (u. a. zur Führung des Tätigkeits- und Medikamentenprotokolls, zur Angabe von Beschwerden mit Betätigung der Markierung am Aufnahmegerät), Ausschaltung und Abnahme des Aufnahmegerätes und Entfernung der Elektroden.

1.2 Computergestützte Auswertung des aufgezeichneten Langzeit-EKG mit gleichzeitiger oder anschließender ärztlicher Kontrolle der Daten und ausgewählter Beispiele im 25-mm-Ausschrieb. Ausdruck des Herzfrequenzverhaltens mit Angabe der mittleren, der maximalen und der minimalen Herzfrequenz pro Stunde bzw. pro Aufzeichnung. Angaben zum zeitlich vorherrschenden Grundrhythmus während der Aufzeichnungszeit. Quantitative Analyse und Differenzierung von Rhythmusstörungen mit zweikanaligem Ausschrieb der wichtigen Ereignisse mit Papiervorschub von mindestens 25 mm/s. Notwendige Korrektur und schriftliche Befundung der Auswertung durch den diese Leistung abrechnenden Arzt. Ein alleiniger Computerausdruck oder die alleinige Auswertung eines miniaturisierten EKG-Vollausschriebes erfüllt nicht die Voraussetzungen.

1.3 Patientenbezogene Bewertung des befundeten Langzeit-EKG, Entscheidung über die Behandungsbedürftigkeit und die notwendige Therapie unter Berücksichtigung aller hierzu wichtigen Befunde.

1.4 Bei besonderer Indikationsstellung erfordert die Bewertung von Rhythmusstörungen eine umfangreiche Validierung und im Einzelfall eine vollständige visuelle Kontrolle aller Arrhythmien, gebunden an die Möglichkeit einer umfassenden zweikanaligen EKG-Dokumentation.

2. Apparative Voraussetzungen für die Durchführung des Langzeit-EKG

Die mit Langzeit-EKG-Geräten erbrachten Leistungen sind nur berechnungsfähig, wenn der abrechnende Arzt den Nachweis darüber führen kann, daß das Gerät den nachstehend genannten Anforderungen vollständig genügt. Eine entsprechende Gewährleistungsgarantie des Herstellers erfüllt diese Bedingung.

2.1 Kontinuierliche oder diskontinuierliche Aufzeichnung über 24 Stunden bei simultaner zweikanaliger EKG-Ableitung.

Der im Gerätesystem vorhandene Dokumentationsspeicher muß der Aufgabenstellung dergestalt genügen, daß auch bei gehäuft auftretenden Ereignissen eine fachlich qualifizierte Beurteilung möglich ist.

2.2 Dokumentation aller wichtigen Ereignisse

Wichtige Ereignisse sind:
– Asystolien über 2,0 s Dauer
– supraventrikuläre Tachykardie
– Vorhofflimmern
– Vorhofflattern
– ventrikuläre Extrasystolen
– ventrikuläre Paare
– Kammertachykardie
– Kammerflimmern
– Kammerflattern.

2.3 Ausreichende Genauigkeit

Durch eine herstellungsunabhängige Überprüfung mittels Einzelschlaganalyse anhand evaluierten Datenmaterials (z. B. AHA- oder MIT-Referenzbänder) muß eine medizinischen Erfordernissen entsprechende Genauigkeit belegt werden.

2.4 Ereignismarkierung durch den Patienten

Die Möglichkeit der vereinbarten oder ereignisabhängigen Markierung muß gewährleistet sein.

3. Fachliche Voraussetzungen

Die ärztlichen Leistungen erfordern eingehende Kenntnisse des Arztes in der Elektrokardiographie mit der Fähigkeit, auch seltene Rhythmusstörungen unter erschwerten Bedingungen, z. B. bei zeitgeraffter Darstellung oder bei Artefaktüberlagerungen, zu erkennen. Voraussetzung für die Durchführung des Langzeit-EKG ist der Nachweis einer ausreichenden Erfahrung durch Weiterbildung oder durch Zeugnis über die selbständige Auswertung und Beurteilung von mindestens 100 Langzeit-EKG-Aufzeichnungen. Diese müssen mit Geräten aufgezeichnet worden sein, die den Apparateanforderungen gemäß Nr. 2 entsprechen.

4. Genehmigungsverfahren

Über die Genehmigung zur Abrechnung des Langzeit-EKG entscheidet die jeweilige Kassenärztliche Vereinigung nach Prüfung der in Nr. 2. und 3. genannten Voraussetzungen. Bestehen trotz der Nachweise oder Zeugnisse gemäß Nr. 3 begründete Zweifel an der fachlichen Befähigung, muß die Qualifikation in einem Kolloquium überprüft werden.

5. Inkrafttreten

Diese Richtlinien treten am 1. Oktober 1987 in Kraft.

6. Übergangsbestimmungen

6.1 Ärzte, die vor Inkrafttreten dieser Richtlinien Langzeit-EKG gegenüber der Kassenärztlichen Vereinigung abgerechnet haben oder dazu von der jeweiligen Kassenärztlichen Vereinigung die Genehmigung erhalten haben, behalten die Berechtigung zur Abrechnung dieser Leistungen.

6.2 Die Abrechnung von Langzeit-EKG, die mit Geräten, die nicht diesen Richtlinien entsprechen, erstellt werden, ist bis zum 31. 3. 1989 möglich.

Literatur

Akselrod, S., D. Gordon, F. A. Ubel, D. C. Shannon, A. C. Barger, R. J. Cohen: Power spectrum analysis of heart rate fluctuations: A quantitative probe of beat-to-beat cardiovascular control. Science 213 (1981) 220

Akthar, M., G. Breithardt, A. J. Camm, P. Coumel, M. J. Janse, R. Lazzara, R. M. Myerburg, P.J. Schwartz, A. L. Waldo, H. J. J. Wellens, D. P. Zipes: Task force of the working group on arrhythmias of the European Society of Cardiology: CAST and beyond. Implication of the Cardiac Arrhythmia Suppression Trial. Europ. Heart J. 11 (1990) 194

Allessie, M. A., M. J. Schalij, A. L. Wit, W. J. E. P. Lammers, C. H. Augustin: Ist Anisotropie bedeutsam für das Zustandekommen einer erregbaren Lücke bei Kammertachykardien durch Reentry? In: Steinbeck, G. (Hrsg.): Lebensbedrohliche Herzrhythmusstörungen. Steinkopff, Darmstadt 1987 (S. 15)

Alt, E.: Schrittmachertherapie des Herzens: Grundlagen und Anwendungen. Beiträge zur Kardiologie, Bd. 31, Perimed, Erlangen 1985

Alt, E., A. Wirtzfeld, E. Dechand: Überlebensrate und Verlauf nach Schrittmacherimplantation mit Sinusknotensyndrom im Vergleich zu totalem AV-Block und Bradyarrhythmie. Z. Kardiol. 71 (1982) 241

Alt, E., E. Dechand, A. Wirtzefeld, K. Klim: Überlebenszeit und Verlauf nach Schrittmacherimplantation. Dtsch. med. Wschr. 108 (1983) 331

Andresen, D., U. Tietze, E.-R. v. Leitner, H. U. Lehmann, H. I. Thormann, J. J. Wessel, R. Schröder: Spontanvariabilität tachykarder Rhythmusstörungen. Z. Kardiol. 69 (1980) 214

Armstrong, W. F., J. W. Jordan, S. N. Morris, D. P. McHenry: Prevalence and magnitude of ST segment und T wave abnormalities in normal men during continuous ambulatory electrocardiography. Amer. J. Cardiol. 49 (1982) 1638

v. Armin, T: ST-Segment-Analyse im Langzeit-EKG. Dtsch. med. Wschr. 110 (1985) 1047

v. Armin, T.: Silent ischaemia in patients with coronary heart disease: prevalence and prognostic implications. Europ. Heart J. 8, Suppl. G (1987) 115

v. Arnim, T., H. W. Gerbig, W. Krawietz, B. Höfling: Prognostic implications of transient – predominantly silent – ischaemia in patients with unstable angina pectoris. Europ. Heart J. 9 (1988) 435

Balasubramanian, V., A. Lahiri, H. L. Green, F. D. Stott, E. B. Raftery: Ambulatory ST segment monitoring. Problems, pitfalls, solutions, and clinical application. Brit. Heart J. 44 (1980) 419

Barold, S. S., M. D. Falkoff, L. S. Ong, R. A. Heinle: Oversensing by single-camber pacemarkers: mechanisms, diagnosis, and treatment. Cardiol. Clin. 3 (1985) 565

Bastian, B. C., P. W. MacFarlane, J. H. McLauchlan, D. Ballantyne, R. Clark, W. S. Hillis, A. P. Rae, M. B. Hutton, I. Hutton: A prospective randomized trial of tocainide in patients following myocardial infarction. Amer. Heart J. 100 (1980) 1017

Bathen, J., J. Gundersen, K. Forfang: Tachycardias related to atrial synchronous ventricular pacing. PACE 5 (1979) 471

Benditt, D. G., E. L. C. Pritchet, W. M. Smith, A. G. Wallace, J. J. Gallagher: Characteristics of atrioventricular conduction and the spectrum of arrhythmias in Lown-Ganong-Levine syndrome. Circulation 57 (1978) 454

Bennett, T., I. K. Farquhar, D. J. Hosking, J. R. Hampton: Assessment of methods for estimating autonomic nervous control of the heart in patients with diabetes mellitus. Diabetes 27 (1978) 1167

Besoin-Santander, M., A. Pick, R. Langendorf: A-V conduction in auricular flutter. Circulation 2 (1950) 604

Bethge, K. P.: Langzeitelektrokardiographie bei Gesunden und bei Patienten mit koronarer Herzerkrankung. Springer, Berlin 1982

Bethge, K. P.: Validierung von Langzeit-EKG-Geräten. Z. Kardiol. 78 (1989) 1

Bethge, K. P., B. D. Gonska: Langzeit-Elektrokardiographie: Wertigkeit und Zuverlässigkeit unterschiedlicher Systeme. Z. Kardiol. 74 (1985) 567

Bethge, K. P., D. Bethge, G. Meiners, P. R. Lichtlen: Incidence and prognostic significance of ventricular arrhythmias in individuals without detectable heart disease. Europ. Heart J. 4 (1983) 338

Bhandari, A. K., M. M. Schienmann, F. Morady, J. Svinarich, J. Mason, R. Winkle: Efficacy of left cardiac sympathectomy in the treatment of patients with long QT syndrome. Circulation 70 (1984) 1018

Bigger, J. T., F. M. Weld: Analysis of prognostic significance of ventricular arrhythmias after myocardial infarction. Shortcomings of Lown grading system. Brit. Heart J. 45 (1981a) 717

Bigger, J. T., F. M. Weld, L. M. Rolnitzky: Prevalence, characteristics and significance of ventricular tachycardia defects with ambulatory elektrocardiographic recordings in the late hospital phase of acute myocardial infarction. Amer. J. Cardiol. 48 (1981b) 815

Bigger, J. T., J. L. Fleiss, R. Kleiger, J. P. Miller, L. M. Rollnitzky, Multicenter-Post-infarction Research Group: The relationship among ventricular dysfunction and mortality in the 2 years after myocardial infarction. Ciruclation 69 (1984) 250

Bjerregaard, P.: Unterscheidung zwischen „normal" und „anormal" beim Dauer-EKG. In: Schlepper, M., B. Olsson: Kardiale Rhythmusstörungen – Diagnose, Prognose, Therapie. Springer, Berlin 1983 (S. 3)

Bleifeld, W., M. Rupp, D. Fleischmann, S. Effert: Syndrom des kranken Sinusknotens („Sick-Sinus"-Syndrom). Dtsch. med. Wschr. 99 (1974) 795

Boedecker, W.: Determinanten ventrikulärer Arrhythmien bei Patienten mit Herzklappenerkrankungen. Inauguraldissertation, Medizinische Fakultät, Universität Mainz 1985

Bolm-Audorf, U., U. Koehler, E. Becker, E. Fuchs, K. Meinzer, J. H. Peter, P. von Wichert: Nächtliche Herzrhythmusstörungen bei Schlafapnoe-Syndrom. Dtsch. med. Wschr. 109 (1984) 853

Borggrefe, M., L. Seipel, G. Breithardt: Klinische und elektrophysiologische Befunde bei Patienten mit Synkopen nach Myokardinfarkt. Z. Kardiol. 73 (1984) 297

Boudoulas, H., S. F. Schaal, R. P. Lewis, J. L. Robinson: Superiority of 24-hour outpatient monitoring over multi-stage exercise testing for the evaluation of syncope. J. Electrocardiol. 12 (1979) 103

B. P. I. S.: Spielberg, Ch., D. Gast, E.-R. von Leitner, C. Pieszcek, B. Meister, D. Andresen, M. Oeff: Prognostische Bedeutung spontan auftretender und belastungsinduzierter ventrikulärer Rhythmusstörungen nach Myokardinfarkt. In: von Leitner, E.-R., D. Andresen: Diagnostische Bedeutung des Langzeit-EKG nach Myokardinfarkt. Internist 28 (1987) 143

Breithardt, G., M. Borggrefe: Pathophysiological mechanisms and clinical significance of ventricular late potentials. Europ. Heart J. 7 (1986) 364

Breithardt, G., L. Seipel. Th. Meyer, R. R. Abendroth: Prognostic significance of repetitive ventricular response during programmed electrical stimulation. Amer. J. Cardiol. 49 (1982a) 693

Breithardt, G., M. Borggrefe, U. Karbenn, R. R. Abendroth, H. L. Yeh, L. Seipel: Prevalence of late potentials in patients with and without ventricular tachycardia: correlation to angiographic findings. Amer. J. Cardiol. 49 (1982b) 1932

Breithardt, G., M. Borggrefe, B. Quantius, U. Karbenn, L. Seipel: Ventricular vulnerability assessed by programmed ventricular stimulation in patients with and without late potentials. Circulation 68 (1983) 275

Breithardt, G., M. Borggrefe, K. Haerten, H. J. Trampisch: Prognostische Bedeutung der programmierten Ventrikelstimulation und der nichtinvasiven Registrierung ventrikulärer Spätpotentiale in der Postinfarktperiode. Z. Kardiol. 74 (1985) 389

Breithardt, G., M. Borggrefe, A. Martinez-Rubio, T. Budde: Pathophysiological mechanisms of ventricular tachyarrhythmias. Europ. Heart J. 10, Suppl. E (1989a) 9

Breithardt, G., B. Lüderitz, M. Schlepper: Empfehlungen für die Indiaktion zur permanenten Schrittmacherimplantation. Z. Kardiol. 78 (1989b) 212

Breithardt, G., M. E. Cain, N. El-Sherif, N. C. Flowers, V. Hombach, M. Janse, M. B. Simson, G. Steinbeck: Standards for analysis of ventricular late potentials using high-resolution or signal-averaged elektrocardiography. Circulation 83 (1991) 1481

Brinker, J. A., E. V. Platia: Bradyarrhythmias and pacemaker therapy. In: Platia, E. V.: Management of cardiac arrhythmias. The non pharmacological approach. J. B. Lippincott, Philadelphia 1987 (p. 156)

Brodsky, M., D. Wu, P. Denis, C. Kanakis, K. M. Rosen: Arrhythmias documented by 24-hour continuous electrocardiographic monitoring in 50 male medical students without apparent heart disease. Amer. J. Cardiol. 39 (1979) 390

Brüggemann, T., D. Andresen, R. Schröder: ST-Strecken-Analyse im Langzeit-EKG: Amplituden- und Phasenantwort verschiedener Systeme im Vergleich zum Standard-EKG und deren Einfluß auf die originalgetreue Wiedergabe von ST-Strecken-Senkungen. Z. Kardiol. 78 (1989) 14

Brugada, P., M. Green, H. Abdollah, H. J. J. Wellens: Significance of ventricular arrhythmias initiated by programmed ventricular stimulation: The importance of the type of ventricular arrhythmias induced and the number of premature stimuli required. Circulation 69 (1984) 87

Burkart, F., M. Pfisteren, W. Kiowski, F. Follath, D. Burckhardt: Effect of antiaryhthmic therapy on mortality in survivors of myocardial infarction with asymptomatic complex ventricular arrhythmias: Basel antiarrhythmic study of infarct survival (BASIS). J. Amer. Coll. Cardiol. 16 (1990) 1711

Burwell, C. S., E. D. Robin, R. D. Whaley, A. G. Bickelmann: Extreme obesity associated with alveolar hypoventilation – a Pickwickian Syndrome. Amer. J. Med. 21 (1956) 811

Buxton, A. E., F. E. Marchlinskí, J. U. Doherty, D. M. Cassidy, J. A. Vassallo, B. T. Flores, M. E. Josephson: Repetitive, monomorphic ventricular tachycardia: clinical und electrophysiologic characteristics in patients without organic heart disease. Amer. J. Cardiol. 54 (1984a) 997

Buxton, A. E., H. L. Waxman, F. E. Marchlinskí, W. J. Unterecker, L. E. Waspe, M. E. Josephson: Role of triple extrastimuli during electrophysiologic study of patients with documented sustained ventricular tachyarrhythmias. Circulation 69 (1984b) 532

Califf, R. M., R. A. McKinnis, J. Burks et al.: Prognostic implications of ventricular arrhythmias during 24-hour ambulatory monitoring in patients undergoing cardiac catheterization for coronary artery disease. Amer. J. Cardiol. 50 (1982) 23

Campbell, M.: Calcific aortic stenosis and congenital bicuspid aortic valves. Brit. Heart J. 30 (1968) 606

Campbell, R. W. F., M. G. Godman, G. I. Fiedler, R. M. Marquis, D. G. Julian: Ventricular arrhythmias in the syndrome of ballon deformity of mitral valve: Definiton of possible high-risk group. Brit. Heart J. 38 (1976) 1053

Candinas, R. A., P. J. Podrid: Noninvasis diagnosis of ventricular arrhythmias by means of ambulatory-ECG monitoring. Herz 15 (1990)

Cardiac Arrhythmia Suppression Trial (CAST) Investigators: Preliminary report: effect of encainide and flecainide on mortality in a randomized trial of arrhythmia suppression after myocardial infarction. New Engl. J. Med. 321 (1989) 406

Chakko, C. S., M. Gheorgiade: Ventricular arrhythmias in severe heart failure: Incidence, significance and effectiveness of antiarrhythmic therapy. Amer. Heart J. 109 (1985) 497

Chamberlain, D. A., D. G. Julian, D. E. Jewitt, R. W. F. Campbell, D. McC. Boyle, R. G. Shanks: Oral mexiletine in high risk patients after myocardial infarction. Lancet 2 (1980) 1324

Clark, P. I., S. P. Glasser, E. Spoto Jr.: Arrhythmias detected by ambulatory monitoring. Lack of correlation with symptoms of dizziness and syncope. Chest 77 (1980) 722

Collaborative Group: Phenytoin after recovery from myocardial infarction. Lancet 2 (1971) 1055

Cohn, P. F.: Silent myocardial ischemia and infarction. Marcel Dekker, New York 1986

Cohn, P. F.: Should silent ischemia be treated in asymptomatic individuals? Circulation 82, Suppl. II (1990) II–149

Constanza-Nordin, M. R., J. B. O'Connell, R. S. Engelmeier, J. F. Moran, P. J. Scanalon: Ventricular tachycardia in dilated cardiomyopathy: a variable independent of hemodynamics, morphology and prognosis (Abstr). J. Amer. Coll. Cardiol. 3 (1984) 594

Corday, E., T. W. Lang: Altered physiology associated with cardiac arrhythmias. In: Hurst J. W. & others (eds.) The Heart, Arteries and Veins, 4th ed. McGraw-Hill, New York 1978 (p. 638)

Coumel, P.: Neurogenic and humoral influences of the autonomic nervous system in the determination of paroxysmal atrial fibrillation. In Attuel, P., P. Coumel, M. J. Janse (eds.): The atrium in health and diseases. Mount Kisko Futura Publishing, New York 1989a

Crawford, M., R. A. O'Rourke, N. Ramakrishna, H. Henning, J. Ross: Comparative effectiveness of exercise testing and continous monitoring for detecting arrhythmias in patients with previous myocardial infarction. Circulation 50 (1974) 301

Crea, C., J. C, Kaski, G. Fragasso, D. Hackett, R. Stanbridge, K. M. Taylor, A. Maseri: Usefulness of Holter monitoring to improve the sensitivity of exercise testing in determining the degree of myocardial revascularisation after coronary artery bypasss grafting for stable angina pectoris. Amer. J. Cardiol. 60 (1987) 40

Cripps, T., E. D. Bennet, A. J. Camm: High gain signal-averaged electrocardiogram combined with 24-hour monitoring in patients early after myocardial infarction for beside prediction of arrhythmic events. Circulation 60 (1988) 181

Curtius, J. M., F. Loogen: Therapie des Mitralklappenprolaps und seiner Komplikationen. Dtsch. med. Wschr. 110 (1985) 595

Davies, M. J.: Pathology of conduction tissue of the heart. Butterworths, London 1971

Deanfield, J. E., W. J. McKenna, K. A. Hallidie-Smith: Detection of late arrhythmia und conduction disturbance after correction of tetralogy of Fallot. Brit. Heart J. 44 (1980) 248

Deanfield, J. E., A. P. Selwyn, S. Chiercia, A. Maseri, P. Ribiero, S. Krikler, M. Morgan: Myocardial ischemia during daily life in patients with stable angina: its relation to symptoms and heart rate changes. Lancet 2 (1983) 753

Deanfield, J. E., M. Shea, P. Ribiero, C. M. de Landsheere, R. A. Wilson, P. Horlock, A. P. Selwyn: Transient ST segment depression as a marker of myocardial ischemia during daily life: A physiological validation in patients with angina and coronary disease. Amer. J. Cardiol. 54 (1984) 1195

Deedwania, P. C., E. V. Carbajal: Silent ischemia during daily life is an independent predictor of mortality in stable angina. Circulation 81 (1990) 748

Denes, P., R. C. Dhingra, D. Wu: H.V.-intervalls in patients with bifscicular block. Clinical, electrocardiographic and electrophysiologic correlations. Amer. J. Cardiol. 35 (1975) 23

Dessertenee, F.: La tachycardie ventriculaire à deux foyers opposés variables. Arch. Mal. Coeur 59 (1966) 263

Devereux, R. B., J. K. Perloff, N. Reichek, M. E. Josephson: Mitral valve prolapse. Circulation 54 (1976) 3

DeWood, M. A., A. Rozanski: Long term prognosis of patients with and without silent ischemia. Circulation 74, Suppl. II (1986) 59

Diamond, T., R. Smith, D. P. Mayburgh: Holter monitoring – a necessity for the evaluation of syncope. S. Afr. med. J. 63 (1983) 5

DiMarco, J. P., Philbrick, J. T.: Use of ambulatory electrocardiographic (Holter) monitoring. Ann. intern. Med. 113 (1990) 53

Droste, C., H. Roskamm: Experimental pain measurements in patients with asymptomatic myocardial ischemia. J. Amer. Col. Cardiol. 1 (1983) 940

Echt, D. S., P. R. Liebson, L. B. Mitchell, R. W. Peters, D. Obias-Manno, A. H. Barker, D. Arensberg, A. Baker, L. Friedman, L. Greene, M. L. Huther, D. W. Richardson: Mortality and morbidity in patients receiving encainide, flecainide, or placebo. The cardiac arrhythmia suppression trial. New Engl. J. Med. 324 (1991) 781

Effert, S., M. Sigmund: History of pacemaker therapy. In Hilger, H. H., Hombach, V.: Invasive Cardiovascular Therapy. M. Nighoff Publishers, Dordrecht 1987 (p. 403)

Eggeling, T., H. W. Höpp, S. Schickedantz, A. Osterspey, U. Mennicken, V. Hombach, H. H. Hilger: Diastolische Mikropotentiale im hochverstärkten Oberflächen-EGK bei QT-Syndrom. Z. Kardiol. 75 (1986) 410

Eggeling, T., A. Osterspey, M. Kochs, W. Jansen, H. Günther, M. Höher, V. Hombach: Bewertung der ST-Streckenanalyse im Langzeit-EKG. Dtsch. med. Wschr. 113 (1988) 88

Eggeling, T., H. Günther, A. Osterspey, M. Kochs, V. Hombach: Accuracy of automatic ST segment analysis during Holter monitoring. J. Ambul. Monit. 2 (1989) 109

Eggeling, T., M. Kochs, V. Hombach: Will ambulatory ST analysis replace conventional stress testing? J. Ambul. Monit. 3 (1990) 241

Egstrup, K.: Asymptomatic myocardial ischemia as a predictor of cardiac events after coronary bypass grafting for stable angina pectoris. Amer. J. Cardiol. 61 (1988a) 248

Egstrup, K.: The relationship between ST segment deviation projected to the front of the chest during exercise and simultaneous Holter monitoring. Europ. Heart J. 9 (1988b) 412

E.I.S.: European Infarction Study Group: Importance of quantitative analysis of ventricular arrhythmias for prediction of prognosis in postmyocardial infarction patients. In: Von Leitner, E.-R., D. Andresen: Diagnostische Bedeutung des Langzeit-EKGs nach Myokardinfarkt. Internist 28 (1987) 143

Ettinger, P. O., D. F. Wu, C. De la Cruz, A. B. Weisse, S. S. Ahmed, T. J. Regan: Arrhythmias and the „Holiday Heart?" Alcoholassociated cardiac rhythm disorders. Amer. Heart J. 95 (1978) 555

Evans, W., Swann, P.: Lone auricular fibrillation: Brit. Heart J. 16 (1954) 189

Farshidi, A., M. E. Josephson, L. N. Horowitz: Electrophysiologic charcteristics of concealed bypass tracts: Clinical und electrocardiographic correlates. Amer. J. Cardiol. 41 (1978) 1052

Ferrer, I.: The sick sinus syndrome in atrial disease. J. Amer. med. Ass. 206 (1968) 645

Ferrer, M. I.: The primary pacemaker, functions, falterings, fate, and false alarms. Chest 75 (1979) 376

Feruglio, G. A., A. F. Rickards, K. Steinbach, S. Feldman, V. Parsonnet: Cardiac pacing in the world: A survey of the state of the art 1986. In: Belhassen, B., Feldman, S., Copperman, Y. (eds.): Proceedings of the VIIIth World Symposium on Cardiac Pacing and Elektrophysiology. R&L Creative Communications Ltd., Jerusalem 1987 (p. 563)

Fisher, J. D., D. R. Jonston, S. Furman, A. D. Mercando, S. G. Kim: Long-Term Efficacy of Antitachycardia Pacing for Supraventricular and Ventricular Tachycardias. Amer. J. Cardiol. 60 (1987) 1311

Fleg, J., H. Kennedy: Cardiac arrhythmias in a healthy elderly population. Chest 81 (1982) 303

Fosmoe, R. J., K. H. Averill, L. E. Lamb: Electrocardiographic findings in 67375 asymptomatic subjects. II. Supraventricular arrhythmias. Amer. J. Cardiol. 6 (1960) 84

Fox, K. M., D. A. Mulcahy: Therapeutic rationale for the management of silent ischemia. Circulation 82, Suppl. II (1990) II-155

Frey, A. W., J. W. Brose, G. Flachenecker, K. Theisen: Stumme Myokardischämie im Langzeit-EKG: Ist der Standard der American Heart Association für die ST-Segment-Analyse ausreichend? Z. Kardiol. 77 (1988) 110

Frishman, W. H., M. Teicher: Antianginal drug therapy for silent myocardial ischemia. Amer. Heart J. 114 (1987) 140

Frye, R. L., C. Fisch, J. J. Collins, L. S. Gettes, R. W. DeSanctis, P. C. Gilette, H. T. Dodge, V. Parsonnet, L. S. Dreifus, T. J. Reeves, S. L. Weinberg: Guidelines for Permanent Cardiac Pacemaker Implantation, May 1984. J. Amer. Coll. Cardiol. 4 (1984) 434

Furman, F., J. D. Fisher: Endless loop tachycardia in an AV universal (DDD) pacemaker. PACE 5 (1982) 486

Fuster, V., B. J. Gersh, E. R. Giuliani, A. J. Tajik, R. O. Brandenburg, R. L. Frye: The natural history of idiopathic dilated cardiomyopathy. Amer. J. Cardiol. 47 (1981) 525

Gajewski, J., R. B. Singer: Mortality in an insured population with atrial fibrillation. JAMA 245 (1981) 1540

Garson, A., M. R. Nihill, D. G. McNamara, D. A. Cooley: Status of the adult and adolescent after repair of tetralogy of Fallot. Circulation 59 (1979) 1232

Gibson, T. C., M. R. Heitzman: Diagnostic efficacy of 24-hour electrocardiographic monitoring for syncope. Amer. J. Cardiol. 53 (1984) 1013

Gomes, J., S. L. Winters, D. Stewart: A new non-invasive index to predict sustained ventricular tachycardia and sudden death in the first year after myocardial infarction. J. Amer. Coll. Cardiol. 10 (1987) 349

Gorlin, R.: The hyperkinetic heart syndrome. JAMA 182 (1962) 823

Gottlieb, S. S.: The use of antiarrhythmic agents in heart failure: Implications of CAST. Amer. Heart J. 118 (1989) 1074

Gottlieb, S. O., M. L. Weisfeld, P. Ouyang, D. Mellits, G. Gerstenblith: Silent ischemia as a marker for early unfavorable outcomes in patients with unstable angina. New Engl. J. Med. 314 (1986) 1214

Gottlieb, S. O., M. L. Weisfeld, P. Ouyang, D. Mellits, G. Gerstenblith: Silent ischemia predicts infarction and death

during 2 years follow-up of unstable angina. J. Amer. Coll. Cardiol. 10 (1987) 756
Gottlieb, S. O., S. H. Gottlieb, S. C. Achuff, R. Baumgardner, E. D. Mellits, M. L. Weisfeldt, G. Gerstenblith: Silent ischemia on Holter monitoring predicts mortality in high-risk postinfarction patients. JAMA 259 (1988) 1030
Gouaux, H. L., R. Ashman: Auricular fibrillation with aberration simulating ventricular paroxysmal tachycardia. Amer. Heart J. 34 (1947) 366
Graboys, T. B., B. Lown, P. J. Podrid, R. DeSilva: Long-term survival of patients with ventricular arrhythmia treated with antiarrhythmic drugs. Amer. J. Cardiol. 50 (1982) 437
Gross-Fengels, W., G. Schilling, G. Neumann, H. D. Funke, H. Simon: Ambulantes 24-Stunden-EKG bei symptomatischen Schrittmacherpatienten. Herz/Kreisl. 14 (1982) 404
Guilleminault, C., S. J. Connolly, R. A. Winkle: Cardiac arrhythmia and conduction disturbances during sleep in 400 patients with sleep apnea syndrome. Amer. J. Cardiol. 52 (1983) 490
Giulleminault, C., S. Connolly, R. Winkle, K. Melvin, A. C. Tilkian: Cyclical variation of the heart rate in sleep apnea syndrome. Mechanisms, and usefulness of 24h electrocardiography as a screening technique. Lancet 1 (1984) 126
Hamer, A., J. Vohra, J. Hunt, G. Sloman: Prediction of sudden death by elektrophysiologic studies in high risk patients surviving acute myocardial infarction. Amer. J. Cardiol. 50 (1982) 223
Hauser, R. G.: Bipolar leads for cardiac pacing in the 1980s: A reappraisal provoked by skeletal muscle interference. PACE 5 (1982) 34
Hausmann, D., P. Nikutta, C. A. Hartwig, W. G. Daniel, P. Wenzlaff, P. R. Lichtlen: ST-Strecken-Analyse im 24-h-Langzeit-EKG bei Patienten mit stabiler Angina pectoris und angiographisch nachgewiesener Koronarsklerose. Z. Kardiol. 76 (1987) 554
Hinderliter, A. L., E. Bragdon, H. Herbst, M. Ballenger, L. G. Ekelund, D. S. Sheps: A comparison of amplitude, modulated and frequency-modulated ambulatory monitoring systems. Amer. J. Cardiol. 64 (1989) 76
Hinkle, L. E., S. T. Carver, M. Stevens: The frequency of asymptomatic disturbances of cardiac rhythm and conduction in middle-aged men. Amer. J. Cardiol. 24 (1969) 629
Hoberg, E., F. Schwarz, U. Voggenreiter, W. Kübler, B. Kunze: Holter monitoring before, during and after percutaneous transluminal coronary angioplasty for evaluation of high-resolution trend recordings of leads CM5 und CC5 for ST-segment analysis. Amer. J. Cardiol. 60 (1987) 796
Höher, M., U. J. Winter, D. W. Behrenbeck, E. Vonderbank, H. W. Verhoeven, V. Hombach, H. H. Hilger: Pacemaker Holter ECG: Value and limitations in follow-up of pacemaker patients. In: D. W. Behrenbeck, E. Sowton, G. Fontaine, U. J. Winter (eds.): Cardiac Pacemakers. Steinkopff, Darmstadt 1985 (p. 68)
Höher, M., E. Vonderbank, H. W. Verhoeven, U. J. Winter, D. W. Behrenbeck, H. H. Hilger: Langzeit-EKG-Befunde bei Schrittmacherpatienten. Krankenhaus Arzt 61 (1988) 95
Höhler, H.: Langzeit-EKG-Untersuchungen bei Patienten mit Zweikammerschrittmachern. Herzschrittmacher 7 (1987) 90
Höpp, H. W., V. Hombach, V. Braun, M. Tauchert, D. W. Behrenbeck, H. H. Hilger: Kammerarrhythmien und ventrikuläre Spätpotentiale bei akutem Myokardinfarkt. Herz/Kreisl. 14 (1982) 111
Hoffmann, A., M. Jost, M. Pfisterer, F. Burkart, D. Burckhardt: Persisting symptoms despite permanent pacing. Incidence, causes, and follow-up. Chest 85 (1984) 207
Holmes, J., S. J. Kubo, R. J. Cody, P. Kligfield: Arrhythmias in ischemic and nonischemic dilated cardiomyopathy: Prediction of mortality by ambulatory electrocardiography. Amer. J. Cardiol. 55 (1985) 146
Holter, N. J., J. A. Gengerelli: Remote recording of physiological data by radio. Rocky Mtn. med. J. 46 (1949) 747
Hombach, V., B. Lütticke, D. W. Behrenbeck, M. Tauchert, R. Zanker, H. H. Hilger: The clinical significance of an exercise test during His-bundle electrocardiography. Bas. Res. Cardiol. 74 (1979) 288
Hombach, V., T. Eggeling, M. Höher, M. W. Höpp, M. Kochs, I. Giel, P. Emsermann, H. Hirche, H. H. Hilger: Methoden zur Erfassung ventrikulärer Spätpotentiale. Herz 13 (1988) 147
Hombach, V., M. Höher, H. W. Höpp, A. Peper, H. H. Osterhues, T. Eggeling, M. Kochs, P. Weismüller, A. Welz, A. Hannekum, H. H. Hilger: Was leistet die hochverstärkte Elektrokardiographie zur Identifikation von gefährdeten Patienten. Herz 15 (1990a) 28
Hombach, V., M. Clausen, H.-H. Osterhues, V. Göller, G. Grossmann, A. Peper, T. Eggeling, M. Höher, W. Ost, M. Kochs, E. Henze, W. E. Adam: Methodological aspects of detecting patients with symptomatic and silent myocardial ischemia. In Kellermann, J. J., E. Braunwald (eds.): Silent Myocardila Ischemia: A Critical Appraisal. Karger, Basel 1990 (p. 76)
Huang, S. K., J. V. Messer, P. Denes: Significance of ventricular tachycardia in idiopathic dilated cardiomyopathy. Amer. J. Cardiol. 51 (1983) 507
Humen, D. P., W. J. Kostuk, G. J. Klein: Activity-sensing, rateresponsive pacing: Improvement in myocardial performance with exercise. PACE 8 (1985) 52
Impact Research Group: International mexiletine und placebo antiarrhythmic coronary trial: I. Report on arrhythmia and other findings. J. Amer. Coll. Cardiol. 4 (1984) 1148
Imperi, C. A., C. R. Lambert, K. Coy, L. Lopez, C. J. Pepine: Effects of titrated beta blockade (metoprolol) on silent ischemia in ambulatory patients with coronary artery disease. Amer. J. Cardiol. 60 (1987) 519
Johanson, B. W.: Longevity in complete heart block. Annals N.Y. Accad. Sci. 167 (1969) 1031
Jonas, S., I. Klein, J. Dimant: Importance of Holter monitoring in patients with periodic cerebral symptoms. Ann. Neurol. 1 (1977) 470
Johnson, S. M., D. R. Mauritson, M. D. Winniford, J. T. Willerson, B. G. Firth, J. R. Cary, L. D. Hillis: Continous electrocardiographic monitoring in patients with unstable angina pectoris. Identification of high-risk subgroup with severe coronary disease, variant angina, and/or impaired early prognosis. Amer. Heart J. 1203 (1982) 4
Josephson, M. E., L. N. Horowitz, H. L. Waxman, M. E. Cain, S. R. Spielman, A. M. Greenspan, F. E. Marchlinski, M. D. Ezri: Sustained ventricular tachycardia: role of the 12 lead electrocardiogram in localizing site of origin. Circulation 64 (1981) 257
Jost, M., D. Schelker, E. Steinmann, A. Hoffmann, F. Burkart: Inhibierung und Triggerung von Herzschrittmachern durch Muskelpotentiale. Schweiz. med. Wschr. 112 (1982) 1588
Kaden, F.: Kammertachykardie durch Magnetauflage bei Überprüfung der Schrittmacherfunktion. Herzschrittmacher 6 (1986) 37
Kala, R., M. T. Viitasalo, T. Toivonen, A. Eisalo: Ambulatory ECG recording in patients referred because of syncope or dizziness. Acta med. scand. 212, Suppl. 668 (1982) 13
Kannel, W. B., R. D. Abbot, D. D. Savage, P. M. McNamara: Epidemiologic features of chronic atrial fibrillation; The Framingham study. New Engl. J. Med. 306 (1982) 1018
Kelen, G., R. Henkin, M. Lannon, D. Bloomfield, N. El-Sherif: Correlation between the signal-averaged electrocardiogram

from Holter tapes and from real-time recordings. Amer. J. Cardiol. 63 (1989) 1321

Kellermann, J. J., E. Braunwald: Silent myocardial ischemia: A critical appraisal. Karger, Basel 1990

Kempf, F. C., M. E. Josephson: Cardiac arrest on ambulatory electrocardiograms. Amer. J. Cardiol. 53 (1984) 1577

Kennedy, H. L., H. Chandra, K. L. Sayther, D. G. Caralis: Effectivness of increasing hours of continous ambulatory electrocardiography in detecting maximal ventricular ectopy. Amer. J. Cardiol. 42 (1978) 925

Kennedy, H. L., J. A. Witlock, M. K. Sprague, L. J. Kennedy, T. A. Buckingham, R. J. Goldberg: Long-term-follow-up of asymptomatic healthy subjects with frequent and complex ventricular ectopy. New Engl. J. Med. 312 (1985) 193

Kennedy, H. L., S. M. Seiler, M. K. Sprague, J. A. Whitlock, V. E. Joyner, D. S. Lypski, R. D. Weins: Silent ischemia is not a predictor of early morbidity after coronary artery graft surgery. Circulation 74, Suppl. II (1986) 58

Kennedy, H. L.: Ambulatory electrocardiography strategies used in assessing silent myocardial ischemia. Europ. Heart. J. 9, Suppl. N (198) 70

Kennedy, H. L., R. D. Wiens: Ambulatory (Holter) electrocardiography and myocardial ischemia. Amer. Heart J. 117 (1989) 164

Keung, E. C., B. Sudduth: Arrhythmias in single-chamber pacemakers. Cardiol. Clin. 3 (1985) 551

Kleiger, R. E., J. P. Miller, J. T. Bigger, A. J. Moss: Multicenter Post-Infarction Research Group: Decreased heart rate variability and its assciation with increased mortality after acute myocardial infarction. Amer. J. Cardiol. 59 (1987) 256

Klein, R. C.: Ventricular arrhythmias in aortic valve disease: analysis of 102 patients. Amer. J. Cardiol. 53 (1984) 1079

Kligfield, P., C. Hochreiter, H. Kramer: Complex arrhythmias in mitral regurgitation with and without mitral valve prolapse: contrast to arrhythmias in mitral valve prolapse without mitral regurgitation. Amer. J. Cardiol. 55 (1985) 1545

Knoebel, S. B., M. H. Crawford, M. I. Dunn, C. Fisch, J. S. Forrester, A. M. Hutter, H. L. Kennedy, R. L. Lux, R. Sheffield: Guidelines for ambulatory electrocardiography. Circulation 79 (1989) 206

Kochs, M.: Die Langzeittherapie lebensbedrohlicher ventrikulärer Herzrhythmusstörungen. Habilitationsschrift, Med. Fakultät der Universität Köln, 1988

Kochs, M., U. J. Winter, B. Brägas, A. Hannekum, T. Eggeling, A. Osterspey, V. Hombach, H. H. Hilger: Aktivitätsgesteuerte frequenzadaptive Schrittmachertherapie. Dtsch. med. Wschr. 112 (1987) 1647

Kochs, M., K. Lehmkühler, H. Kerkhoff, T. Eggeling, M. Höher, V. Hombach: Bedeutung der chronotropen Inkompetenz für die klinische Symptomatik bei Schrittmacherpatienten. Z. Kardiol. 79 (1990), Suppl. I, 56

Kostis, J. B., K. McCrone, A. E. Moreyra, S. Gotzoyannis, N. M. Aglitz, N. Natarajan, P. T. Kuo: Premature ventricular complexes in the absence of identifiable heart disease. Circulation 63 (1981) 1351

Kostis, J. B., R. Byington, L. M. Friedman, S. Goldstein, C. Furberg, BHAT Study Group: Prognostic significance of ventricular ectopic activity in survivors of acute myocardial infarction. J. Amer. Coll. Cardiol. 10 (1987) 231

Kotler, M. N., B. Tabatznik, M. Mower, S. Tominaga: Prognostic significance of ventricular ectopic beats with respect to sudden death in the late post-infarction period. Circulation 47 (1973) 959

Kotzur, J., F. Theisen, M. Scheininger, M. Haufe, K. Theisen, H. Jahrmärker: Intermittierende Schrittmacher-Störungen – Bedeutung der Langzeit-EKG-Überwachung. Herzschrittmacher 5 (1985) 104

Kotzur, J., K. Muderlak, K. Theisen: Bedeutung des Langzeit-EKGs bei der Abklärung von akuten Synkopen oder Schwindelzuständen bei Schrittmacherträgern. Intensivmed. 23 (1986) 105

Kristensson, B. E., K. Arnman, L. Ryden: The haemodynamic importance of atrioventricular synchrony and rate increase at rest and during exercise. Europ. Heart J. 6 (1985) 773

Kuchar, D. L., C. W. Thoburn, N. L. Sammel: Prediction of serious arrhythmic events after myocardial infarction: Signal averaged electrocardiogram, Holter monitoring and radionuclide ventriculography. J. Amer. Coll. Cardiol. 9 (1987) 531

Kuchar, D. L., C. W. Thorburn, N. L. Sammel, H. Garan, J. N. Ruskin: Surface electrocardiographic manifestations of tachyarrhythmias: Clue to diagnosis and mechanism. PACE 1 (1988) 61

Kühn, P., A. Kroiss, G. Joskowicz: Arrhythmieanalyse-Arrhythmieüberwachung: Vergleichsuntersuchung von vier Kleincomputern zur automatischen EKG-Überwachung. Z. Kardiol. 65 (1976) 166

Kunkes, S. H., A. D. Pichard, H. Smith, R. Gorlin, M. V. Herman, J. Kupersmith: Silent ST segment deviation and extent of coronary artery disease. Amer. Heart J. 100 (1983) 813

Kutalek, S. P., E. L. Michelson: Cardiac Pacing and Antiarrhythmic Devices: Newer Modes of Antibradyarrhythmia Pacing. Mod. Conc. card. Dis. 60 (1991) 31

Lavie, P.: Incidence of sleep apnea in a presumably healthy working population. A significant relationship with excessive daytime sleepiness. Sleep 6 (1983) 312

von Leitner, E.-R., D. Andresen, M. Reinhard, U. Tietze, R. Schröder: Langzeit-EKG-Untersuchungen von herzgesunden Normalpersonen mit rechnerkompatiblem Analysesystem. Intensivmed. 16 (1979) 184

von Leitner, E.-R., M. Oeff, D. Loock: Value of non-invasively detected delayed ventricular depolarisation to predict prognosis in post myocardial infarction patients. Circulation 68, Suppl. III (1983 7 83

von Leitner, E.-R., D. Andresen, G. Biamino, B. Dransfeld, D. Gast, I. Kruck, B. Meister, M. Oeff, Ch. Spielberg, U. Schwietzer, K. Wegscheider, R. Schröder: Prognostische Beurteilung von Patienten nach Myokardinfarkt mit verschiedenen nichtinvasiven Untersuchungsmethoden. Z. Kardiol. 73, Suppl. 1 (1984) 25

Lenègre, J.: The pathology of complete atrioventricular block. Progr. cardiovasc. Dis. 6 (1964) 317

Lev, M.: Anatomic basis for atrioventricular block. Amer. J. Med. 37 (1964) 742

Levine, P. A.: Physiological pacing 1988: A comparison of single- and dual-chamber pacing systems with rate adaptive single- and dual-chamber pacing systems. J. Electrophys. 22 (1989) 167

Lie, K. I., H. J. J. Wellens, E. Downar, D. Durrer: Observations on patients with primary ventricular fibrillation (a double-blind randomized study of 212 consecutive patients). New. Engl. J. Med. 291 (1974) 1324

Lown, B., N. F. Wyatt, H. D. Levine: Paroxysmal atrial tachycardia with block. Circulation 21 (1960) 129

Lown, B.: Electrical reversion of cardiac arrhythmias. Brit. Heart J. 29 (1967) 469

Lown, B., M. Wolf: Approaches to sudden death from coronary heart disease. Circulation 44 (1971) 130

Mahmarian, J. J., C. M. Pratt: Silent myocardial ischemia in patients with coronary artery disease. Possible links with diastolic left ventricular dysfunction. Circulation 81, Supl. III (1990) III-33

Manger Cats, V., F. J. L. v. Capelle, D. Durrer: Limitations of 24 hour ambulatory electrocardiographic recording in predicting coronary events after acute myocardial infarction. Amer. J. Cardiol. 44 (1979) 1257

Maron, B. J., D. D. Savage, J. K. Wolfson, S. E. Epstein: Prognostic significance of 24 hour ambulatory electrocardiographic monitoring in patients with hypertrophic cardiomyopathy: A prospective study. Amer. J. Cardiol. 48 (1981) 252

Maskin, C. S., S. J. Siskind, T. H. LeJeintel: High prevalence of nonsustained ventricular tachycardia in severe congestive heart failure. Amer. Heart J. 107 (19847 896

McAnulty, J. H., S. H. Rahintoola, E. Murphy, H. De Mots, L. Ritzman, P. Kanarek, S. Kauffman: Natural history of „high risk" bundle brunch block. New Engl. J. Med. 307 (1982) 137

McKenna, W. J.: The Cardiomyopathies. Current Medical Literature Ltd., London 1989

McKenna, W. J., D. England, Y. L. Doi, J. E. Deanfield, C. M. Oakley, J. F. Goodwin: Arrhythmia in hypertrophic cardiomyopathy: I. Influence on prognosis. Brit. Heart J. 46 (1981a) 168

McKenna, W. J., J. Deanfield, A. Faruqui, D. England, C. Oakley, J. F. Goodwin: Prognosis in hypertrophic cardiomyopathy: role of age and clinical electrocardiographic and hemodynamic features. Amer. J. Cardiol. 47 (1981b) 532

Meinertz, T., W. Kasper, B. Schmitt, N. Treese, A. Rückel, M. Zehender, T. Hofmann, H. P. Schuster, T. Pop: Herzrhythmusstörungen bei Herzgesunden. Dtsch. med. Wschr. 108 (1983) 527

Meinertz, T., J. Hofmann, W. Kasper, N. Treese, H. Bechtold, U. Steinen, T. Pop, E.-R. v. Leitner, D. Anderson, J. Meyer: Significance of ventricular arrhythmias in idiopathic dilated cardiomyopathy. Amer. J. Cardiol. 53 (1984) 902

Meinertz, T., N. Treese, W. Kasper, H. Just: Determinanten der Prognose bei dilatativer Kardiomyopathie. Bedeutung ventrikulärer Herzrhythmusstörungen. Herz 10 (1985) 134

Michelson, E. L., J. Morganroth: Spontaneous variability of complex ventricular arrhythmias detected by long-term electrogardiographic recording. Circulation 61 (1980) 690

Miller, W. P.: Cardiac arrhythmias and conduction disturbances in sleep apnea syndrome. Prevalence and significance. Amer. J. Med. 73 (1982) 317

Molgaard, H., K. E. Sorensen, P. Bjerregaard: Minimal heart rates and longest pauses in healthy adult subject on two occasions eight years apart. Europ. Heart J. 10 (1989) 758

Montague, T. J., D. D. McPherson, B. R. MacKenzie, C. A. Spencer, M. A. Manton, B. M. Horacek: Frequent ventricular ectopic activity without underlying heart disease: Analysis of 45 subjects. Amer. J. Cardiol. 52 (1983) 980

Morady, F., E. Shen, A. Schwartz, D. Hess, A. Bhandari, R. J. Sung: Long-term follow-up of patients with recurrent unexplained syncope evaluated by elektrophysiologic testing. J. Amer. Coll. Cardiol. 2 (1983) 1053

Morady, F., L. DiCarlo, S. Winston, J. C. Davis, M. M. Scheinman: A prospective comparsion of triple extrastimuli and left ventricular stimulation in studies of ventricular tachycardia induction. Circulation 70 (1984) 52

Morgan, W. L., G. M. Breneman: Atrial tachycardia with blocktreated by digitalis. Circulation 25 (1962) 787

Morganroth, J., L. N. Horowitz: Flecainide: Its proarrhythmic effect and expected changes in the surface electrocardiogram. Amer. J. Cardiol. 58 (1984) 893

Moss, A. J., P. Schwartz: Sudden death and idiopathic long QT syndrome. Amer. J. Cardiol. 66 (1979a) 61

Moss, A. J., H. T. Davis, J. DeCamilla, L. W. Boyer: Ventricular ectopic beats and their relation to sudden and nonsudden cardiac death after myocardial infarction. Circulation 60 (1979) 998

Müller, Ch., H. Kiss, H. Weber, F. Kaindl: Wertigkeit des Langzeit-EKG bei Patienten mit Synkopen. Z. Kardiol. 75 (1986) 730

Mulcahy, D., J. Keegan, P. Crean, A. A. Quyyumi, L. Shapiro, C. Wright, K. Fox: Silent myocardial ischemia in chronic stable coronary heart disease: A study of its frequency and characteristics in 150 patients. 60 (1988a) 417

Mulcahy, D., J. Keegan, D. Cunningham, A. A. Quyyumi, R. Crea, A. Park, C. Wright, K. Fox: Circadian variation of total ischemic burden and its alteration with anti-anginal drugs. Lancet 2 (1988b) 755

Muller, J. E., P. L. Ludmer, S. N. Willich, G. H. Tofler, G. Aylmer, L. Klangor, P. H. Stone: Circadian variation in the frequency of sudden cardiac death. Circulation 75 (1987) 131

Multicenter Postinfarction Research Group: Risk stratification and survival after myocardial infarction. New Engl. J. Med. 309 (1983) 331

Mukharji, J., R. E. Rude, W. K. Poole, N. Gustafson, L. J. Thomas, H. W. Strauss, A. S. Jaffe, J. E. Muller, R. Roberts, D. S. Raabe, C. H. Croft, E. Passamani, E. Braunwald, J. T. Willerson and the MILIS study group: Risk factors for sudden death after acute myocardial infarction: two year follow-up. Am. J. Cardiol. 54 (1984) 31

Myerburg, R. J., C. A. Conde, R. J. Sung, A. Mayorga-Cortes, S. M. Mallon, D. S. Sheps, R. A. Appel, A. Castellanos: Clinical, electrophysiologic and hemodynamic profile in patients resuscitated from prehospital cardiac arrest. Am. J. Med. 68 (1980) 568

Nabel, E. G., J. Barry, M. B. Rocco, S. Campbell, K. Mead, T. Fenton, E. J. Orav, A. P. Selwyn: Variability of transient myocardial ischemia in ambulatory patients with coronary artery disease. Circulation 78 (1988) 60

Nademanee, K., V. Intrachot, M. A. Josephson, D. Rieders, F. V. Mody, B. N. Singh: Prognostic significance of silent myocardial ischemia in patients with unstable angina. J. Am Coll. Cardiol. 10 (1987) 1

Nademanee, K., P. D. Christenson, V. Intarachot, H. A. Robertson, F. V. Mody: Variability of indexes for myocardial ischemia: A comparison of exercise treadmill test, ambulatory electrocardiographic monitoring and systems of myocardial ischemia. J. Am. Coll. Cardiol. 13 (1989) 574

Narula, O. S.: Current concepts of atrioventricular block. In: Narula, O. S.: His bundle electrocardiography and clinical electrophysiology, Davis, Philadelphia 1975 (p. 139)

Narula, O. S.: Atrioventricular block. In: Narula, O. S. (ed.): Cardiac arrhythmias. Williams & Wilkins, Baltimore 1979 (p. 85)

Narula, O. S.: Current concepts of atrioventricular block. In: Narula, O. S.: His bundle electrocardiography and clinical electrophysiology, Davis, Philadelphia 1975 (p. 139)

Nürnberg, M., K. Frohner, B. Biber, Ch. Hief, K. Steinbach: Characteristics of non sustained ventricular tachycardia in Holter patients with and without spontaneous sustained ventricular tachycardia (abstr.). Eur. Heart J. 9 (Suppl. 1) (1988) 349

von Ohlshausen, K., F. Schwarz, F. Kaden, W. Kübler: Sekundenherztod bei Aortenstenose. Z. Kardiol. 71 (1982) 784

von Ohlshausen, K., A. Schäfer, H. C. Mehmel, F. Schwartz, J. Senges, W. Kübler: Ventricular arrhythmia in idiopathic dilated cardiomyopathy. Br. Heart J. 51 (1984) 1958

von Ohlshausen, K., N. Treese, T. Pop, E. Hoberg, W. Kübler, J. Meyer: Plötzlicher Herztod im Langzeit-EKG. Dtsch. Med. Wschr. 110 (1985) 1195

von Ohlshausen, K.: Aorten- und Mitralfehler, Morbus Fallot. In: Breithardt, G., V. Hombach (Hrsg.): Plötzlicher Herztod: der gefährdete Patient, Steinkopff, Darmstadt 1989

von Ohlshausen, K., N. Treese, F. Schwarz, W. Kübler, J.

Meyer: Ventrikuläre Arrhythmien bei Mitralklappenfehlern. Z. Kardiol. 75 (1986) 196

Olson, H. G., K. P. Lyons, P. Troop, S. Butman, K. M. Piters: The high risk acute myocardial infarction patient at 1-year follow-up: identification at hospital discharge by ambulatory electrocardiography and radionuclide ventriculography. Amer. Heart J. 107 (1984a) 358

Olson, H. G., K. P. Lyons, P. Troop, S. Butman, K. M. Piters: Prognostic implications of complicated ventricular arrhythmias early after hospital discharge in acute myocardial infarction: A serial ambulatory electrography study. Amer. Heart J. 108 (1984b) 1221

Osterhues, H.-H., A. Osterspey, T. Eggeling, M. Kochs, V. Hombach: 3-Kanal-Analyse im Langzeit-EKG zur verbesserten Erfassung myokardialer Ischämien. Z. Kardiol. 79, Suppl. I (1990) 68

Osterhues, H.-H., T. Eggeling, M. Kochs, V. Hombach: Diagnostische Möglichkeiten und Indikationen des Langzeit-EKG. Z. Allg. Med. 67 (1991) 529

Osterhues, H.-H., T. Eggeling, M. Kochs, V. Hombach: Langzeit-EKG: Wertung der Befunde und therapeutische Konsequenzen. Z. Allg. Med. 67 (1991) 536

Osterspey, A., T. Eggeling, C. Götz, I. Treis, H. W. Höpp, V. Hombach, H. H. Hilger: Diagnostik von Myokardischämien mit der Langzeitelektrokardiographie: Spontanvariabilität und Beeinflussung durch eine Nitrattherapie. Z. Kardiol. 77 (1988) 103

Osterspey, A., I. Treis-Müller, H. Günther, T. Eggeling, C. Siglow, V. Gedicke, H. Höpp, M. Diewitz, H. Osterhues, H. H. Hilger: Silent ischemia in asymptomatic „healthy" individuals with coronary risk factors. Europ. Heart J. 9, Suppl. N (1988) 65

Pepine, C. J.: Ambulatory myocardial ischemia and its prognostic implications. Circulation 81 (1990) 1136

Peter, T., D. Ross, A. Duffield, M. Luxton, R. Harper, D. Hunt, G. Sloman: Effect on survival after myocardial infarction of long-term treatment with phenytoin. Brit. Heart J. 40 (1978) 1356

Phibbs, B., H. J. L. Marriott: Complications of permanent transvenous pacing. New Engl. J. Med. 312 (1985) 1428

Podrid, P. J.: Aggravation of arrhythmia: A complication of antiarrhythmic drug therapie. Europ. Heart J. 10, Suppl. E (1989) 66

Pomeranz, B., R. J. B. Macaulay, M. A. Caudill, I. Kutz, D. Adam, D. Gordon, A. C. Barger, D. C. Shannon, R. J. Cohen, H. Benson: Assessment of autonomic function in man by heart rate spectral analysis. Amer. J. Physiol. 248 (1985) M151

Puech, P.: Corrélations entre les enregistrements de surface et l'electrogramme hisien. In: Seipel, L., Loogen, F., Both, A.: His-Bündel-Elektrokardiographie, Schattauer, Stuttgart 1975 (S. 91)

Pratt, C. M., D. J. Slymen, A. Wierman: Analysis of the spontaneous variability of ventricular arrhythmias: Consecutive ambulatory electrogardiographic recordings of ventricular tachycardia. Amer. J. Cardiol. 56 (1985) 67

Prichett, E. L. C., W. M. Smith, G. J. Klein, S. C. Hammill, J. J. Gallagher: The „compensatory pause" of atrial fibrillation. Circulation 62 (1980) 1021

Quyyumi, A. A., C. Wright, K. Fox: Ambulatory electrogardiographic ST segment changes in healthy volunteers. Brit. Heart J. 50 (1983) 460

Quyyumi, A. A., C. A. Wright, L. J. Mockus, M. Yacoub, K. M. Fox: Effects and myocardial revascularisation in patients with effort angina and those with effort and nocturnal angina. Brit. Heart J. 54 (1985) 557

Quyyumi, A. A., T. Crake, L. J. Mockus, C. A. Wright, A. F.

Rickards, K. M. Fox: Value of the bipolar lead CM5 in electrocardiography. Brit. Heart J. 56 (1986) 371

Rappaport, E., R. Remedios: The high risk patient after recovery from myocardial infarction: recognition and management. J. Amer. Coll. Cardiol. 1 (1984) 391

Rasmussen, K.: Chronic sinus node disease: natural course and indications for pacing. Europ. Heart J. 2 (1981) 455

Reader, E. A., S. H. Hohnloser, T. B. Graboys, P. J. Podrid, S. Lampert, B. Lown: Spontaneous variability and circadian distribution of ectopic activity in patients with malignant ventricular arrhythmias. J. Amer. Coll. Cardiol. 12 (1988) 656

Ribiero, P., M. Shea, J. E. Deanfield, C. M. Oakley, R. Sapsford, T. Jones, R. Walesby, A. P. Selwyn: Different mechanism for the relief of angina after coronary bypass surgery. Physiological versus anatomical assessment. Brit. Heart J. 52 (1984) 502

Richards, D., R. Deniss, M. Cooper, D. Ross, A. Taylor, J. Waywood, J. Uther: Programmierte Stimulation nach Myokardinfarkt. In Steinbeck, G. (Hrsg.): Lebensbedrohliche ventrikuläre Herzrhythmusstörungen. Steinkopff, Darmstadt 1987 (S. 47)

Roberts, R., H. D. Ambos, C. W. Loh, B. E. Sobel: Initiation of repetitive ventricular depolarizations by relatively late premature complexes in patients with acute myocardial infarction. Amer. J. Cardiol. 41 (1978) 678

Rocco, M. B., J. Barry, S. Campbell, E. Nable, E. F. Cook, L. Goldmann, A. P. Selwyn: Circadian variation of transient myocardial ischemia in patients with coronary artery disease. Circulation 75 (1987) 395

Rocco, M. B., E. G. Nabel, S. Campbell, L. Goldman, J. Barry, K. Mead, A. P. Selwyn: Prognostic importance of myocardial ischemia detected by ambulatory monitoring in patients with stable coronary artery disease. Circulation 78 (1988) 877

Rosenqvist, M., J. Brandt, H. Schüller: Atrial versus ventricular pacing in sinus node disease: A treatment comparison study. Amer. Heart J. 111 (1986) 292

Rosenqvist, M., J. Brandt, H. Schueller: Long term pacing in sinus node disease: Effects of stimulating mode on cardiovascular morbidity and mortality. Amer. Heart J. 116 (1988) 16

Ruberman, W., E. Weinblatt, J. D. Goldberg, L. W. Frank, S. Shapiro: Ventricular premature beats after myocardial infarction. New Engl. J. Med. 297 (1977) 750

Ryan, M., B. Lown, H. Horn: Comparison of ventricular ectopic activity during 24-hour monitoring and exercise testing in patients with coronary heart disease. New Engl. J. Med. 292 (1975) 224

Ryden, L., K. Arnman, T.-B. Conradson, S. Hofvendahl, O. Mortenson, P. Smedgard: Prophylaxis of ventricular tachyarrhythmias with intravenous and oral tocainide in patients with and recovering from acute myocardial infarction. Amer. Heart J. 100 (1980) 1006

Sabin, G., M. Bergbauer, G. Szurawitzki, G. Börsch, S. von Liebe, V. Klammer: Elektrophysiologische Komplikationen der bifokalen Schrittmacherstimulation. Intensivmed. 20 (1983) 259

Sami, M., H. Kraemer, D. C. Harrison, N. Houston, C. Shimasaki, R. F. DeBusk: A new method for evaluating antiarrhythmic drug efficacy. Circulation 62 (1980) 1172

Sands, K. E. F., M. L. Appel, L. S. Lilly, M. J. Schoen, G. H. Mudge, R. J. Cohen: Power spectrum analysis of heart rate variability in human cardiac transplant recipients. Circulation 79 (1989) 76

Saul, J. P., Y. Arai, R. D. Berger, L. S. Lilly, W. S. Colucci, R. J. Cohen: Assessment of autonomic regulation in chronic congestive heart failure by heart rate spectral analysis. Amer. J. Cardiol. 61 (1988) 1292

Savage, D. D., S. Serdes, B. J. Maron, D. J. Meyers, S. E.

Epstein: Prevalence of arrhythmias during 24-hour electrocardiographic monitoring and exercise testing in patients with obstructive and nonobstructive hypertrophic cardiomyopathy. Circulation 59 (1979) 866

Savage, D. D., R. J. Garrsion, R. D. Devereux, W. P. Castelli, S. J. Anderson, D. Levy, P. M. McNamara, J. Stoces, W. B. Kannel, M. Feinleib: Mitral valve prolapse in the general population; I. Epidemiologic features: The Framingham Study. Amer. Heart J. 106 (1983) 571

Schaffer, W. A., L. A. Cobb: Recurrent ventricular fibrillation and modes of death in survivors of out-of-hospital ventricular fibrillation. New Engl. J. Med. 293 (1975) 259

Scheinman, M. M., R. W. Peters, G. Modin, M. Brennan, C. Mies, J. O'Young: Prognostic value of infranodal conduction time in patients with chronic bundle block. Circulation 56 (1977) 24

Schmidt, G., K. Ulm, P. Barthel, K. Goedel-Meinen, G. Jahns, W. Baedeker: Spontaneous variability of simple and complex ventricular premature contractions during long time intervals in patients with severe organic heart disease. Circulation 78 (1988) 296

Schulze jr., R. A., H. W. Strauss, B. Pitt: Sudden death in the year following myocardial infarction. Amer. J. Med. 62 (1977) 192

Schwartz, P. J.: Idiopathic long QT syndrome. Progress and question. Amer. J. Med. 109 (1985) 399

Seipel, L., G. Pietrek, R. Körfer, F. Loogen: Prognose nach Schrittmacherimplantation. Internist 18 (1977) 21

Sigwart, U., M. Grbic, M. Payot, J.-J. Goy, A. Essinger, A. Fischer: Ischemic events during coronary artery ballon occlusion. In Rutishauser, W., H. Roskamm: Silent Myocardial Ischemia. Springer, Berlin 1984

Simon, A. B., A. E. Sloto: Atrioventricular block: natural history after permanent ventricular pacing. Amer. J. Cardiol. 41 (1978) 500

Simpson, M. B.: Use of signals in the terminal QRS complex to identify patients with ventricular tachycardia after myocardial infarction. Circulation 64 (1981) 235

Singer, D. H., G. J. Martin, N. Magid, J. S. Weiss, J. W. Schaad, R. Kehoe, T. Zheutlin, D. J. Fintel, A.-M. Hsieh, M. Lesch: Low heart rate variability and sudden cardiac death. J. Electrocardiol. 21, Suppl. (1988) 46

Singh, B. N., K. Nademanee: Prevalence and prognostic significance of silent myocardial ischemia in patients with unstable angina. Circulation 75, Suppl. II (1987) II-40

Singh, B. N.: Silent myocardial ischemia. Pergamon Press, New York 1988

Shook, T. L., W. Balke, P. W. Kotilainen, M. Hubelbank, A. P. Selwyn, P. H. Stone: Comparison of amplitude-modulated (direct) and frequency-modulated ambulatory techniques for recording ischemic electrocardiographic changes. Amer. J. Cardiol. 60 (1987) 895

Sobotka, P. A., J. H. Mayer, R. A. Bauernfeind, C. Kanakis, K. M. Rosen: Arrhythmias documented by 24-hour continuous ambulatory electrocardiographic monitoring in young women without aparent heart disease. Amer. Heart J. 101 (1981) 753

de Soyza, N., F. A. Bennett, M. L. Murphy, J. K. Bissett, J. J. Kane: The relationship of paroxysmal ventricular tachycardia complicating the acute phase and ventricular arrhythmia during late hospital phase of myocardial infarction to long term survival. Amer. J. Med. 64 (1978) 377

Spielberg, Ch., I. Kruck. E.,-R. v. Leitner, D. Gast, D. Andresen, M. Oeff, G. Biamino, U. Schwietzer, B. Mesiter, T. Friedrich, R. Schröder: 24-Stunden Langzeit-EKG und 2-D-Echokardiographie zur Beurteilung der Prognose nach Myokardinfarkt. Z. Kardiol. 72, Supl. 1 (1983) 74

Stangl, K., H. Schüller, H. K. Schulten: Arbeitsgruppe Herzschrittmacher der Deutschen Gesellschaft für Herz- und Kreislaufforschung: Empfehlungen zur Herzschrittmachertherapie. Herzschr. Elektrophys. 1 (1990) 42

Stein, I. M., J. Plunkett, M. Troy: Comparison of techniques for examing long-term ECG recordings. Med. Instrum. 14 (1980) 69

Steinberg, J. S., E. J. Berbari, P. Lander: Signal-averaged electrocardiography directly from Holter monitor tapes. J. Electrocardiol. 22, Suppl. (1989) 25

Stern, S., D. Tzivoni: Early detection of silent ischemic heart disease by 24 hour monitoring of active subjects. Brit. Heart J. 36 (1974) 481

Stroke Prevention in Atrial Fibrillation Study Group: Preliminary report of the stroke prevention in atrial fibrillation study. New Engl. J. Med. 322 (1990) 863

Sulg, I. A., S. Cronquist, H. Schüller: The effect of intracardiac pacemaker therapy on cerebral blood flow and electroencephalogram in patients with complete atrioventricular block. Circulation 39 (1969) 487

Tilkian, A. G., C. Guilleminault, J. S. Schröder, K. L. Lehrmann, F. B. Simmons, W. C. Dement: Sleep-induced apnea syndrome. Prevalence of cardiac arrhythmias and their reversal after tracheostomy. Amer. J. Med. 63 (1977) 348

Trappe, H. J., S. Plein, P. Wenzlaff, H. Klein, P. R. Lichtlen: Prognostic value of the coupling interval of ventricular premature beats. J. Electrophysiol. 2 (1988) 127

Treis-Müller, I., A. Osterspey, A. Loskamp, T. Eggeling, H. Günther, H. W. Höpp, V. Hombach: ST-Segment-Veränderungen im Langzeit-EKG bei Herzgesunden. Z. Kardiol. 77 (1988) 160

Tzivoni, D., J. Benhorin, A. Gavish, S. Stern: Holter recording during treadmill testing in assessing myocardial ischemia changes. Amer. J. Cardiol. 55 (1985) 1200

Tzivoni, D., A. Gavish, J. Benhorin, S. Banai, A. Keren, S. Stern: Day-to-day variability of myocardial ischemia episodes in coronary artery disease. Amer. J. Cardiol. 60 (1987) 1003

Tzivoni, D., A. Gavish, S. Gottlieb, M. Moriel, A. Keren, S. Banai, S. Stern: Prognostic significance of ischemia episodes in patients with previous myocardial infarction. Amer. J. Cardiol. 62 (1988) 661

Uebis, R., W. Merx, V. Fritsche: Asystolische Pausen bei Vorhofflimmern. Dtsch. med. Wschr. 110 (1985) 1157

Unverferth, D. V., R. D. Magorien, M. L. Moeschberger, P. B. Baker, J. K. Fetters, C. V. Leier: Factors influencing the one-year mortality of dilated cardiomyopathy. Amer. J. Cardiol. 54 (1984) 147

Van Durme, J. P., F. Hagemeijer, M. Bogeart, B. Blaser, P. G. Hugenholtz: Chronic antidysrhythmic treatment after myocardial infarction: Design of the Gent-Rotterdam aprindine study. In Bopissel, J. P., C. R. Klimt (eds): Multicenter Controlled Trials: Principles and Problems. Inserm, Paris 1977 (p. 43)

Velebit, V., P. J. Podrid, E. Raeder, B. Lown: Encinide for malignant ventricular arrhythmias. Amer. J. Cardiol. 58 (1986) 87C

Vismara, L. A., Z. Vera, J. M. Foersater, E. A. Amsterdam, D. T. Mason: Relation of ventricular arrhythmias in the late hospital phase of myocardial infarction to sudden death after hospital discharge. Amer. J. Med. 59 (1975) 6

Webb Kavery, R. E., M. S. Blackman, H. M. Sondheimer: Incidence and severity of chronic ventricular disrhythmias after repair of tetralogy of Fallot. Amer. Heart J. 103 (1982) 342

Weber, H.: Der arrhythmiegefährdete Patient: Mitralklappenprolaps: In Breithardt, G., V. Hombach (Hrsg.): Plötzlicher Herztod: der gefährdete Patient. Steinkopff, Darmstadt 1989

Wellens, H. J. J., D. Durrer: The role of accessory atrioventricular pathway in reciprocal tachycardia: observations in patients with and without the Wolf-Parkinson-White syndrome. Circulation 52 (1975) 58

Wellens, H. J. J., R. M. Schuilenburg, D. Durrer: Electrical stimulation of the heart in patients with ventricular tachycardia. Circulation 46 (1972) 216

Wellens, H. J. J., F. W. H. M. Bähr, K. I. Lie: The value of the electrocardiogram in the differential diagnosis of a tachycardia with a widened QRS complex. Amer. J. Med. 64 (1978) 27

Wessel, H. V., C. K. Bastamier, M. H. Paul: Prognostic significance of arrhythmia in tetralogy of Fallot after cardiac repair. Amer. J. Cardiol. 46 (1980) 843

Whitaker, M. P., D. S. Sheps: Prevalence of silent myocardial ischemia in survivors of cardiac arrest. Amer. J. Cardiol. 64 (1989) 591

Wilber, D. J., B. Olshandsky, J. F. Moran, P. J. Scanlon: Electrophysiological testing and nonsustained ventricular tachycardia. Circulation 82 (1990) 350

Winkel, R. A., F. Peters, R. Hall: Characterisation of ventricular tachyarrhythmias on ambulatory ECG recordings in postmyocardial infarction patients: Arrhythmia detection and duration of recording, relationship between arrhythmia frequency and complexity, and day to day reproducibility. Amer. Heart J. 102 (1981) 162

Wirtzfeld, A., G. Schmidt, F. C. Himmler, K. Stangl: Physiological pacing: present status and future developments. PACE 10 (1987) 41

Yeh, H.-L., G. Breithardt, L. Seipel, M. Borggrefe, F. Loogen: Elektrophysiologische Befunde und Langzeitbeobachtung bei Patienten mit Synkopen. Z. Kardiol. 71 (1982) 207

Yeung, A. C., J. Barry, J. Orav, E. Bonassin, K. E. Raby, A. P. Selwyn: Effects of asymptomatic ischemia on long-term prognosis in chronic stable coronary disease. Circulation 83 (1991) 1598

Zeldis, S. M., B. J. Levine, E. L. Michelson, J. Morganroth: Cardiovascular complaints. Correlation with cardiac arrhythmias on 24-hour electrocardiographic monitoring. Chest 78 (1980) 456

Zipes, D. P.: Second-degree atrioventricular block. Circulation 60 (1979) 465

Zoll, P. M., A. J. Linenthal: Long term electric pacemakers for Stokes-Adams-disease. Circulation 20 (1969) 341

Sachverzeichnis

A

AAI-Stimulation 111
Aberration 41, 43, 46, 48 ff, 53, 55, 58, 60
Aberrierende Leitung s. Aberration
– Überleitung s. Aberration
Ablation 78
– Katheterablation 88
Ableitekombination 14, 17 ff, 123
– CM2/CM5 13
– ST-Analyse 123
Ableitepunkte 14
Ableitung 16, 119 ff
– anterior 119
– CC5 123
– CM2 19
– CM5 19
– Eichung 17
– Fixierung 16
– inferior 119
– lateral 119
– Nehb-D 19, 123
– Sensitivität 121 ff
– ST-Analyse 119 ff
– Wilson V2/V5 19
Adipositas 36
AH-Intervall 94 f, 97
Algorithmus 7 ff
– Auswertung 5
– ST-Strecken-Analyse 8
American Heart Association (AHA), Referenzbänder 13
Amiodaron 85
Amplitudenmodulation 3
Analoge Signale 7
Analyse, automatische 83
– AVSEP 1 f
– computerassistierte bei ST-Strecken 119
– computerisierte 7 ff
– Computermeßpunkte 7 f
– Echtzeit 1
– 1-Kanal-Analyse 5
– 2-Kanal-Analyse 5
– Kennwerte 13
– Klassifizierung 20
– kontinuierliche 5
– Meßpunkte 7 f
– nichtcomputerisierte 7 ff
– Phasenverschiebung 117
– QRS-Klassifikation 7
– Real-time-Analyse 117
– Referenzpunkt 117

– ST-Segment 3 f, 7
– ST-Strecke 8, 116 ff
– Übereinanderprojektion 1 f
– visuelle 89, 95
– – Hochfrequenz 1
– – vollautomatische 7, 9
– zeitgeraffte 2
Analysefehler 13
Analysesysteme, Zuverlässigkeit 8
Anforderungsbogen 14 f
Angina pectoris 30, 34, 125
– – instabile 129
– – stabile 127
– – vasospastische 35
Anisotropie 77
Anlegevorgang 14 ff
Antiarrhythmika 48, 52, 76, 78, 81 ff, 93, 95
– Chinidintyp 54
– Klasse I 83 ff
– Klasse III 85, 88
– proarrhythmische Effekte s. Proarrhythmie
– vorhofwirksame 103
Antihypertensiva 93
Antiischämische Medikation 128, 132 f
Aorteninsuffizienz 74
Aortenstenose 99
Aortenvitien 46
Arrhythmie 33
– absolute (s. auch Vorhofflimmern) 43, 53, 115
– – asystolische Pausen 102
– – bradykarde 52, 93, 101 f
– – plötzlicher Herztod 33
– – quantitative Erfassung 83
– – respiratorische 44
– – supraventrikuläre 112
– – ventrikuläre 33, 58 ff, 112
– – asymptomatische 70, 82
– – quantitative Analyse 69
– – Suppression 67, 81 ff
– – therapeutische Konsequenzen 81 ff
– – Ursachen 67
Arrhythmieanalyse, computerisierte 7 ff
Arrhythmiecomputer 3 ff, 7 ff, 13, 89
Arrhythmiegefährdung 67
– Kennzeichen 81
– linksventrikuläre Funktion 71 f
– Parameter 77 ff
Arrhythmierisiko 69 f, 86 ff

Arrhythmiesubstrat 66, 77 ff, 86
Arrhythmogener rechter Ventrikel 76 f
Arrhythmogenes Substrat s. Arrhythmiesubstrat
Artefakt 12, 41, 89, 118
– Myopotentiale 52
Artefakteinflüsse 16
Artefaktüberlagerung 17 f
Ashman-Phänomen 50 f, 60
Asystolie 88, 92, 110
Asystolische Pausen, nächtliche 101
– – Normalbefunde 102
Atrioventrikulär s. AV-
Atropintest 90, 97
Audiovisual superimposed electrocardiographic presentation (AVSEP) 1 f
Aufnahmerekorder 3 ff
Aufzeichnung, Auswertung 19 f
– diskontinuierliche 2, 5 f
– 3kanalige 19
– kontinuierliche 2
Aufzeichnungsgeschwindigkeit 4
Auswertealgorithmus 5
Auswertecomputer 7 ff
Auswertesysteme, Validierung 8
Auswertung, computerassistierte ST-Analyse 119
– Dokumentation 19 f
– Langzeit-EKG 19 f
Auswurffraktion 71, 80 f, 84
– linksventrikuläre 130
Automatie, abnorme 41, 60
Automatiezentren 104
AV-Block 24, 36
– I. Grades 24, 94 f
– – faszikuläre Blockierung 101
– II. Grades 24, 95 ff
– – Schutzmechanismus 95
– – Typ I (Wenckebach-Block) 54, 95 ff, 111
– – – atypischer 90, 96
– – – Kriterien 96
– – – typischer 96
– – Typ II (Mobitz-Block) 46, 54, 95 ff, 111
– III. Grades 24, 97 ff
– – AV-Dissoziation 103
– – faszikuläre Blockierung 101
– – kongenitaler 99 f
– – Lev-Erkrankung 99
– – Morbus Lenègre 99
– – bei Vorhofflimmern 99

Sachverzeichnis 147

- totaler/kompletter s. AV-Block III. Grades
AV-Blockierung, höhergradige 54, 89, 93, 95, 97 f
- idiopathische Formen 99
AV-Dissoziation 64, 98, 102 ff
- einfache 103 f
- Interferenzdissoziation 104
- komplette 104
AV-Knoten, Leitungskapazität 53
AV-Leitungsstörungen 94 ff
- iatrogene 95
AVSEP s. Audiovisual superimposed electrocardiographic presentation
AV-Synchronisation 65, 99

B

Bandgeschwindigkeiten 2
Bandlaufschwankung 42
Bandtransport 4
Batterien 17
Befundbogen 19
Behandlung, antiarrhythmische 33
- antiischämische 33
- proarrhythmischer Effekt 33
Belastungs-EKG 22, 78, 97
- Spontanvariabilität 34
Betarezeptorenblocker 45, 48, 50, 88, 93, 95
Bigeminus 25 f, 64, 66
Binodal disease 92
Block, bifaszikulärer 100
- trifaszikulärer 100 f
Blockierte Vorhofextrasystole 47
Blockierung, faszikuläre 92, 100 ff
- sinuatriale 90 ff
Bradyarrhythmie, nächtliche 52
Bradykardie, pathologische 88, 101

C

Capture beats 104
CAST-Studie 71, 83 ff
CC5, Ableitung 123
Chronotrope Inkompetenz 44, 92, 105
Clonidin 93
CM2, Ableitung 19, 121
CM5, Ableitung 19, 121 ff
Computeranalyse, assistierte 13
Computermeßpunkte 8
- ST-Strecken-Analyse 117 f
Cor pulmonale 36
Couplet 62, 64

D

Da-Costa-Syndrom 45
Datenausgabe 3
Datenerfassung 3
Datenkompression 5, 117
Datenreduktion 5
Datenspeicher, digitale 5 ff
Datenverarbeitung 3
Datenverlust 5

DDD-Schrittmacher 111
DDD-Stimulation 111, 113, 115
Defibrillation 88
Delta-Welle 57 f
Diabetes mellitus 36, 92
Digitale Signale 7
Digitalis 48, 50, 93, 95
- Intoxikation 54 f
Digitalisglykoside s. Digitalis
Digitalrekorder 5
Dokumentation 19 f
- Auswertung 19 f
Drucker 3
Dysplasie, rechtsventrikuläre 76

E

Early afterdepolarisation 85
Ebstein-Anomalie 57
Echokardiographie 72, 81
Echtzeitanalyse 5
Echtzeitcomputeranalyse 2
Editierfunktion 11
Effort-Syndrom 45
Eichung, Ableitungen 17
Einflüsse, interpretative 124
Einlesegerät 4
Einthoven-Ableitungen 121 f
Einzelschlaganalyse 80, 117
Ejektionsfraktion s. Auswurffraktion
EKG, Belastungs-EKG 22
- hochverstärktes 76 ff, 80
- Langzeit-EKG 22
- QRS-Komplex 35
- Ruhe-EKG 22
- R-Zacke 31
- signalgemitteltes 39 f
- ST-Strecke 31
- T-Welle 31
Ektope Impulsbildung 54
Elektrodenplazierung 15 f
Elektrolytentgleisung 66
Elektrophysiologische Diagnostik 87 ff
- - Indikationen 80
Elektrotherapeutisches System 88
Encainid 83
Endless-loop-Tachykardie 112
Episode, ischämische 127 f
- ST-Alteration 124
Ereignisrekorder 5
Ereignisse, Definition 19, 135
Ermüdungsblock 54 f
Erregung, kreisende 41, 60, 62, 77 f
Erregungsausbreitungsstörung 73
Erregungsleitung 88
Ersatzrhythmus 60, 104
- atrialer 90
- junktionaler 90
- ventrikulärer 90
Ersatzschrittmacher 48, 88, 94
Ersatzsystole 60, 94
- ventrikuläre 61
Escape-Rhythmen 41
Extrasystole 24, 41
- AV-Knoten-Extrasystole 45 ff

- blockierte Vorhof-Extrasystole 90 f, 104
- fixe Kopplung 60
- gekoppelte 62
- interponierte 46, 60
- komplexe 58 f, 62
- Kopplung 60
- Reduktion 84
- singuläre 58 f
- Sinus-coronarius-Extrasystole 45
- Sinusknoten-Extrasystole 45
- Suppression 85
- supraventrikuläre 24, 30, 45 ff
- variable Kopplung 60
- ventrikuläre 24, 30, 58 ff
- - Couplets 26
- - isolierte 25
- - monomorphe 60
- - monotope 60
- - polymorphe 25
- - unifokale 60
- Vorhof-Extrasystole 45
- - blockierte 46
- Vorzeitigkeit 58
Extrasystolie 2:1, 3:1, n:1 64

F

Fallot-Tetralogie 75
Fehlklassifizierung 11
Festspeichersysteme, digitale 117
Flecainid 83 f
Fokale Impulsbildung 45
Fourier-Analyse 80
Fourier-Transformation 35
Framingham-Studie 75 f
Frank-Starling-Mechanismus 42
Frequenzbereich 3
Frequenzgehalt 7
Frequenzmodulation 3
Funktionsstörung, diastolisch 43
- systolische 43
Fusionsschlag 41, 59 f, 64 f

G

Genauigkeit 21
Getriggerte Aktivität 41
Gleichlaufschwankungen 4
Grenzfrequenz 4
Grundlinie 116 f, 124
Grundlinienschwankung 48, 117 f, 124
Grundrhythmus 19

H

Hämodynamik 41 ff
Hautvorbereitung 15
Heart rate variability 81
Hemiblock, linksanteriorer 100
- linksposteriorer 100
Herklappenstenose 43
Herzerkrankung, hypertensive 46, 50, 75 f, 102
- koronare s. Koronare Herzkrankheit

Sachverzeichnis

Herzerkrankung, nichtischämische 72 ff
- rheumatische 101
Herzfrequenz 19, 41, 81
- Ruhebedingungen 73
Herzfrequenztrend 9, 48
Herzfrequenzvariabilität 35, 81
- nach Herztransplantation 36
- physiologische 36
- Schlag-zu-Schlag 44
- Spektral-Analyse 37 f
Herzgesunde 43, 72 f, 77, 82
Herzinsuffizienz 66, 73, 77
- bradykarde 99
- schrittmacherinduzierte 94
- terminale 74
Herzklappenfehler 74
- rheumatische 102
Herzklappeninsuffizienz 43
Herzrhythmus, Analysemeßpunkte 7
Herzrhythmusstörung 21 ff, 41 ff
- asymptomatische 23
- Auswertung 19
- Bigeminus 25
- bradykarde 24, 88 ff
- – Pausen 24
- Endless-loop-Tachykardie 112
- Induktion 110
- Prävalenz 22
- bei Probanden 24 ff
- Prognose 32
- Reentry-Tachykardie 112
- schrittmacherinduzierte 111
- Sinusarrhythmie 24
- Spontanvariabilität 30
- supraventrikuläre 24, 44 ff
- tachykarde 41 ff
- – prognostische Bedeutung 44
- ventrikuläre 24
- – Extrasystole 29
- – Paare 26
- – prognostische Bedeutung 65 ff
- – Salve 27
- – Tachykardie 27 f
Herzschrittmacher 35, 95, 106 ff
- AAI-Stimulation 111
- antitachykarde 112
- bipolar 110, 115
- Code 106
- DDD-Stimulation 111, 113, 115
- frequenzadaptiver 89, 104
- frequenzvariabler 112
- Funktionsstörung 21, 106, 108 ff
- Hysteresefunktion 107 f
- Indikationen 105
- Kontrolle 33, 106
- Muskelinhibition 106
- operative Revision 114 f
- optimales System 105
- Programmierung 106, 113
- Reizschwelle 106, 111
- retrograde Leitung 112
- Sondenbruch 111
- Sondendislokation 111
- Stimulationsbedarf 105
- Stimulationsfehler 109
- Stimulationsfrequenz 107

- Stimulationsfunktion 106
- Stimulationsimpuls 108
- Stimulationsparameter 106
- Störung der Impulsabgabe 107
- – der Impulsübertragung 107
- – der QRS-Wahrnehmung 107
- Umprogrammierung 109, 112 ff
- unipolar 110, 115
- vorhofbeteiligter 51, 104
- VVI-Stimulation 94, 106
- Wahrnehmungsfehler 109
- Wahrnehmungsfunktion 106
Herzschrittmacheranalyse, automatische 8
Herzschrittmacherimpulse 8
Herzschrittmacherspikes 8
Herzschrittmachersyndrom 43, 94
Herzschrittmachertherapie 62, 89, 92 f
- absolute Arrhythmie 102
- AV-Block III. Grades 99
- bradykarde absolute Arrhythmie 101 f
- Indikationen 104 f
- kongenitaler AV-Block 100
- prophylaktische 101
- Sinusknotensyndrom 51
- Stimulationsarten 104 f
Herzsyndrom, hyperkinetisches 45
Herztod, plötzlicher 21, 33, 36 ff, 66, 73, 81, 83, 127 ff, 132
- – bradykarde Arrhythmien 67
Herztransplantation 36
His-Bündel 58
His-Bündel-EKG 96
His-Purkinje-System 43
Histogramm, Frequenzhistogramm 89
- RR-Intervall 44, 48, 89
Hochfrequenzanalyse, audiovisuelle 7
- visuelle 1
HOCM s. Kardiomyopathie, hypertrophisch obstruktive
Holter-Monitoring 1
Holyday-heart-Syndrom 50
HV-Intervall 94 ff, 101
Hypersomnolenz 36
Hyperthyreose 50, 66
Hypertonie 46
- pulmonale 75
Hypertrophie, linksventrikuläre 76
Hysterese 107

I

Impulsbildung, ektope 54
- fokale 45
Interferenzdissoziation 104
Ischämie 66, 77 f, 83
- Auslösefaktoren 126
- Hinterwand 123
- pathophysiologischer Mechanismus 125 ff
- Pharmakotherapie 132 f
- stumme 125 ff, 131
- – Gruppeneinteilung 126

- – prognostische Relevanz 131 ff
- – – Wertigkeit 131 ff
- – – therapeutische Konsequenz 131 ff
- – zirkadiane Rhythmik 132 ff
- symptomatische 125 ff
- Therapiekontrolle 133 f
- Vorderwand 121 ff
- zirkadiane Rhythmik 132 ff
Ischämiedauer 128
Ischämieepisoden 127 f, 132, 134
Isoelektrische Linie 117

J

James-Bündel 57
Jervell-Lange-Nielson-Syndrom 76
J-Punkt 8, 117 f, 123

K

Kalziumantagonisten, Verapamiltyp 48, 50, 95
Kammerflattern 64 ff, 79
Kammerflimmern 62 ff, 76, 79, 85, 88
- akuter Myokardinfarkt 79
- primäres 67, 77, 79
Kammertachykardie 24, 26, 41 f, 56, 60, 62, 64 f, 114
- anhaltende 30, 62, 77 ff, 86, 88
- Degeneration 67
- Herzgesunde 72
- idiopathische 77
- induzierbare 79
- monomorphe 64, 79
- nichtanhaltende 62, 79, 84
- pleomorphe 64
- polymorphe 64 f
Kanal, 1-Kanal 1
- 2-Kanal 5
- 1-3-Kanäle 4
Kardiale Ereignisse 127 ff
- – instabile Angina pectoris 129
- – nach Myokardinfarkt 130
- – stabile Angina pectoris 127
Kardiomyopathie 46, 99
- alkoholtoxische 50
- dilatative 43, 50, 73 f, 77 f, 102
- hypertrophisch obstruktive 74
- hypertrophische 43, 50, 74
- restriktive 43
- Vorhofflimmern 74
Kardioversion 52, 92
- absolute Arrhythmie 103
- elektrische 85
Karotisdruck 53
Karotisdruckversuch 97 f
Karotissinussyndrom 104
Kassenärztliche Bundesvereinigung, Richtlinien 20, 135 f
Katecholamine 44
Katheterablation 88
Kearns-Sayre-Syndrom 99
Kent-Bündel 57 f
KHK s. Koronare Herzkrankheit
Kollagenose 99

Sachverzeichnis

Komplettausschrieb, miniaturisiert 7 f
Kontraktionsablauf, abnormer 43
Kontrolle, antiarrhythmische Therapie 33
– antiischämische Therapie 33
– Herzschrittmacher 106
– visuelle 8, 11, 118
Kopplung 50
Kopplungsintervall 42, 45, 64
Koronare Herzkrankheit 29, 31, 50, 92, 99, 101 f, 127, 132
– – chronische 70 f
– – Prognose 32
Korrektheit, positive 11, 13
Korrelation, zeitliche 19
Kreislaufregulationsstörung, hyperdyname 45

L

Lageprobe 16
Lagewechsel 116
Langzeit-EKG 22
– Ableitungen zur Herzschrittmacheranalyse 107
– apparative Grundlagen 2 ff
– – Voraussetzungen 135
– Auswertung 19 f
– Befund 24
– computerisiertes 2
– diagnostische Wertigkeit 23
– Dokumentation 19 f, 135
– Durchführung 135
– fachliche Voraussetzungen 135 f
– Festspeicher 40
– Genauigkeit 21
– Genehmigungsverfahren 136
– Impuls-QRS-Impuls-Histogramm 106 f
– Indikation, Herzschrittmacheranalyse 108
– – zur Herzschrittmachertherapie 104 f
– Indikationsstellung 14
– Normalbefund 24
– prädiktiver Wert 21
– praktische Durchführung 14 ff
– bei Probanden 24 ff
– prognostische Bedeutung 33
– Referenzbänder 13
– Referenzregistrierungen 13
– Registrierdauer 29
– Richtlinien zur Durchführung 20, 135 f
– Screening-Methode 126
– Sensitivität 21
– signalgemitteltes 39
– Signalknopf 22
– Spezifität 21
– Standardableitungen 107
– ST-Strecken-Analyse 30
– Systeme 3 ff
– Systemkomponenten 3 ff
– technische Grundlagen 2 ff
– Therapiekontrolle 33, 133 f
– Validierung von Systemen 13 ff

Lävokardiographie 81
Leitungsbahn, akzessorische 53, 57
Leitungsverzögerung, Inkrement 96
LGL-Syndrom 57
Linksschenkelblock 59, 100 f
Linksventrikuläre Funktion 65, 70 ff, 79
Lone auricular fibrillation 51
Lown-Klassifikation 24 ff, 29, 67 ff, 72, 81 ff
– Lown-Klasse I 24
– Lown-Klasse II 25
– Lown-Klasse IIIA 25, 70
– Lown-Klasse IIIB 25
– Lown-Klasse IVA 25, 70
– Lown-Klasse IVB 26 f, 70
Lungenödem 52

M

Magnetbandkassetten 3
Magnetbandrekorder 4 f
Maheim-Fasern 57
Mapping 77
– spektrotemporales 80
Massachusetts Institute of Technology (MIT), Referenzbänder 13
Medikation, antiischämische 128, 132 f
Meßpunkte, ST-Analyse 117 f
Mitralinsuffizienz 46, 75
Mitralklappenprolaps 57, 75
Mitralklappenvitien 50, 74
Mitralstenose 43, 46, 75
Mobitz-Block s. AV-Block II. Grades, Typ II
Monitoring, ambulantes 2
Morbus Uhl 76
Moricizin 83
Muskelinhibition 106, 110
Muskelpotentiale 110
Myokardiale Veränderungen 125
Myokardinfarkt 21, 29, 60, 67 ff, 78, 80
– akuter 55
– AV-Blockierung 99
– Frühphase 67 ff
Myokardischämie 21
– asymptomatische 34
– stumme 21, 34
– symptomatische 34
Myokarditis 99

N

Nehb-D, Ableitung 19, 123
Nervensystem, autonomes 35
Neuroleptika 93
Neuromuskuläre Erkrankungen 99
Non sustained ventricular tachycardia 62
Normalbefund 24
Normalschlag 7

P

Paare, ventrikuläre 62
PA-Intervall 94
Palpitation 22 f, 65, 110
Panconductional disease 92
Parasympathikolyse 90, 97
Parasympathikotonie 103
Parasystolie 41, 45, 60 ff, 101, 104
Patientendaten 14
Patienteninformationen 14
Patiententagebuch 16 f, 31
Pause, kompensatorische 50, 58
– nichtkompensatorische 45 f
– postextrasystolische 46, 59 f
– präautomatische 51, 92 f
Pausenkriterium 7
Peptid, atriales natriuretisches 57
Personal Computer 3
Phasenverschiebung 4, 117
Pickwickier-Syndrom 36
Plaque, atherosklerotische 132
Plazierung, Ableiteelektroden 15 f
Plötzlicher Herztod 21, 33, 36 ff, 66, 73, 81, 83, 127 ff, 132
– – bradykarde Arrhythmien 67
Polymorphie 50
Postinfarkt-Patient 129 f
Potenzierung, postextrasystolisch 48
PQ-Dauer 94 ff
Prädikativer Wert 21, 70, 79 ff, 86, 124
Präexzitation 60
Präexzitationssyndrom 41, 55 f
Präsynkope 66, 83
Prävalenz 22
Prinzmetal-Angina 31, 35
Proarrhythmie 33 f, 66, 78, 84 ff
Proband, herzgesunder 126
Prognose 32
– instabile Angina pectoris 128 ff
– nach koronarer Bypass-Operation 130 f
– nach Myokardinfarkt 129 ff
– stabile Angina pectoris 127 ff, 132
– supraventrikuläre Extrasystolie 48
Prognostische Bedeutung 80, 87
– – Präexzitationssyndrome 57
– – ST-Strecken-Senkung 126 ff
– – stumme Ischämie 131 ff
– – tachykarde Arrhythmien 44
– – ventrikuläre Herzrhythmusstörungen 65 ff
Prognostischer Indikator 68
Pumpversagen 73
P-Welle, Morphologie 44

Q

QRS-Amplitude 7
QRS-Dauer 86
QRS-Fläche 7
QRS-Intervall 7

QRS-Komplex 7, 35
QRS-Vektor 7
QT-Dauer 76, 85 f
QT-Syndrom 76
- induziertes 85
Quadrigeminus 64
Quantifizierung, Ereignisse 8

R

Radionuklidventrikulographie 72, 81
Radiotransmissionstechnik 2
R-auf-T-Phänomen 58, 62, 68
Rauschunterdrückung 117
Real-time-Analyse 117
Reanimation 79
Rechtsschenkelblock 59, 100 f
- inkompletter 55
- kompletter 55
Rechtsventrikuläre Dysplasie 76
Reentry 41, 45, 54, 85 f
- AV-Knoten-Reentry 56 f
Reentrykreis 54
Reentrytachykardie 55 ff, 112
Refraktärperiode 103
- absolute 58
- effektive 45
Refraktärzeit 46, 62, 78, 85, 95
Registrierung, Auswertung 19 f
- kontinuierliche 5
Rekorder 3
Rekordertypen 4 ff
Repolarisationsstörungen 76
Report 10
Revaskularisation, myokardial 131
Rezidiv 66, 79
Rhythmen, akzelerierte 41
- - atriale 41
- - idioventrikuläre 41, 61 f
- - - akzelerierte 60
- - junktionale 41
- - ventrikuläre 41
- junktionale 104
Rhythmik, tageszeitliche 132 ff
Rhythmuschirurgie 88
Richtlinien, kassenärztliche Bundesvereinigung 20, 135 f
Romano-Ward-Syndrom 76
RR-Histogramm 9
RR-Intervall 7
Ruhe-EKG 22
R-Zacke 7, 31

S

SA-Block 36
- II. Grades Typ I 90 ff
- - Typ II 90 ff
SA-Blockierung, höhergradige 90
Sägezahnmuster 52
Salve, monomorphe 62 f
- ventrikuläre 62
Schenkelblock, frequenzabhängiger 44
- funktioneller 46
- intermittierender 41, 58

Schlafapnoesyndrom 36 ff
Schlaflabor 36
Schlagvolumen 41 f
Schmerzschwelle 125 f
Schmerzverhalten 126
Schrittmacher s. Herzschrittmacher
Schwindel 23, 110
Sensitivität 11, 13, 21, 79 f, 87
- Ableitungen 121 ff
- ST-Analyse 124
Sick sinus syndrome 92
Signale, analoge 7
- bioelektrische 3
- digitale 7
Signalknopf 22
Signalmittelung 78, 80
Signalmittlungs-EKG 39 f
Signalverarbeitung, amplitudenmodulierte 116 f
- frequenzmodulierte 116 f
Signalverfälschung 116 f
Sinuatriale Blockierung 90 ff
Sinusarrest 52, 90, 92 f
Sinusarrhythmie 24, 36, 44
Sinusbradykardie 90, 92
Sinusknoten, Generatorfunktion 44, 90
Sinusknotenarrest 90 ff
Sinusknotenfunktion 44, 88, 90
Sinusknotenstillstand 92
Sinusknotensyndrom 51 f, 92 ff, 103
- Herzschrittmachertherapie 94
- latentes 93
- Spontanheilung 92 f
- Vorhofflimmern 46
Sinuspause 92
Sinusrhythmus 44
Sinustachykardie 44
- Ursachen 45
SKS s. Sinusknotensyndrom
Sotalol 85
Spätpotentiale 39 f, 78 ff
- Kriterien 39
- ventrikuläre 39 f
Speicherchips 5
Speicherelektrokardiographie 2 ff
Speicherkapazität 4 f, 117
Speicherung, diskontinuierliche 5 f
- 1kanalige 117
- 2kanalige 117
Spezifität 21, 79 f
- ST-Analyse 124
Spontanvariabilität 27, 82, 86
- Belastungs-EKG 34
- Herzrhythmusstörungen 30
- ST-Strecke 126, 133 ff
- ST-Strecken-Senkung 30 f
- ST-Strecken-Veränderungen 133 f
ST-Alteration, Episodendefinition 124
ST-Analyse, Ableitekombinationen 123
- Ableitungen 119 ff
- Meßpunkte 117 f
- Validierung 117

- Wertigkeit der Befunde 125 ff
ST-Analyse-Computer 3
ST-Hebung 117 f
Stichprobenrekorder 5
Stimulation, bipolare 110
- unipolare 110
Stimulationsmodus bei Sinusknotensyndrom 94
Streßsynkope 74
ST-Segment s. ST-Strecke
ST-Strecke, aszendierende 119
- computerassistierte Auswertung 119
- Dauer der Veränderung 124
- deszendierende 119
- Einflußgrößen 116 ff
- horizontale 119
- interpretative Einflüsse 124
- klinische Einflüsse 116
- sekundäre Veränderungen 116 ff
- Spontanvariabilität 126, 133 ff
- technische Einflüsse 116 ff
- Trenddarstellung 120
- Veränderungen 123 ff
- Verfälschungen 117
- Verlauf 119
ST-Strecken-Alteration, Definition 123 ff
ST-Strecken-Analyse 30 ff
- automatische 118
- Kriterien 31
- Referenzpunkt 117
- Tag-zu-Tag Variabilität 35
ST-Strecken-Hebung 31
- falsch positive 126
ST-Strecken-Senkung 30 f
- asymptomatische (s. auch Ischämie, stumme) 125 ff
- belastungsinduzierte 126
- falsch positive 126
- prognostische Bedeutung 126 ff
- Spontanvariabilität 30
ST-Strecken-Veränderung 31, 125 ff
- Auswertung 19
- ischämische 31
- nichtischämische 31
- prognostische Relevanz 131 ff
- sekundäre 31, 116 ff
- Spontanvariabilität 133 f
- stabile Angina pectoris 128
- therapeutische Konsequenz 131 ff
Sustained ventricular tachycardia 62
Sympathikotonus 35, 76, 78
Sympathische Stimulation 90, 98
Synkope 22 f, 66, 74 ff, 84, 88, 93, 102, 104, 110
- Chinidin-Synkope 85
- tachysystolische 66
- unklare Genese 79
System, amplitudenmoduliertes 2
- frequenzmoduliertes 2

T

Tachyarrhythmie, supraventrikuläre 48 ff
Tachykardie 24
- atriale 54 f
- - mit Block 55
- AV-Knoten-Tachykardie 64
- - Belastung 42, 94
- ektope atriale 55, 94
- Endless-loop-Tachykardie 112
- junktionale 42
- orthodrom 57
- paroxysmale 30
- polymorphe 79
- Reentry-Tachykardie 112
- schrittmacherinduzierte 111, 113
- Spitzenumkehr-Tachykardie 65
- supraventrikuläre 24, 44, 54 ff
- ventrikuläre s. Kammertachykardie
Tachykardie-Bradykardie-Syndrom 51, 92 f
Tagebuch 16 f, 22
Tag-zu-Tag-Variabilität 27
- ST-Strecken-Analyse 35
- ST-Strecken-Senkung 31
- Therapiekontrolle 33
- ventrikuläre Herzrhythmusstörungen 30
Telemetrie 1
Therapie, antianginös 132 f
- antiarrhythmische 33
- antiischämische 33
- Effektivität 34
- Herzschrittmacher 34
- Indikationen bei ventrikulären Arrhythmien 86 ff
- kontrollierte 33, 84
- medikamentös 132
- unkontrollierte 84
Therapieeffekt 134
Therapieerfolg 134
Therapiekontrolle 83
- Langzeit-EKG 133 f
Therapieresistenz 88
Therapiesteuerung 87
Therapieüberprüfung 133 f
Thromboembolie 50 f, 73 f, 94
Torsade de pointes 64 ff, 76, 85
Totalausschrieb, miniaturisierter 3, 83
Trend, zeitkorrelierter 8
Trendauflösung 118
Trenddarstellung 8
- ST-Analyse 118
Trigeminus 64
Trigger 78, 84, 86
Triplet 62
T-Welle 117

U

Überleitung, hochfrequente 54
Überprüfung, Klassifizierung 20
- visuelle 8
Übertragung, telefonische 2

V

Vagotonus 35
Validierung 8
- Langzeit-EKG-Systeme 13 ff
- ST-Analyse 117
Validierungsstudien 8, 13 f
Variabilität, spontane 27
- Tag-zu-Tag-Variabilität 27
- - ST-Strecken-Analyse 35
- - ST-Strecken-Senkung 31
- - Therapiekontrolle 33
- - ventrikuläre Herzrhythmusstörungen 30
Vegetatives Nervensystem 44
Ventrikelstimulation, programmierte 62, 79 f, 86
- - Therapiekontrolle 79
Ventrikuläre Tachykardie s. Kammertachykardie
Ventrikuloatriale Leitung 64
Ventrikulographie 72
Veränderungen, myokardiale 125
Vitien, kongenitale 75
Vorhoferregung, retrograde 42, 103
Vorhofextrasystole, blockierte 46 f
Vorhofflattern 46, 48 ff, 52 ff, 92, 95, 101
- Blockierung 53
- Überleitungsverhältnis 53
Vorhofflimmern 24, 46, 48 ff, 60, 101
- AV-Überleitung 101
- chronisches 50 f, 92
- idiopathisches 24, 51, 102
- Induktion 94
- intermittierendes 92
- Kardiomyopathie 74
- paroxysmales 51, 102
- permanentes 51, 102
- WPW-Syndrom 58
Vorhofpfropfung 42
Vorhofrhythmen, ektope 104
Vorhofschrittmacher, wandernder 46, 92
Vorhoftachykardie 111
Vorzeitigkeit 41, 62
Vorzeitigkeitsindex 62
Vorzeitigkeitskriterium 7
VT (ventricular tachycardia) s. Kammertachykardie
VVI-Stimulation 106, 109, 114

W

Wandspannung 74
Wenckebach-Block s. AV-Block II. Grades, Typ I
Wertigkeit, ST-Analyse 125 ff
Wiedereintrittsmechanismus s. Reentry
Wilson-Ableitungen 19, 121 f
WPW-Syndrom 30, 57 f
- intermittierendes 59
- Vorhofflimmern 58

Z

Zeitspur 4
Zirkadiane Rhythmik 132 ff
- Schwankungen 102
Zuverlässigkeit 8
Zweiknotenerkrankung 92
Zyklusintervall 42, 55, 64, 90
- konstantes 54